临床急危重症救治手册系列

妇产科急危重症救治手册

FUCHANKE JIWEIZHONGZHENG JIUZHI SHOUCE

主　编　王丽霞　王洪萍

副主编　李北氢　刘红秀

编　者　（以姓氏笔画为序）

于　涛　王海燕　付那仁图雅

白雅君　刘艳君　齐丽娜

孙石春　孙丽娜　张　洁

张家翾　金　迪　赵　源

董　慧　蔺昕燕

U0293541

河南科学技术出版社

·郑州·

内容提要

遵循"生命第一，时效为先"的急救理念，笔者从临床实用出发编写了一套急危重症救治手册，共 8 册，每册分别介绍了诊断、鉴别诊断、急救要点、抢救相关基本操作技术、药物应用等。本册重点介绍了妇产科急危重症，包括妇科急腹症、妇科出血性疾病、急性炎症、妇科肿瘤、女性生殖器官损伤、病理妊娠、妊娠合并急腹症、妊娠期出血、妊娠期并发症、妊娠期特发性疾病、异常分娩、分娩期并发症、产褥期并发症、产科 DIC、产科休克、计划生育及辅助生殖急症等的病因、临床表现、辅助检查及救治方法。本书内容实用，文字精练，临床针对性强，适合各级医院的妇产科医师、护师及医学院校实习生阅读参考。

图书在版编目（CIP）数据

妇产科急危重症救治手册/王丽霞，王洪萍主编. —郑州：河南科学技术出版社，2019.7
ISBN 978-7-5349-9509-5

Ⅰ.①妇… Ⅱ.①王… ②王… Ⅲ.①妇产科病－急性病－诊疗－手册②妇产科病－险症－诊疗－手册　Ⅳ.①R710.597-62

中国版本图书馆 CIP 数据核字（2019）第 083681 号

出版发行：河南科学技术出版社
　　　　　北京名医世纪文化传媒有限公司
　　　　　地址：北京市丰台区万丰路 316 号万开基地 B 座 1-114　邮编：100161
策划编辑：焦　赟
文字编辑：郭春喜
责任审读：周晓洲
责任校对：龚利霞
封面设计：中通世奥
版式设计：王新红
责任印制：陈震财
印　　刷：郑州环发印务有限公司
经　　销：全国新华书店、医学书店、网店
开　　本：850 mm×1168 mm　1/32　　印张：13　字数：330 千字
版　　次：2019 年 7 月第 1 版　　　　　2019 年 7 月第 1 次印刷
定　　价：55.00 元

如发现印、装质量问题，影响阅读，请与出版社联系并调换

前　言

　　临床上的"急危重症"是指起病突然、来势凶险，或病情急转直下，患者很快进入昏迷、休克、器官衰竭或多器官障碍综合征等濒死状态，有的甚至来不及抢救就已经死亡，有的心搏呼吸骤停即使心肺复苏抢救过来了，但最后可因脑复苏难以成功而成为植物状态或最终死亡。这些极其严重凶险的疾病给临床工作带来了极为严重的困难和挑战，所以"急危重症"的救治是一项世界性难题，亟待努力研究，加以提高。

　　妇产科急危重症发病率高，病情复杂多变，具有起病急、变化快、病死率高的特点，是危害广大妇女及胎儿、婴儿生命安全的重要因素。如抢救及时、诊疗得当，可挽救患者；反之，错失抢救时机很可能造成严重后果或难以纠正的后遗症。近年来，妇产科急危重症的诊断和治疗水平有了重大进展，但能够系统、全面地反映当前妇产科急危重症诊断方法和治疗手段的书籍较为匮乏。为了进一步提高妇产科专业医师的临床技能，满足广大妇产科及相关专业医务工作者的临床需要，更好地保障女性健康，在参阅国内外相关资料的基础上，结合我们的临床经验编写了《妇产科急危重症救治手册》。

　　本书共四章：第 1 章简要介绍了妇产科急危重症常见症状；第 2－4 章详细介绍了妇科急腹症、妇科出血性疾病、急性炎症、妇科肿瘤、女性生殖器官损伤、病理妊娠、妊娠合并急腹症、妊娠期出血、妊娠期并发症、妊娠期特发性疾病、异常分娩、分娩期并发症、产褥期并发症、产科 DIC、产科休克、计划生育及辅助生殖急症等的病因、临床表现、辅助检查、诊断、鉴别诊断及救治方法。本书内容丰富,有较强的实用性,适合各级医院的妇产科医师在工作中阅读参考,特别是对初入临床的妇产科医生更是一本临床工作实用指南。

编者的经验水平有限,书中存在不足和错误,恳请广大读者在阅读过程中提出宝贵的意见,以期再版时进一步修订、完善。

编　者

目 录

第一章

妇产科急危重症常见症状

第一节　妇科急危重症常见症状

一、阴道出血

阴道出血是女性生殖器官疾病常见的症状。除正常月经外，妇女生殖道任何部位的出血，均称阴道出血。出血部位可来自输卵管、宫体、宫颈、阴道、处女膜、阴道前庭和外阴，但以来自子宫者最为多见。阴道出血的表现形式有经量增多、周期不规则的阴道出血、无任何周期可辨的长期持续性阴道出血、停经后阴道出血、阴道出血伴白带增多、性交后出血、经间出血、经前或经后点滴出血、停经多年后阴道出血、间歇性阴道血水等。阴道出血量多可危及生命，但如良性疾病所致者预后良好；而出血量少也可能是恶性肿瘤的最早症状，须引起足够的重视。

【出血原因】

1. 功能失调性子宫出血

功能失调性子宫出血为妇科常见病，由调节生殖的神经内分泌机制失常引起的异常子宫出血，而全身及内外生殖器官无器质性病变存在，分为排卵型和无排卵型两类。

2. 生殖道炎症

生殖道炎症包括外阴溃疡、老年性阴道炎、滴虫阴道炎、外阴阴道假丝酵母菌病、急慢性宫颈炎、宫颈息肉、急慢性子宫内膜炎、萎缩性子宫内膜炎、结核性子宫内膜炎、子宫内膜息肉、急慢性盆腔炎等。

3. 生殖器肿瘤

(1)良性肿瘤:如子宫肌瘤、葡萄胎、卵巢卵泡膜细胞瘤。

(2)恶性肿瘤:如外阴癌、阴道癌、子宫颈癌、子宫内膜癌、子宫肉瘤、绒毛膜癌、侵蚀性葡萄胎、输卵管癌及卵巢癌等。

4. 与妊娠有关疾病

宫外孕、流产、胎盘残留、胎盘息肉及子宫复旧不良。

5. 损伤、异物和药物

外阴阴道创伤、性交所致处女膜阴道损伤、宫内节育器放置、避孕药或雌孕激素的使用。

6. 全身性疾病

肝功能损害、血小板减少性紫癜、再生障碍性贫血、DIC、白血病、高血压、尿毒症等。

【病史采集】

1. 年龄

(1)新生女婴生后数日有少量阴道出血,是来自母体的雌激素水平出生后突然下降,子宫内膜脱落所致。

(2)幼女出现阴道出血,应考虑性早熟或生殖道恶性肿瘤的可能。

(3)青春期少女出血多为无排卵型功能失调性子宫出血。

(4)育龄妇女出现阴道出血,应考虑为与妊娠有关的疾病。

(5)围绝经期出血多为无排卵型功能失调性子宫出血。

(6)绝经后出血多为恶性肿瘤。

2. 阴道出血表现形式

(1)月经量多或经期延长但周期基本正常,为子宫肌瘤的典型表现。而子宫腺肌病、宫内节育器及排卵性功能失调性子宫出血也有类似表现。

(2)无任何周期可辨的长期持续阴道出血,多为生殖道恶性肿瘤。

(3)停经后阴道出血,若发生于育龄妇女,首先考虑与妊娠有关的疾病;若发生于绝经后妇女,应考虑生殖道恶性肿瘤。

(4)性交后阴道出血,应注意早期宫颈癌。

(5)经间期出血多为排卵期出血。

(6)间歇性阴道排出血水,应警惕有输卵管癌的可能。

3.相关症状及既往史

阴道出血伴发热注意宫内感染,伴阵发性下腹痛多见于流产,伴持续性剧烈腹痛多见宫外孕破裂,伴恶臭白带应考虑宫颈癌或黏膜下肌瘤并发感染。了解全身性疾病史,如血小板减少性紫癜、白血病等,了解使用性激素类药物史,了解是否放置宫内节育器。

【体格检查】

1.全身检查

观察血压、脉搏、体温、呼吸等生命体征,皮肤及牙龈有无出血倾向,甲状腺情况,淋巴结及肝脾是否大。

2.妇科检查

窥视外阴、阴道及子宫颈情况,判断出血来源,双合诊或三合诊检查子宫大小、硬度,有无包块及举痛、宫旁有无包块及压痛。

【辅助检查】

阴道出血原因复杂,需要借助辅助检查来确诊,才能指导下一步的治疗。

1.血常规及凝血功能检查

进行血常规检查,必要时做凝血功能试验,了解全身情况及对症处理。

2.基础体温测定

具有正常卵巢功能的育龄妇女,月经周期基础体温显示特有的曲线规律。正常月经周期的基础体温呈双相曲线,说明有排卵;无排卵性月经周期因缺乏孕激素,基础体温在周期中无明显升高现象,称单相曲线。

3. 宫颈黏液检查

排卵前雌激素分泌达高峰,宫颈黏液稀而透明、状似蛋清,可拉成细丝在 10cm 以上不断;涂片干燥后出现羊齿植物叶状结晶,排卵后在孕激素作用下,宫颈黏液分泌减少,变黏稠浑浊延展性差,涂片中羊齿结晶消失而出现成排的椭圆体。

4. 子宫内膜病理检查

为判断卵巢功能,应在月经来潮前 2～3 日或来潮 12 小时内进行诊断性刮宫,如果为分泌期宫内膜,说明有排卵。

5. 垂体和卵巢激素测定

卵巢激素主要是雌二醇和孕激素,正常卵巢周期的卵泡刺激素、黄体生成素、E_2 及 P 水平呈动态变化,测定上述激素,可以了解卵巢功能。

6. 妊娠试验

妊娠后由囊胚滋养层细胞分泌的绒毛膜促性腺激素可以从孕妇血、尿中测出。测定受检者体内有无绒毛膜促性腺激素,称为妊娠试验。此试验除能确定是否妊娠外,对葡萄胎、绒毛膜癌的诊断也具有重要意义。

7. 宫颈刮片细胞学检查

是发现宫颈癌前病变和早期宫颈癌的主要方法,如涂片中见到可疑癌细胞或癌细胞,必须进行宫颈活体组织检查。如配合HPV 检测能提高宫颈病变筛查的敏感度。

8. 宫颈活体组织检查

单点钳取法适用于典型病灶;钳取部位选择在病灶明显处,或在宫颈鳞-柱上皮交界处钳取,多用于不典型病变。一般在宫颈的 3、6、9、12 点处或行碘试验、阴道镜观察可以病变区分别取材,供病理切片检查。疑有颈管内病变时,应以小刮匙刮取颈管组织送活检。

9. 诊断性刮宫

刮取子宫内膜做病理检查以明确诊断。刮宫时,要注意宫腔大小、形态,宫壁有无不平,以及刮出物的量。如疑有癌变者,考虑宫颈癌及子宫内膜癌时,为了解病灶的范围,应进行分段诊刮,先用小刮匙刮取颈管内组织,然后再刮取宫腔内膜,将标本分装送病理检查。

10. 宫腔镜检查

诊断子宫病变的重要方法之一,不但可直接窥视病灶的形态,还可作为取活检或诊刮的指示,对子宫内膜增生息肉、内膜下肌瘤、内膜结核及早期内膜癌所致的出血均有诊断价值。

11. 腹腔镜检查

可直接观察病灶的形态和部位必要时取活组织检查,对诊断有困难的盆腔炎症、肿瘤、异位妊娠及子宫内膜异位症等具有辅助诊断意义。

12. 阴道镜检查

使用阴道镜检查宫颈病变可以观察到肉眼看不到的宫颈表皮层较微小的变化,能发现与癌有关的异形上皮及异形血管,有助于早期发现癌变的所在,以便准确地选择可疑部位做组织检查。这是诊断早期宫颈癌的一种有力辅助方法。

13. 超声检查

盆腔 B 型超声检查可了解子宫和卵巢的大小、形态及内部结构,对诊断子宫肌瘤、子宫腺肌瘤、卵巢肿瘤、早孕、异位妊娠及葡萄胎等有重要价值。

14. 子宫输卵管碘油造影

可协助诊断黏膜下肌瘤、子宫内膜息肉、宫内节育器及生殖道结核等。

15. 盆腔 CT 检查

特别对了解癌症在盆腔内转移情况有帮助。

【常见疾病诊断】

1. 不规则阴道出血伴下腹疼痛

(1)急性子宫内膜炎、子宫肌炎:急性子宫内膜炎多发生于产后、剖宫产后、流产后及宫腔内的手术后。感染的细菌最常见的为链球菌、葡萄球菌、大肠埃希菌、淋菌、衣原体、支原体及厌氧菌等。子宫肌炎多为子宫内膜炎的并发症。感染由子宫内膜直接浸润,淋巴管及血管播散达子宫肌层,引起子宫水肿充血,甚而发生弥漫性坏死或多处化脓。

①症状体征:轻微腹痛,阴道少量出血,子宫肌炎时有发热。分泌物增多,呈血性或脓血性。妇科检查有子宫压痛。

②辅助检查:血白细胞总数及中性粒细胞数增多。

③诊断鉴别:症状、体征结合辅助检查可明确诊断。

(2)慢性子宫内膜炎、子宫肌炎:常为急性炎症治疗不彻底而形成。

①症状体征:不规则阴道出血、经期延长、经量增多。经期下腹疼痛、下坠感、发热。妇科检查有子宫压痛。

②辅助检查:诊断性刮宫,刮出物送病理检查。

③诊断鉴别:妇科检查、诊断性刮宫及病理检查有助于诊断。

(3)慢性盆腔炎:常为急性盆腔炎未能彻底治疗,或患者体质较差,病程迁延所致。

①症状体征:月经期延长、月经量增多、不规则阴道出血。继发不孕,白带增多,低热。下腹坠胀、疼痛、腰骶部酸痛,在劳累、性交后及月经前后加剧。妇科检查见子宫呈后位,活动受限,粘连固定,一侧或双侧附件有压痛、增厚。

②辅助检查:宫颈分泌物培养可找到致病菌。超声检查、腹腔镜检查。

③诊断鉴别:本病系急性盆腔炎迁延所致。根据症状体征、超声检查、腹腔镜检查有助于诊断。

(4)原发性输卵管癌:是一种起源于输卵管内膜的恶性肿瘤,

因诊断困难,发现时多已较晚,因而预后不良。

①症状体征:多有输卵管炎和不育史。阴道流液、腹痛及腹部包块三联征。妇科检查:宫旁扪及大小不定、囊实性或实性肿块,表面光滑,活动受限。多有输卵管炎和不育史。

②辅助检查:超声检查、CT、MRI检查。阴道脱落细胞检查、腹腔镜检查。

③诊断鉴别:腹腔镜或剖腹探查结合病理检查可确诊。

(5)阴道、宫颈、宫体恶性肿瘤晚期:预后较差。

①症状体征:阴道出血、流液。侵犯邻近器官引起的症状、体征。

②辅助检查:超声检查、CT、MRI检查。阴道脱落细胞检查、活组织病理检查。

③诊断鉴别:活组织病理检查可确诊。

(6)子宫内膜癌:是指子宫内膜发生的癌,绝大多数为腺癌,为女性生殖器官三大恶性肿瘤之一。

①症状体征:绝经前后不规则阴道出血,尤其是绝经后阴道出血。晚期出现消瘦、贫血、发热等恶病质表现。妇科检查:早期无异常,子宫不萎缩、饱满。

②辅助检查:超声、CT、MRI检查:阴道脱落细胞检查、分段诊断性刮宫、宫腔镜检查。

③诊断鉴别:本病好发于老年妇女,患者往往有绝经延迟、肥胖、不孕、高血压、糖尿病病史。子宫内膜病理检查可确诊。

2. 不规则阴道出血伴肿块

(1)子宫黏膜下肌瘤:指子宫肌瘤向子宫黏膜方向生长,突出子宫腔,仅由黏膜覆盖的病症。

①症状体征:月经过多,出血多或出血时间长可致贫血。阵发性腹痛。妇科检查:如子宫肌瘤脱出宫颈口,可见宫颈管内或阴道内暗红色肿块。

②辅助检查:超声检查、宫腔镜检查、子宫碘油造影检查。

③诊断鉴别:超声检查、宫腔镜检查有助于诊断。

(2)宫颈息肉:是子宫颈管腺体和间质局部炎性过度增生,向宫颈外口突出形成。

①症状体征:小息肉无症状;较大的息肉可致白带增多、血性白带或接触性出血,以性交后明显。妇科检查:见宫颈口有红色、较软、椭圆或扁圆有蒂的赘生物,合并感染时可见溃疡。

②辅助检查:病理组织学检查。

③诊断鉴别:病理组织学检查有助于确诊。

(3)卵巢性索间质肿瘤:包括颗粒细胞瘤、卵泡膜细胞瘤、支持细胞间质细胞瘤、两性母细胞瘤及伴有环状小管的性索瘤。

①症状体征:月经紊乱、月经多或绝经后阴道出血。腹痛、腹胀。妇科检查:宫旁可扪及包块。

②辅助检查:超声检查及 CT、MRI 检查,肿瘤标志物、性激素检测,腹腔镜检查,组织病理检查。

③诊断鉴别:超声检查、CT、MRI 检查,肿瘤标志物、性激素检测有助于诊断,病理检查可确诊。

(4)子宫内膜息肉:是慢性子宫内膜炎的一种类型,为炎性子宫内膜局部血管和结缔组织增生形成息肉状赘生物突入宫腔内所致。

①症状体征:月经过多、经期延长或不规则阴道出血。不孕。妇科检查:一般无异常发现,如子宫内膜息肉蒂长,宫颈口可见肿块。

②辅助检查:超声检查、子宫碘油造影、宫腔镜检查、分段诊断性刮宫刮取子宫内膜行组织病理检查。

③诊断鉴别:超声检查、宫腔镜检查有助于诊断,诊断性刮宫刮取子宫内膜行组织病理检查可确诊。

(5)宫外孕

①症状体征:停经史、不规则阴道出血、下腹痛。妇科检查:见子宫无增大,子宫旁可扪及形态不规则的肿块,有压痛。

②辅助检查:后穹穿刺、妊娠试验、超声检查、腹腔镜检查。

③诊断鉴别:停经史、不规则阴道出血、下腹痛,曾有妊娠试验阳性,后穹隆穿刺抽出暗红色不凝固血液为本病特征。腹腔镜检查可确诊。

(6)阴道、宫颈、宫体恶性肿瘤:常可引起不规则阴道出血,早期可表现为接触性出血,随着疾病的发展阴道出血量可增多。

①症状体征:阴道出血、流液。侵犯邻近器官引起症状、体征。

②辅助检查:超声检查及 CT、MRI 检查,阴道脱落细胞检查,活组织病理检查。

③诊断鉴别:活组织病理检查可确诊。

3. 月经过多或过频

(1)功能失调性子宫出血:是指由调节生殖的神经内分泌机制失常引起的异常子宫出血。

①症状体征:无排卵型功能失调性子宫出血月经周期不规则,月经量多少不定,月经期长短不一。有排卵型功能失调性子宫出血月经过多,月经周期短且规则,月经前点滴出血或两次月经间点滴出血,经期延长,淋漓不尽。全身检查一般无异常,严重者可贫血。妇科检查:宫颈口闭合,子宫可正常大小或稍大且软。

②辅助检查:基础体温测定无排卵型为单相,有排卵型为双相。宫颈黏液检查:无排卵型功能失调性子宫出血于经前甚至月经期查宫颈黏液仍呈不同程度羊齿状结晶,阴道涂片雌激素水平偏高,不见孕酮作用,停留于子宫内膜增殖期水平,无排卵周期变化;有排卵型功能失调性子宫出血经前宫颈黏液可查见椭圆体。孕激素测定、超声波检查、宫腔镜检查、诊断性刮宫、子宫内膜病理检查。

③诊断鉴别:须注意排除器质性病变。

(2)血小板异常

血小板异常可分为血小板计数减少及血小板功能异常。

①症状体征:月经过多。其他器官、组织有出血症状和体征。

②辅助检查:血常规、凝血功能检查,病因检查。

③诊断鉴别:针对病因诊断。

(3)子宫肌瘤:主要是由子宫平滑肌细胞增生而成的子宫实质性肿瘤,是女性生殖器官中最常见的良性肿瘤。

①症状体征:月经量多,经期延长,周期缩短,继发贫血。白带增多,下腹坠胀、腰背酸痛、腹痛,腹部肿块,邻近器官压迫症状。不孕。妇科检查:如为浆膜下、肌壁间肌瘤,子宫增大、变形;如为黏膜下肌瘤,子宫可均匀性增大,肌瘤可脱出宫颈口外。

②辅助检查:超声检查、宫腔探查、宫腔镜检查、子宫碘油造影、腹腔镜检查。

③诊断鉴别:超声检查有助于本病的诊断。

(4)血管性血友病。是常染色体显性遗传病,基本缺陷是vWF缺乏或分子结构异常。

①症状体征:有家族史。月经过多,黏膜及皮下出血、紫癜、瘀斑。

②辅助检查:血小板计数、形态正常,出血时间延长,血友病因子测定。

③诊断鉴别:本病有家族史,表现为月经过多,黏膜及皮下出血、紫癜、瘀斑。实验室检查有助于诊断。

4. 不规则阴道出血伴妊娠试验阳性

(1)流产:流产指妊娠不足 28 周、胎儿体重不足 1000 克而终止的病症。

①症状体征:停经,阴道出血,腹痛或腰痛。妇科检查:子宫大小与停经月份不相符,宫颈口未闭合。

②辅助检查:妊娠试验、超声检查。

③诊断鉴别:病史、妇科检查、妊娠试验、超声检查有助于诊断。

(2)异位妊娠:指受精卵在子宫体腔以外着床的病症。

①症状体征:停经、腹痛、阴道出血。妇科检查:宫颈呈紫蓝色,宫颈举痛阳性,阴道后穹饱满、触痛,子宫稍大、有浮球感,宫旁可扪及包块。

②辅助检查:妊娠试验,人绒毛膜促性腺激素(hCG)检测、超声检查、阴道后穹穿刺、诊断性刮宫、腹腔镜检查。

③诊断鉴别:病史、妇科检查、hCG 测定、超声检查有助于诊断。阴道后穹穿刺、腹腔镜检查可确诊。

(3)葡萄胎:指妊娠后胎盘绒毛滋养细胞增生、间质水肿,终末绒毛转变成水泡、水泡间相连成串的病症。因形如葡萄而得名。

①症状体征:早孕反应出现早且严重。停经后阴道流血。妇科检查:子宫较妊娠月份为大,部分患者宫旁可扪及囊性包块。

②辅助检查:hCG 测定:血尿 hCG 浓度大大高于正常妊娠相应月份值。超声检查:B 超显示明显增大的子宫腔内充满弥漫分布的光点和小囊样无回声区,低分辨率时呈粗点状或雪花状图像。清宫组织物病理检查。

③诊断鉴别:超声检查及宫腔刮出物病理检查有助于诊断。

(4)侵蚀性葡萄胎:指葡萄胎组织侵入子宫肌层局部,少数转移至子宫外,具有类似恶性肿瘤表现的病症。

①症状体征:有近期葡萄胎病史。葡萄胎清除后半年阴道不规则出血。病灶转移至肺,可出现咳嗽、咯血、胸闷、呼吸困难;转移到阴道可见紫蓝色结节;转移到脑可出现头痛、呕吐。妇科检查:子宫较正常大而软,黄素囊肿持续存在。

②辅助检查:hCG 测定,超声检查及 X 线胸片、CT、MRI 检查,腹腔镜检查、组织物病理检查。

③诊断鉴别:结合症状、体征,病理检查可确诊。

(5)绒毛膜癌:指滋养细胞癌变,失去绒毛或葡萄样组织结构而散在性侵入子宫肌层,转移至其他组织器官并引起组织破坏的病症。

①症状体征:有早产、流产、足月产、异位妊娠、葡萄胎病史。阴道不规则出血。病灶转移至肺,可出现咳嗽、咯血、胸闷、呼吸困难;转移到阴道可见紫蓝色结节;转移到脑可出现头痛、呕吐。妇科检查:子宫较正常大而软,形状不规则,一侧突起呈结节状。

②辅助检查:hCG测定,超声检查、X线胸片、CT、MRI检查,腹腔镜检查、组织物病理检查。

③诊断鉴别:结合症状、体征,病理检查可确诊。

二、阴道排液

阴道排液是指大量的液体自阴道排出。阴道不断排液是一种正常生理现象,能防止和杀灭外界致病微生物的侵袭,故阴道有"自净"作用,是人体自然防御体系的重要组成部分。平时的阴道排液呈少量糊状液,当排卵期和妊娠期体内雌激素水平增高时,排液量可增多,呈蛋清样,且延展性很强,可拉成细丝状达10cm,此属生理性排液。一旦生殖道出现炎症、肿瘤或继发感染时,阴道排液性状就会发生变化,出现病理排液。病理性阴道排液是妇科急症常见的症状。其病因复杂,需仔细鉴别。

【病　　因】

1. 输卵管癌

近50%的输卵管癌患者会有大量黄水样液体或血性液体自阴道排出,常呈间歇性排液,其液体是输卵管癌性渗出液及癌组织溃烂、坏死产物,积聚于管腔内,当输卵管收缩时,因伞端封闭而向宫腔阵发性排出。

2. 子宫内膜癌

子宫内膜癌性渗出或组织坏死,少数患者有白带增多,浆液性或血性或白带中混有坏死组织。若合并感染可出现脓血性排液,恶臭明显。

3. 严重的阴道感染

如滴虫、阿米巴、细菌、病毒等感染,大量白带自阴道排出,在这种液体中能找到相应的病原体。

4. 宫颈溃疡

有些疾病像梅毒侵犯宫颈,发生溃疡坏死,组织随大量白带排出。

5. 宫腔积脓

宫腔积脓刺激子宫收缩,产生阵发性脓液排出。

6. 宫颈癌

开始时排液量少,随癌组织溃破产生浆液性分泌。晚期大量癌组织坏死,若感染则出现大量米汤样恶臭白带。

【临床表现】

阴道排液是妇科的一种常见症状,阴道排液因病因不同性状也不同,临床常见下面几种情况。

1. 凝乳状排液

此种排液是真菌性阴道炎的典型症状,多发生于阴道中糖原增多、酸性增加的孕妇,糖尿病患者及大量接受雌激素治疗或长期应用抗生素者。因阴道内微生物之间互相制约关系的改变,可导致如下症状的出现:阴道黏膜充血水肿,外阴、阴道奇痒,小阴唇上覆盖白膜,除去白膜后多露出红肿面,分泌物为豆渣样或黏稠凝乳状。

2. 血性排液

即分泌物中带有血。导致血性排液的原因可能是宫颈息肉、黏膜下子宫肌瘤、老年性阴道炎等良性病变所致,也可能是宫颈癌、子宫体癌等恶性肿瘤所致。

3. 泡沫状排液

是滴虫阴道炎典型症状,常发生于妊娠期、产后、月经期等阴道酸性降低时。排液为灰黄色泡沫状,质稀薄且有臭味,并伴有外阴或阴道内奇痒、烧灼感、疼痛感。检查时可见宫颈及阴道黏膜充血红肿,有散在的出血点或红色小丘疹,穹隆部有大量的泡沫状分泌物。用悬滴法可查到滴虫。

4. 黄色水样排液

排此种液时应警惕可能患有宫颈癌、子宫体癌、输卵管癌、黏膜下肌瘤继发感染,在患有尿瘘和老年性阴道炎时也会出现黄色水样排液。

5. 脓性排液

呈黄色或黄绿色,黏稠且有臭味。这类排液大多是由于生殖道炎症所致,如慢性宫颈炎、子宫内膜炎、阿米巴性阴道炎、幼女性阴道炎、非特异性阴道炎、阴道异物等。

三、腹痛

妇科疾病引起的腹痛是妇女的常见症状,部位常位于下腹部,是盆腔脏器器质性病变或功能紊乱的信号,疼痛的急缓、性质、部位各异。临床上按起病急缓与病程长短可分为急性和慢性腹痛两大类型。

【病史采集】

1. 起病的急缓或诱因

(1)育龄女性出现停经、阴道出血、反复下腹隐痛后突然出现撕裂样剧痛,应想到输卵管妊娠破裂或流产可能,若同时伴有腹腔内出血表现者更应考虑宫外孕。

(2)停经后伴阵发性下腹痛,与流产、早产或分娩关系较大。

(3)卵巢肿瘤做妇科检查时,突然下腹剧痛,复查肿瘤缩小或消失,注意有肿瘤破裂。

(4)体位改变后出现下腹痛,卵巢肿瘤或浆膜下子宫肌瘤蒂扭转可能性大。

(5)起病缓慢而逐渐加剧者,多为内生殖器炎症或恶性肿瘤所引起。

(6)在分娩过程中,胎先露下降受阻,产程延长,出现下腹痛,考虑子宫破裂。

(7)在行人工流产等宫内操作时,突然出现下腹痛,应考虑子宫穿孔。

（8）子宫肌瘤合并妊娠，在妊娠期或产褥期出现剧烈下腹痛及发热时多为子宫肌瘤红色变性。

2. 腹痛的部位

（1）下腹正中疼痛多为子宫引起，右侧下腹痛应首先排除急性阑尾炎。

（2）一侧下腹痛多为该侧卵巢囊肿蒂扭转、破裂或输卵管卵巢炎症及异位妊娠流产或破裂，双侧下腹痛常见于子宫附件炎性病变。

（3）整个下腹痛甚至全腹痛见于卵巢囊肿破裂、输卵管破裂或盆腔腹膜炎时。

3. 腹痛性质

炎症或腹腔内积液，多为持续性钝痛。而阵发性绞痛，多为子宫或输卵管等空腔器官收缩所致。如果输卵管或卵巢肿瘤破裂，可引起撕裂性锐痛。晚期癌肿产生顽固性疼痛。

4. 下腹痛的时间

无月经来潮伴下腹周期性疼痛，多为经血潴留或人工流产术后宫颈、宫腔粘连所致。痛经或子宫内膜异位症多在经期出现下腹痛。排卵所致下腹痛多发生在两次月经中间。

5. 腹痛放射部位

一侧子宫附件病变，疼痛可放射至同侧腹股沟及大腿内侧。如疼痛放射至肩部应考虑为腹腔内出血，是因为出血刺激膈肌的膈神经所致。如疼痛放射至腰骶部则多为宫颈、子宫病变所致。

【体格检查】

1. 全身检查

血压、脉搏、呼吸、体温、面色、心肺及姿势等。

2. 腹部检查

（1）视诊：腹部肿胀形似蛙腹，多为腹水；下腹正中隆起，主要是子宫或巨大卵巢肿瘤。

（2）触诊：注意肿瘤的大小、质地、压痛、活动度及边界。

（3）叩诊：如急性盆腔炎时腹肌紧张，下腹明显压痛及反跳痛，可通过叩诊了解有无移动性浊音及肠管鼓音所在处。

（4）听诊：用于肠鸣音、胎盘杂音、脐血流音及胎心音的鉴别。

3. 妇科检查

利用双合诊、三合诊或肛腹诊，了解阴道分泌物颜色，有无异味，阴道后穹隆是否饱满，宫颈是否充血及举痛，宫颈口是否扩张或组织嵌顿，子宫位置、大小、质地及有无压痛，附件有无肿块及压痛。

【辅助检查】

急性下腹痛的症状须与多种疾病相鉴别，当患者症状不典型，诊断更加困难时应进行必要的辅助检查。

（1）尿妊娠试验：有停经史或异常阴道出血史的患者应检查尿妊娠试验，异位妊娠时尿妊娠试验一般为阳性。

（2）B超检查：观察腹部内脏器的情况，显示盆腔实性、囊实性或囊性包块，子宫腔或宫外的胎心搏动可确诊为宫内妊娠或宫外孕。

（3）腹腔穿刺或阴道后穹隆穿刺：确定有无腹腔内出血，疑似恶性肿瘤时，穿刺液送检找癌细胞，穿刺液为脓性液体时应考虑为炎症引起，送病原体培养加药敏。

（4）血常规：血红细胞或血红蛋白是否下降，了解贫血程度及内出血情况，有炎症者血白细胞升高或核左移。

（5）放射线检查、诊断性刮宫等检查：在下腹痛病因诊断中起一定作用。

（6）腹腔镜检查：部分下腹痛的病因，在腹腔镜下才能得到明确，必要时在腹腔镜下行手术治疗。

（7）血 β-hCG 检查：胚胎存活或滋养细胞具有活力时，合体细胞分泌绒促性素，妊娠试验可呈阳性。由于异位妊娠患者体内的绒促性素水平较正常妊娠时低，因此一般的绒促性素测定方法阳性率较低,有时尿妊娠试验为阴性。须采用更为敏感的 β-人绒毛膜促性腺激素检查方法进行检测。

【常见疾病诊断】

1. 急性下腹疼痛伴发热

(1)急性输卵管炎:指输卵管发生的急性炎症,为化脓性病理过程,病原菌多来自于外阴、阴道、子宫,常发生于流产、足月产、月经期或宫内手术后。

①症状体征:下腹部两侧剧烈疼痛、压痛、反跳痛,肌紧张。轻者低热,重者寒战、高热,甚至发生败血症。常发生于流产、足月产、月经期及宫腔手术后,白带增多,阴道不规则出血。妇科检查:见阴道内脓性白带,宫颈举痛,子宫一侧或两侧触痛,可及增粗的输卵管。

②辅助检查:外周血白细胞总数和中性粒细胞增高。后穹隆穿刺抽出脓液或脓性渗出物,分泌物培养找到致病菌。

③诊断鉴别:本病常发生于流产、足月产、月经期及宫腔手术后。下腹痛为一侧或双侧,妇科检查一侧或双侧附件压痛,输卵管增粗、触痛明显为其典型特征。

(2)急性盆腔结缔组织炎:是指盆腔结缔组织初发的炎症,不是继发于输卵管、卵巢的炎症,是初发于子宫旁的结缔组织,然后再扩展到其他部位。

①症状体征:寒战、发热,呈持续高热,转为弛张热,形成脓肿时,反复出现寒战,并出现全身中毒症状。伴恶心、呕吐、腹胀、腹泻、尿频、尿急、尿痛、里急后重及肛门坠胀感。下腹部弥漫性压痛、反跳痛及肌紧张。持续疼痛,向臀部及两下肢放射。妇科检查:见宫颈举痛,子宫及宫旁组织压痛明显,有增厚感,子宫增大、压痛,活动度受限。

②辅助检查:高热时血培养偶可培养出致病菌,外周血白细胞总数及中性粒细胞数升高。后穹穿刺可抽出脓液。

③诊断鉴别:本病有鲜明的病史,患者有明显的感染性全身

症状。检查示下腹部弥漫性压痛、反跳痛及肌紧张,子宫及宫旁压痛明显,为本病特征性表现。

(3)急性化脓性子宫内膜炎:多为由链球菌、葡萄球菌及大肠埃希菌等化脓性细菌感染所致的子宫内膜急性化脓性炎症。

①症状体征:多见于分娩、流产及其他宫腔手术后。阴道分泌物增多,呈脓性或血性,有臭味。术后即感下腹痛,继而出现畏寒、寒战、发热、全身乏力、出汗,下腹持续性疼痛逐渐加重。妇科检查:见阴道内及宫颈口大量脓性或血性带臭味的分泌物,宫颈有举痛,宫体增大且压痛明显。

②辅助检查:血白细胞及中性粒细胞增多,宫腔分泌物培养找到致病菌,起病前有宫腔手术、经期性交或分娩史。

③诊断鉴别:下腹痛,发热,白带增多呈脓性或脓血性,有臭味,妇科检查子宫压痛明显,为本病特点。

(4)急性阑尾炎:急性阑尾炎指阑尾发生的急性炎症,是引起下腹痛比较常见的疾病,当急性阑尾炎的腹痛转移到右下腹时,易与相关的妇产科疾病混淆。

①症状体征:发热,伴恶心、呕吐。转移性右下腹痛:开始为上腹部或全腹、脐周痛,后局限于右下腹部。体检:右下腹麦氏点压痛、反跳痛及肌紧张,肠鸣音减弱或消失。妇科检查:生殖器无异常发现。

②辅助检查:外周血白细胞总数及中性粒细胞数升高。超声检查子宫、附件无异常。

③诊断鉴别:起病急,腹痛在先,发热在后,有典型的转移性右下腹痛发病经过。妇科检查无阳性体征为本病特征。

(5)急性淋菌性子宫内膜炎:多由阴道淋病向上扩散感染子宫内膜引起的急性炎症。患者多有不洁性生活史。

①症状体征:起病前有急性尿路炎、宫颈炎、前庭大腺炎等症状。下腹绞痛,伴畏寒、发热。阴道分泌物为脓性、有臭味,有持续性阴道出血。妇科检查:见阴道内有大量脓性白带,宫颈中有

脓栓堵塞,宫颈剧痛明显,宫体增大且有压痛。

②辅助检查:外周血白细胞及中性粒细胞增高,宫腔脓性分泌物涂片或培养可找到革兰阴性双球菌。

③诊断鉴别:患者有不洁性生活史或有已确诊的淋病史为本病特点。

(6)子宫肌瘤红色变性:多见于妊娠期或产褥期,是一种特殊类型的坏死,子宫肌瘤发生红色变性时,肌瘤体积迅速改变,发生血管破裂,出血弥散于组织内。

①症状体征:有月经过多史或已确诊有子宫肌瘤史。剧烈腹痛,多于妊娠期或产褥期突然出现,伴发热、恶心、呕吐。体检:下腹压痛,肌瘤较大时可触及肿块,并有压痛。

②辅助检查:外周血白细胞总数及中性粒细胞数升高,可辅以超声、CT、MRI检查。

③诊断鉴别:有子宫肌瘤史,于妊娠期或产褥期突然出现剧烈腹痛、发热。检查子宫肌瘤迅速增大,局部压痛明显为本病的特征。

(7)急性肠系膜淋巴结炎:7 岁以下小儿好发,以冬春季节多见,常在上呼吸道感染或肠道感染中并发。小儿肠系膜淋巴结在回肠末端和回盲部分布丰富,且小肠内容物常因回盲瓣的作用在回肠末端停留,肠内细菌和病毒产物易在该处吸收进入回盲部淋巴结,致肠系膜淋巴结炎。

①症状体征:高热、腹痛、呕吐三联征。有时腹泻并高热。右下腹压痛、反跳痛及肌紧张。多见于儿童及青少年,有上呼吸道感染史。妇科检查:无阳性体征。

②辅助检查:B超检查子宫附件无异常。外周血白细胞总数及中性粒细胞数升高。

③诊断鉴别:多见于儿童及青少年,常有上呼吸道感染史。下腹痛、发热,检查下腹压痛点广泛且与肠系膜根部方向一致。妇科检查无阳性体征为本病的特征。

2. 急性下腹疼痛伴盆腔肿块

(1)子宫肌瘤:是女性生殖器最常见的良性肿瘤,也是人体最常见的肿瘤,主要由平滑肌细胞增生而成,其间有少量纤维结缔组织。

①症状体征:既往有月经紊乱、子宫肌瘤病史。多为轻微坠痛,如浆膜下肌瘤蒂扭转,则出现剧烈疼痛;在妊娠期或产褥期突然出现腹痛、发热、肌瘤迅速增大,多为子宫肌瘤红色变性。

②辅助检查:超声检查。

③诊断鉴别:患者有明确子宫肌瘤病史,妇科检查及盆腔 B超可明确诊断。

(2)卵巢肿瘤蒂扭转:好发于瘤蒂较长、瘤体中等大小、活动度大的卵巢肿瘤因子宫的上下移动、肠蠕动、体位骤变可使肿瘤转动,其蒂(骨盆漏斗韧带、卵巢固有韧带和输卵管)随之扭转。当扭转超过某一角度且不能回复时,可使走行于其间的肿瘤静脉回流受阻,致使瘤内高度充血或血管破裂,进而使瘤体急剧增大,瘤内发生出血,最后动脉血流因蒂扭转而受阻,肿瘤发生坏死、破裂、感染。

①症状体征:活动或体位改变后突然出现一侧下腹剧烈持续性疼痛,伴恶心、呕吐。体检:患侧腹部压痛,早期无明显的反跳痛及肌紧张,随病程延长,肿瘤坏死、继发感染,腹痛加剧,检查有反跳痛及肌紧张。妇科检查:在子宫一侧可扪及肿块,张力较大,有压痛,其蒂部最明显。

②辅助检查:超声检查。

③诊断鉴别:患者原有盆腔肿块病史。突然出现一侧下腹剧烈持续绞痛,其发生与体位改变有关为本病的特征。

(3)盆腔炎性肿块:起自急性输卵管炎,因输卵管腔内的炎性分泌物流到盆腔,继发盆腔腹膜炎、卵巢周围炎,使输卵管、卵巢、韧带、大网膜及肠管等粘连成一团,形成盆腔炎性肿块。

①症状体征:下腹疼痛、发热。妇科检查:在子宫旁有肿块,

形态不规则,呈实性或囊实性,活动度差,压痛。

②辅助检查:外周血白细胞总数及中性粒细胞数升高。超声、CT、MRI等检查。

③诊断鉴别:患者先出现下腹痛、发热,继而出现盆腔肿块。肿块形态不规则,呈实性或囊实性,活动度差,压痛,常与子宫粘连为本病的特征。

(4)盆腔脓肿:包括输卵管积脓、卵巢脓肿、输卵管卵巢脓肿、子宫直肠陷凹脓肿及阴道直肠隔脓肿。

①症状体征:腹痛剧烈,下腹部耻骨区域触痛明显,有反跳痛及肌紧张。伴有寒战、高热。妇科检查:阴道内及宫口有脓性分泌物,宫颈举痛明显,子宫压痛,在宫旁可触及肿块,张力大呈囊性,触痛明显。

②辅助检查:外周血白细胞总数及中性粒细胞数升高。超声、CT、MRI检查。

③诊断鉴别:先有急性盆腔炎的症状和体征,后出现盆腔肿块、持续高热、下腹痛。肿块张力大有波动感,触痛明显为本病特征。

(5)卵巢肿瘤破裂:原因有外伤和自发两种,外伤性破裂常因腹部遭受重击、分娩、性交、妇科检查或穿刺等引起;自发性破裂常因肿瘤生长过速所致,多数为恶性肿瘤浸润性生长所致。

①症状体征:卵巢小囊肿或单纯性囊腺瘤破裂时,腹痛轻微;卵巢大囊肿或成熟性畸胎瘤破裂时,腹痛剧烈,伴恶心、呕吐、腹膜炎症状;卵巢恶性肿瘤破裂时,腹痛剧烈,伴腹腔内出血,甚至休克。下腹压痛、反跳痛及肌紧张。妇科检查:宫颈举痛,原有的肿瘤缩小或消失。

②辅助检查:后穹隆穿刺抽出相应的囊液或血液。超声检查。

③诊断鉴别:患者原有卵巢肿块史,有腹部外伤、性交、分娩、妇科检查或肿块穿刺等诱因。腹痛后原有的卵巢肿块缩小或消

失为本病特征。

3. 急性下腹疼痛伴休克

(1)异位妊娠：是指受精卵在子宫腔以外着床，又称为宫外孕。

①症状体征：停经、腹痛、阴道出血。少数患者可能出现早孕反应。面色苍白、血压下降、脉搏细速、下腹膨隆，腹部压痛及反跳痛，以病变侧为甚，移动性浊音阳性。妇科检查：见后穹饱满、触痛明显，宫颈有举痛，子宫增大但较停经时为小，子宫有漂浮感，病变侧附件可触及肿块，有压痛。

②辅助检查：妊娠试验阳性。腹腔穿刺或后穹穿刺抽出不凝固血。超声检查、腹腔镜检查、诊断性刮宫。

③诊断鉴别：停经、腹痛、不规则阴道出血是异位妊娠常见三联征。结合妊娠试验和超声检查即可确诊。

(2)出血性输卵管炎：如发生输卵管间质层出血，突破黏膜上皮进入管腔，由伞端流入腹腔，引起腹腔内出血，称为出血性输卵管炎。

①症状体征：突然出现下腹疼痛、阴道出血、肛门坠胀，伴发热、白带增多。多数患者有分娩、流产、宫腔操作史。体温升高，下腹压痛、反跳痛明显，移动性浊音阳性。妇科检查：见白带较多，宫颈举痛明显、附件区扪及条索状肿块。

②辅助检查：妊娠试验阴性，血红蛋白下降，白细胞和中性粒细胞升高。后穹穿刺，腹腔镜检查。

③诊断鉴别：本病可发生于月经周期的任何时期，无停经史，有附件炎史，有发热、腹痛、白带增多等炎症表现为其特点。腹腔镜检查或剖腹探查可确诊。

(3)急性盆腔炎伴感染性休克：急性盆腔炎的感染多数为混合性感染，其中厌氧菌感染所产生的内毒素是引起感染性休克的主要原因。

①症状体征：下腹痛加剧，压痛、反跳痛及肌紧张明显，肠鸣

音减弱或消失。有急性盆腔炎的症状和体征。寒战、高热,体温不升,伴面色苍白、四肢厥冷等休克症状。有少尿、无尿等肾衰竭症状。妇科检查:见宫颈举痛明显,子宫及双侧附件区触痛明显,可在附件区触及囊性肿块。

②辅助检查:血白细胞、中性粒细胞升高,并可出现中毒颗粒。血或病灶分泌物细菌培养可找到致病菌。

③诊断鉴别:本病盆腔炎病史明确,随病情发展腹痛加剧,继而出现休克的症状和体征。辅助检查有感染迹象为本病的特点。

(4)卵巢滤泡或黄体破裂:由于某种原因引起泡壁破损、出血时,可引起腹痛,严重者可发生剧烈腹痛或休克。

①症状体征:腹痛:一般在月经中、后期突然出现一侧下腹剧痛,无停经、阴道出血史。症状轻者腹部压痛不明显;重者腹痛明显,伴有恶心、呕吐、头晕、出冷汗、晕厥、休克、腹部压痛、反跳痛,以病侧明显,移动性浊音阳性。妇科检查:见后穹隆饱满、触痛明显,宫颈有举痛,子宫正常大小,病变侧附件可触及肿块,有压痛。

②辅助检查:妊娠试验阴性。腹腔穿刺或后穹穿刺抽出不凝固血。超声检查、腹腔镜检查。

③诊断鉴别:根据有无停经史、有无不规则阴道出血,妊娠试验结果可与异位妊娠进行鉴别。

(5)肠系膜血液循环障碍:肠系膜血液循环障碍可导致肠管缺血坏死,多发生于肠系膜动脉。

①症状体征:突然发生剧烈腹部绞痛,持续性、镇痛药不能缓解,恶心、呕吐频繁。起病早期腹软、腹部平坦,可有轻度压痛,肠鸣音活跃或正常;随着肠坏死和腹膜炎的发展,腹胀明显,肠鸣音消失,腹部压痛、反跳痛及肌紧张明显,并出现呕血和血便。严重者症状和轻微体征不相称为本病的特点,但血管闭塞范围广泛者可较早出现休克。

②辅助检查:腹腔穿刺可抽出血性液体,表现为血液浓缩,白细胞计数升高。腹部放射线检查见大量肠胀气,腹腔有大量渗出

液;放射线平片显示肠管扩张、肠腔内有液平面。选择性动脉造影显示闭塞的血管。

③诊断鉴别:早期主要表现为突发脐周剧烈腹痛,恶心、呕吐频繁而腹部体征轻微。盆腔检查无异常发现,较少阳性体征与剧烈的持续性绞痛症状不符合为本病特征性表现。

(6)侵蚀性葡萄胎或绒毛膜癌子宫自发性穿孔:是由侵蚀性葡萄胎或绒毛膜癌侵犯子宫肌层所致。

①症状体征:常突然出现下腹剧痛,伴肛门坠胀感、恶心、呕吐。停经史,早孕反应较重,不规则阴道出血。贫血貌,腹部膨隆,压痛、反跳痛明显,移动性浊音阳性。妇科检查:见宫颈举痛明显,子宫明显大于停经月份,质软,轮廓不清,子宫压痛明显,可能在附件区扪及囊性肿块。

②辅助检查:血、尿人绒毛膜促性腺激素(hCG)值异常升高。超声、CT、MRI、X线片检查。

③诊断鉴别:本病患者有葡萄胎、流产、足月产史。有其他转移灶的症状和体征,妇科检查子宫异常增大,人绒毛膜促性腺激素(hCG)异常升高,借此与异位妊娠鉴别。

4.慢性下腹疼痛伴阴道出血

(1)子宫内膜异位症

①症状体征:慢性下腹胀痛或肛门胀痛、性交痛。月经增多、经期延长。妇科检查:子宫后倾固定,可在子宫直肠陷凹、宫骶韧带、子宫后壁触及痛性结节,在子宫一侧或两侧可触及囊性或囊实性肿块。

②辅助检查:超声检查、CA125检测、腹腔镜检查。

③诊断鉴别:育龄女性有进行性痛经、不孕和月经紊乱。妇科检查有触痛性结节或宫旁有不活动的囊性包块为本病特征性表现。

(2)宫腔内放置节育器后:最常见的并发症为慢性下腹痛及不规则阴道出血,这是由于节育器在宫腔内可随宫缩而移位引起的,如节育器过大或放置节育器时未移送至宫底部而居宫腔下段时,更易发生。

①症状体征:宫腔内放置节育器后出现慢性下腹胀痛或腰骶部酸痛,阴道出血、经期延长、淋漓不尽、白带中带血。妇科检查无其他病变体征。

②辅助检查:超声检查宫内节育器是否下移或异常情况。

③诊断鉴别:放置节育器后出现上述症状,一般药物治疗无效。妇科检查无其他异常发现,取出节育器后症状消失为本病的特征。

(3)陈旧性宫外孕:是指输卵管妊娠流产或破裂,若长期反复内出血所形成的盆腔血肿不消散,血肿机化变硬并与周围组织粘连导致的疾病。

①症状体征:停经史、不规则阴道出血、下腹痛。妇科检查:子宫无增大,子宫旁可扪及形态不规则的肿块,有压痛。

②辅助检查:后穹隆穿刺、妊娠试验、超声检查、腹腔镜检查。

③诊断鉴别:停经史、不规则阴道出血、下腹痛。妊娠试验阳性。后穹隆穿刺抽出暗红色不凝固血液为本病特征。腹腔镜检查可确诊。

5.慢性下腹疼痛伴白带增多

(1)后位子宫:包括子宫后倾及后屈。

①症状体征:痛经、腰背痛。不孕、白带增多、月经异常、性生活不适。妇科检查:子宫后倾、质软、轻压痛,附件下垂至直肠窝。

②辅助检查:B超检查见子宫极度后位,余无异常。

③诊断鉴别:经手法复位后症状好转是本病的特征。

(2)慢性盆腔炎:常为急性盆腔炎未能彻底治疗,或患者体质较差,病程迁延所致。

①症状体征:下腹坠胀、疼痛、腰骶部酸痛,在劳累、性交后及月经前后加剧。月经过多、经期延长、白带增多,不孕。妇科检查:盆腔(子宫、附件)有压痛等炎症表现。

②辅助检查：超声检查。

③诊断鉴别：既往有急性盆腔炎病史，继而出现慢性下腹痛；妇科检查发现子宫一侧或两侧片状增厚，子宫骶韧带增厚变硬，发病时压痛明显为本病特征。

（3）慢性宫颈炎：是妇科疾病中最常见的一种。因性生活、分娩、流产后，细菌侵入宫颈管而引起炎症。多由急性宫颈炎未治疗或治疗不彻底转变而来。

①症状体征：外阴轻度瘙痒。白带增多，通常呈乳白色黏液状，有时呈淡黄色脓性，有息肉形成时伴有血丝或接触性出血。月经期、排便或性生活后下腹或腰骶部有疼痛；或者有部分患者出现膀胱刺激症状，有尿频或排尿困难，但尿液常规检查正常。妇科检查：见宫颈有红色细颗粒糜烂区及颈管分泌脓性黏液样白带，子宫颈有不同程度的糜烂、肥大，有时质硬，有时可见息肉、外翻、腺体囊肿等病理变化。

②辅助检查：须常规做宫颈刮片检查，必要时做活组织检查。慢性宫颈炎须排除宫颈癌，可行阴道镜检查、宫颈刮片、宫颈活组织检查或宫颈锥切。

③诊断鉴别：须常规做宫颈刮片检查，必要时做活组织病理检查以排除宫颈癌。

（4）盆腔瘀血综合征：是由于盆腔静脉充盈、扩张及血流明显缓慢所致的一系列综合征。

①症状体征：多见于早婚、早育、多产、子宫后位、习惯性便秘及长时间从事站立工作的女性。下腹部坠痛、酸胀及骶臀部疼痛。伴有月经过多、经期延长、乳房胀痛、性交痛、白带增多。妇科检查：外阴、阴道呈蓝色，伴有静脉曲张，子宫体增大而软，附件区可扪及柔软增厚感。

②辅助检查：体位试验阳性、盆腔静脉造影、盆腔血流图、腹腔镜检查。

③诊断鉴别：疼痛在久立、劳累或性交后加重。妇科检查见

外阴、阴道呈蓝色,静脉曲张,宫颈肥大而质软,略呈蓝色。体位试验、盆腔静脉造影、盆腔血流图及腹腔镜检查等。

6. 慢性下腹疼痛伴发热、消瘦

(1)艾滋病:又称为获得性免疫缺陷综合征,是由人类免疫缺陷病毒感染引起的性传播疾病。可引起 T 淋巴细胞损害,导致持续性免疫缺陷,多器官机会性感染及罕见恶性肿瘤,最终导致死亡。

①症状体征:高热、多汗、乏力、周身痛、消瘦、腹泻、呕吐等。常合并阴道真菌感染等,以白色念珠菌感染较多见,白带增多。体格检查:全身淋巴结肿大。

②辅助检查:白细胞计数低下、淋巴细胞比例降低。血 HIV 抗体检测:ELISA 法、荧光免疫法和 Western Blot 法。

③诊断鉴别:本病有全身淋巴结肿大、高热、乏力、周身痛等以免疫缺陷为基础而发生的一系列艾滋病症状和体征。检查血 HIV 抗体可确诊。

(2)结核性盆腔炎:是指由结核杆菌感染女性盆腔引起的盆腔炎症。

①症状体征:下腹疼痛,经期加剧。经期或午后发热、盗汗、乏力、食欲缺乏、体重减轻。月经过多、减少、闭经、不孕。妇科检查:可扪及不规则的囊性肿块、质硬,子宫轮廓不清,严重时呈冰冻骨盆。

②辅助检查:子宫内膜病理检查。胸部、消化道及泌尿道 X 线检查。子宫输卵管碘油造影、超声检查、腹腔镜检查。结核菌素试验、结核菌培养。

③诊断鉴别:患者有原发不孕、月经稀少或闭经。有低热、盗汗史,既往有结核病接触史或本人有结核病史可为本病诊断提供参考。

(3)卵巢恶性肿瘤:是女性生殖器三大恶性肿瘤之一。由于卵巢位于盆腔深部,卵巢恶性肿瘤不易早期发现。

①症状体征：有卵巢癌早期症状：食欲缺乏、消化不良、体重下降、下腹胀痛、腹痛、下腹包块、腹水。邻近脏器受累出现压迫直肠、膀胱、输尿管的症状。妇科检查：盆腔内触及散在、质硬结节，肿块多为双侧性，实性或囊实性，表面高低不平，固定不动。

②辅助检查：腹水细胞学检查。后穹隆肿块穿刺活检。超声、CT、MRI 检查，肿瘤标志物检查，腹腔镜检查。

③诊断鉴别：食欲缺乏、腹胀、体重下降、超声、CT、MRI 检查，肿瘤标志物检查，肿块活组织检查。

7. 周期性下腹疼痛

(1)子宫腺肌病：是指当子宫内膜侵入子宫肌层的疾病。

①症状体征：继发性痛经，并进行性加重。伴月经增多，经期延长，继发性不孕。妇科检查：子宫均匀性增大，局部有局限性结节突起，质地较硬，经前、经期更增大、变软，有压痛，经后子宫稍缩小。

②辅助检查：超声检查。

③诊断鉴别：继发性痛经，并进行性加重，伴月经增多，经期延长，继发性不孕，妇科检查及超声可有助于诊断此病，超声对本病与子宫肌瘤的鉴别帮助较大。

(2)先天性处女膜闭锁：又称无孔处女膜，因处女膜闭锁，经血无法排出，最初积在阴道内，反复多次月经来潮后，逐渐发展成宫腔积血、输卵管积血，甚至腹腔内积血。

①症状体征：月经来潮前无任何症状，来潮后出现周期性下腹痛。妇科检查：处女膜向外膨隆，表面呈紫蓝色，无阴道开口；肛门检查可扪及阴道膨隆呈球状向直肠突起，阴道包块上方的子宫压痛明显，下压包块处女膜膨隆更明显。

②辅助检查：超声检查。

③诊断鉴别：本病仅见于青春期少女，患者无月经来潮，但第二性征发育良好，进行性加重的周期性腹痛。妇科检查：处女膜向外膨隆，表面呈紫蓝色，无阴道开口；肛门检查可扪及阴道膨隆

呈球状向直肠突起,阴道包块上方的子宫压痛明显,下压包块处处女膜膨隆更明显为本病特征。

（3）Asherman 综合征:即宫腔粘连综合征,系患者在人工流产、中期妊娠引产或足月分娩后造成宫腔广泛粘连而引起的闭经、子宫内膜异位症、继发不孕和再次妊娠引起流产等一系列症候群。

①症状体征:人工流产或刮宫后,出现闭经或月经减少。进行性加重的下腹周期性疼痛,呈痉挛性,伴肛门坠胀感。闭经者用人工周期治疗无撤退性出血。继发性不孕、流产、早产、胎位不正、胎儿死亡或胎盘植入。妇科检查:子宫正常大小或稍大、较软、压痛明显,宫颈闭塞,宫腔探针不能通过,宫颈举痛,附件压痛明显,宫旁组织、宫骶韧带处压痛。

②辅助检查:超声检查、宫腔碘油造影、宫腔镜检查。

③诊断鉴别:本病继发子宫腔操作后,患者有周期性下腹痛,呈进行性加重,无月经来潮。妇科检查见宫颈闭塞为本病特征。

（4）子宫内膜异位症:是指当具有活性的子宫内膜组织出现在子宫体以外的部位时导致的疾病。

①症状体征:痛经大多数表现为继发性、进行性加重。性交痛、月经失调、不孕。妇科检查:子宫正常大小,后倾固定,直肠子宫陷凹或宫骶韧带或子宫后壁下段触痛性结节,在附件可触及肿块,呈囊性或囊实性,活动差,有压痛。

②辅助检查:超声检查、CA125 检测、腹腔镜检查。

③诊断鉴别:育龄女性有进行性痛经、不孕和月经紊乱。妇科检查有触痛性结节或宫旁有不活动的囊性包块为本病特征性表现。

四、外阴瘙痒

外阴瘙痒是由多种不同病变引起的一种症状,是妇科疾病中很常见的一种症状。外阴是特别敏感的部位,妇科多种病变及外来刺激均可引起瘙痒,但也可能发生在正常妇女。外阴瘙痒多发生于阴蒂、小阴唇,也可波及大阴唇、会阴和肛周。瘙痒严重时影响工作和生活。

【病　　因】

1. 局部病因

(1)阴道分泌物刺激:患有慢性宫颈炎及各种阴道炎时,由于其分泌物增多刺激外阴部皮肤而常引起外阴瘙痒,滴虫阴道炎和假丝酵母菌性阴道炎是引起外阴瘙痒的最常见原因。

(2)不良卫生习惯:不注意外阴清洁,经血、大小便等长期刺激,月经垫不洁及穿不透气的化纤内裤等,均能诱发外阴瘙痒。

(3)化学物品、药品刺激及过敏:肥皂、避孕套、某些药物等的直接刺激或过敏,均能引起外阴瘙痒。

(4)外阴营养不良:外阴发育营养不良者,外阴瘙痒难忍。

(5)其他:如阴虱、疥疮、疱疹、尖锐湿疣、外阴湿疹、蛲虫感染等亦能引起外阴瘙痒。

2. 全身病因

(1)糖尿病患者由于糖尿对外阴皮肤的刺激,特别是伴发假丝酵母菌性外阴阴道炎时,外阴瘙痒特别严重。不少患者都是先因外阴部瘙痒和发红而就医,经过进一步检查才确诊为糖尿病的。

(2)黄疸、维生素 A 及 B 族维生素缺乏、贫血、白血病等慢性病患者出现外阴痒时,常为全身瘙痒的一部分。

(3)妊娠期和经前期外阴部充血偶可导致外阴瘙痒不适。

(4)部分患者外阴瘙痒十分严重,但找不到明显的全身或局部原因,有人认为可能与精神或心理方面因素有关。

【临床表现】

外阴瘙痒多位于阴蒂、大小阴唇、会阴、肛周。一般在夜间或食用刺激性食物或经期加重。瘙痒程度因个体及病因不同而有差异。

【诊　　断】

局部检查可见局部潮红或有抓痕,或皮肤粗糙及色素减退等。有时继发感染。根据病史、全身、局部检查,血、尿、便、阴道分泌物的实验室检查及必要的病理检查,进行诊断。

【治　　疗】

1. 一般治疗

保持外阴皮肤清洁、干燥,切忌搔抓。不用热水烫洗,忌用肥皂,有感染时可用高锰酸钾液坐浴。内裤应宽松透气。

2. 病因治疗

积极治疗引起外阴瘙痒的疾病,如各种阴道炎、糖尿病等。若有阴虱应剔净阴毛,内裤和被褥要煮洗、消毒,局部应用氧化氨基汞软膏,配偶也应同时治疗。

3. 对症治疗

(1)外用药:急性炎症期可用3％硼酸液湿敷,洗后局部涂搽40％氧化锌软膏、炉甘石洗剂等。慢性瘙痒可使用皮质激素或2％苯海拉明软膏涂擦,有止痒作用。

(2)内服药:症状严重者,服用镇静、脱敏药物。

(3)乙醇注射法:对外阴皮肤正常、瘙痒严重、其他疗法无效的难治性患者,可采用纯乙醇皮下注射。

五、白带异常

白带是妇女从阴道里流出来的一种白色液体,正常白带呈白色稀糊状或蛋清样,高度黏稠,无腥臭味,量少。白带量多少与雌激素相关:月经前后2～3天量少,排卵期增多,青春期前、绝经后少,妊娠期量多。有时白带增多是正常的生理现象,如果白带增多伴有多种病症出现,就要警惕妇科疾病的发生。白带分为生理性白带和病理性白带,病理性白带增多通过量、色、形、味的变化预示不同的疾病;病理性白带多是由炎症引起的。

【病　　因】

1. 生殖器炎症

阴道炎(较常见的有滴虫阴道炎、假丝酵母菌阴道炎、细菌性阴道病、萎缩性阴道炎),宫颈炎,盆腔炎等。

2. 生殖器肿瘤

子宫黏膜下肌瘤、阴道癌、宫颈癌、子宫内膜癌、输卵管癌等。

3. 其他

阴道腺病、卵巢功能失调、阴道内异物、放置宫内节育器等。

【病理性白带临床表现】

1. 无色透明黏性白带

外观正常,呈蛋清样,性状与排卵期宫颈腺体分泌的黏液相似,但量显著增多,一般应考虑慢性宫颈内膜炎、卵巢功能失调、阴道腺病或宫颈高分化腺癌等疾病的可能。

2. 凝乳状白带

为假丝酵母菌阴道炎特征,常伴有严重外阴奇痒或灼痛。

3. 白色或灰黄色泡沫状白带

为滴虫阴道炎的特征,多伴有外阴瘙痒。

4. 灰色均质鱼腥味白带

常见于细菌性阴道病,有鱼腥味,可伴外阴瘙痒。

5. 脓性白带

色黄或黄绿,黏稠,多有臭味,滴虫或淋菌等细菌所致的急性阴道炎、宫颈炎、宫颈管炎均可引起。宫腔积脓、宫颈癌、阴道癌或阴道内异物残留亦可导致脓样白带。

6. 血性白带

白带中混有血液,血量多少不定,应考虑宫颈癌、子宫内膜癌、宫颈息肉或黏膜下肌瘤等。安放宫内节育器亦可引起血性白带。

7. 水样白带

持续流出淘米水样白带,且具奇臭者一般为晚期宫颈癌、阴道癌或黏膜下肌瘤伴感染。间断性排出黄色或红色水样白带应考虑为输卵管癌的可能。

【辅助检查】

1. 妇科检查

检查自外向内顺序进行,首先通过视诊检查外阴、尿道、尿道旁腺及前庭大腺,其次通过阴道窥器观察阴道壁及宫颈。检查阴道排液、宫颈分泌物的外观。

2. 实验室检查

(1)阴道 pH:正常阴道 pH 在 4.0~4.5,呈弱酸性,可防止致病菌在阴道内繁殖,外阴阴道假丝酵母菌病 pH 可以在此范围,患有滴虫性或细菌性阴道炎时白带的 pH 上升,可在 5.0~6.0。

(2)阴道清洁度:一般分为四度。一般Ⅰ、Ⅱ度为正常的,Ⅲ、Ⅳ度提示有阴道炎,即分泌物图片上可以看到多量白细胞或杂菌。

(3)微生物检查:一般会有真菌、滴虫、淋病奈瑟菌等项,如果有,则在结果上表示是"+",没有就是"-"。

(4)胺试验:患细菌性阴道病的白带可发出鱼腥味,是由存在于白带中的胺通过氢氧化钾碱化后挥发出来所致。

(5)线索细胞:线索细胞是细菌性阴道病的最敏感最特异的体征,临床医生根据胺试验阳性及有线索细胞即可做出细菌性阴道病的诊断。

【治疗和预防】

炎症引起的白带异常确定病原菌后选用合适的药物治疗进行治疗,如果怀疑肿瘤引起的白带异常要进行其他辅助检查,如血清肿瘤标志物、彩色多普勒超声、宫颈细胞学检查、诊断性刮宫、CT、MRI 等协助诊断后进行治疗。

白带是妇女阴道的分泌物。在正常情况下白带量不多,颜色透明如鸡蛋清,略有臭味。如果白带量明显增多,颜色、性状、气味发生变化,便属于病态,称为白带异常或带下病。白带异常的防治,首先在饮食上要少食辛辣和油腻生冷之品,应多食用一些益脾补肾和清热利湿的食物,如莲子、大枣、山药、薏苡仁、冬瓜仁等。此外,白带异常的预防,首先应节制房事,注意月经期、妊娠期和产褥期的卫生。平时应保持阴部的清洁,不洗公共盆浴,患有足癣的妇女,洗脚与洗外阴的毛巾、盆要分开使用。

六、耻区肿块

【病　　因】

1. 子宫增大

妊娠子宫、子宫肌瘤、子宫腺肌病、子宫恶性肿瘤、子宫畸形、宫腔阴道积血或积脓等。

2. 子宫附件肿块

卵巢非赘生性囊肿、卵巢赘生性囊肿、附件炎性肿块、输卵管妊娠等。

3. 肠道肿块

粪块嵌顿、阑尾周围脓肿、腹部手术或感染后继发肠管、大网膜的粘连、肠系膜肿块、结肠癌等。

4. 泌尿系肿块

充盈膀胱、异位肾。

5. 腹壁或腹腔肿块

腹壁血肿或脓肿、腹膜后肿瘤或脓肿、腹水、盆腔结核包裹性积液、直肠子宫陷凹脓肿等。

【鉴别要点】

女性耻区肿块可能是患者本人或家属偶然发现,也可能是做妇科检查或行 B 型超声检查时发现的。耻区肿块的鉴别除根据肿块的特点进行鉴别外,应注意结合年龄因素。

1. 囊性肿块

耻区囊性肿块一般为良性或炎性肿块,若肿块在短时期内增大显著时,应考虑恶性可能。

(1)固定性囊性肿块:指边界不清,囊壁厚或囊内见分隔组织,并固定于直肠子宫陷凹、子宫后壁的囊性肿块。若囊肿内压力高,伴压痛,且患者有继发性痛经者,常见于子宫内膜异位症;若肿块压痛明显伴发热则多为附件炎性包块;若肿块位于右下腹,兼有转移耻区疼痛史,应考虑阑尾周围脓肿的可能。

(2)活动性囊性肿块:若肿块左右移动度大、上下移动受限制、部位较高,考虑为肠系膜囊肿;若位于子宫旁,边界清楚,囊壁薄、光滑,无触痛,一般考虑卵巢肿块;若肿块有明显触痛,且患者有停经后阴道少量流血及腹痛史,应考虑输卵管妊娠。

2. **实性肿块**

(1)实性肿块固定于子宫侧旁、表面不规则,当盆腔内可扪及结节、伴有腹水或胃肠道症状者多考虑为卵巢恶性肿瘤。

(2)活动性实性肿块一般边界清楚,表面光滑或呈分叶状、与宫体相连且无症状,应考虑为子宫浆膜下肌瘤或卵巢肿瘤。

(3)若肿块位于耻区一侧,呈条块状、有轻压痛,且便中带血者,应考虑结肠癌的可能。

(4)子宫一侧扪及与子宫对称或不对称的肿块,两者相连,质地相同多考虑为双子宫或残角子宫。

3. **半实半囊性肿块**

(1)肿块若为固定性,位于子宫侧旁或直肠子宫陷凹,边界不清楚,表面不规则,伴腹水、肿块表面可扪及结节者多为卵巢恶性肿瘤。

(2)肿块若为活动性,位于子宫侧旁,边界清楚,表面光滑或呈分叶状,无压痛,一般无症状者多见于卵巢肿瘤;伴腹水者,则多为卵巢恶性肿瘤。

(3)肿块若压痛明显,伴发热,亦应考虑输卵管卵巢脓肿或积脓。

第二节　产科急危重症常见症状

一、妊娠剧吐

妊娠剧吐是指妊娠期少数孕妇早孕反应严重，出现频繁而剧烈的恶心、呕吐，不能进食，并会持续存在，进行性加重，导致营养障碍、水电解质紊乱，影响到正常的工作和生活，甚至还会危及孕妇的生命。

【病　因】

1. 绒毛膜促性腺激素（hCG）

早孕反应的出现和消失与孕妇体内人绒毛膜促性腺激素（hCG）值变化相吻合，呕吐严重时，孕妇 hCG 水平较高；多胎和葡萄胎孕妇血中 hCG 值明显升高，发生妊娠剧吐者也显著增加，而在终止妊娠后症状立即消失，但症状轻重不一定和 hCG 值成正比。

2. 激素水平

除了血清中高浓度的 hCG 水平，雌激素水平升高可能也是相关因素之一。一些激素水平包括胎盘血清标记物、ACTH、泌乳素和皮质醇等可能也与之有关。

3. 自主神经功能紊乱

有些神经系统功能不稳定、精神紧张的孕妇，妊娠剧吐多见，说明本症也可能与自主神经功能紊乱有关。

4. 幽门螺杆菌

与无症状的孕妇相比，妊娠剧吐患者血清抗幽门螺杆菌的 IgG 浓度升高，故该病可能与幽门螺杆菌-消化性溃疡的致病因素有关。

5. 维生素缺乏

维生素 B_6 的缺乏可导致妊娠剧吐。

【临床表现】

1. 恶心、呕吐

常于停经 6 周左右出现，多见于初孕妇。首先出现恶心、呕吐等早孕反应，以后症状逐渐加剧，直至不能进食，呕吐物中有胆汁和咖啡渣样物。

2. 水、电解质紊乱

严重呕吐和不能进食可导致脱水及电解质紊乱，使氢、钠、钾离子大量丢失；患者明显消瘦，神疲乏力，皮肤黏膜干燥，口唇干裂，眼球内陷，脉搏增快，尿量减少，尿比重增加，并出现酮体。

3. 酸、碱平衡失调

可出现饥饿性酸中毒，呕吐物中盐酸的丢失可致碱中毒和低钾血症。

4. 脏器功能损伤

如呕吐严重，不能进食，可出现脏器功能损伤。如肝功能受损，则出现血转氨酶和胆红素增高；如肾功能受损，则血尿素氮、肌酐升高，尿中可出现蛋白和管型，眼底检查可有视网膜出血。严重并发症如 Wernicke-Korsakoff 综合征主要表现为中枢神经系统症状，病情继续发展，可致患者意识模糊，陷入昏迷状态。

【临床分类】

1. 晨吐

是妊娠早期最常见的一种情况，在清晨可有恶心及流涎或轻度呕吐，但不至于影响日常生活。

2. 中度呕吐

为恶心、呕吐加重，且不局限于晨间，但经药物对症治疗及饮食指导，如吃流食或半流食及低脂饮食，适当休息，则症状多可缓解。

3. 恶性呕吐

为持续恶心、呕吐，导致酸中毒及电解质平衡失调，或肝功能异常，需住院治疗以控制代谢紊乱。此型发病率不高，为 1/350～

1/250,但需住院治疗。

【辅助检查】

1. 血液检查

测定血红细胞计数、血红蛋白、血细胞比容、全血及血浆黏度,可了解有无血液浓缩及其程度。查血清电解质、CO_2结合力或血气分析以判断有无电解质紊乱及酸碱平衡失调。测定血钾、钠、氯,以了解有无电解质紊乱。

2. 尿液检查

记 24 小时尿量,测定尿量、尿比重、尿酮体等情况,检查有无尿蛋白及管型。

3. 心电图检查

此项尤为重要,可及时发现有无低血钾或高血钾所致的心律失常及心肌损害。

4. 肝肾功能检查

包括胆红素、转氨酶、尿素氮、尿酸和肌酐等。

5. 磁共振成像(MRI)

一旦出现神经系统症状,需要采用 MRI 头颅检查,排除其他的神经系统病变。

【鉴别诊断】

根据病史和临床表现,诊断并不困难。首先要明确是否为妊娠,并排除葡萄胎、消化系统或神经系统等其他疾病引起的呕吐,如孕妇合并急性病毒性肝炎、胃肠炎、胰腺炎、脑膜炎、尿毒症等,尤其是胃癌、胰腺癌等恶性肿瘤虽属罕见并发症,但一旦漏诊,将贻误患者生命,也应予以考虑。

【治　疗】

1. 轻度妊娠呕吐

一般不需特殊治疗。晨吐较剧者则在床上进早餐,食后继续卧床 30 分钟再起床。可应用小剂量镇静药,如地西泮(安定)、苯巴比妥(鲁米那),溴化钠/溴化钾/溴化铵(三溴合剂)等及维生素

B_1、维生素 B_6、维生素 C 等。

2. 严重呕吐或伴有脱水、酮尿症均需住院治疗

(1)禁食 2～3 天,每天静脉滴注葡萄糖液和葡萄糖盐水共 3000ml,但需根据患者体重酌情增减。同时应根据化验结果决定补充电解质和碳酸氢钠溶液的剂量,输液中加入维生素 C 及维生素 B_6。每天尿量至少应达到 1000ml。贫血严重或营养不良者,也可输血或静脉滴注复方氨基酸 250ml。尿酮体阳性者应适当多给予葡萄糖液。

(2)呕吐停止后,可少量多次进食及口服多种维生素,同时输液量可逐天递减至停止静脉补液。输液期间及停止补液以后,须每天早晚各一次查尿酮体,阳性者恢复原输液量。若效果不佳(包括复发病例),可用氢化可的松 200～300ml 加入 5‰ 葡萄糖液内缓慢静脉滴注。同时进行静脉高营养疗法,每 5～7 天监测体重以判断疗效。对于孕周 12～14 周的患者可酌情给予止吐药,可缓解恶心和呕吐等症状。此外,可试用针灸疗法,在手腕掌侧折痕近端 5cm 处针灸,30 分钟 1 次,每天 3 次,可有效缓解剧吐。

(3)若剧吐后出现青紫窒息,应考虑是否有胃液吸入综合征;若剧吐后出现胸痛、呕血,应考虑是否有 Mallory-Weiss 综合征,即由于剧吐引起的食管和胃交界处黏膜破裂出血,该征必须紧急手术治疗。

(4)经上述治疗,若病情不见好转,而出现以下情况,应考虑终止妊娠:①体温升高达 38℃ 以上,卧床时心率每分钟超过 120 次。②持续性黄疸和(或)蛋白尿,肝肾功能严重受损。③有多发性神经炎及中枢神经系统病变,经治疗后不见好转。④有颅内或眼底出血,经治疗后不见好转。

【预防措施】

1. 加强孕前保健

孕前应有健康的心理社会环境,对妊娠有充分的思想准备,积极乐观,避免妊娠后因恐惧、紧张而引起妊娠剧吐。不良的心

理、社会条件下可诱发妊娠剧吐或妊娠期高血压疾病。

2. 加强孕早期保健

早孕反应为生理现象,应正确对待,注意保持营养均衡,以顺利度过。如果呕吐较重,应尽早补充营养及液体,不要等待尿酮体出现。如果出现尿酮体阳性,则应积极治疗。

二、妊娠期出血

1. 妊娠早期出血

(1)早期妊娠流产:患者有停经、早孕反应,然后出现阴道流血。出血系因绒毛与蜕膜分离,血管破裂所致。根据疾病发展过程,分为先兆流产、难免流产、不全流产及完全流产等类型。先兆流产阴道流血少,淡红或淡褐色,往往不伴腹痛。难免流产阴道流血增多,同时伴有阵发性腹痛。病情进一步发展,部分组织物排出,为不全流产。如宫腔内容物完全排出,阴道流血明显减少直至停止,为完全流产。

(2)异位妊娠:95%为输卵管妊娠。当输卵管妊娠流产或破裂时,患者可出现腹痛及不规则阴道流血,暗红或深褐色,量少呈点滴状,一般不超过月经量。少数患者阴道流血较多,类似月经,有时可从阴道排出蜕膜管型。患者阴道流血与失血症状往往不成正比,重者可因严重内出血迅速陷入休克,危及生命。阴道流血常在病灶去除、血 hCG 降至正常后停止。

(3)葡萄胎:患者在短期停经后出现不规则阴道流血,有时可从阴道排出水泡状组织,同时伴有子宫异常增大,双卵巢黄素囊肿,严重妊娠反应,典型的超声图像及血、尿 hCG 异常增高等,可与流产鉴别。葡萄胎具有恶变倾向,应注意随访。

2. 妊娠中晚期出血

(1)前置胎盘:发生突然,具有无诱因、无痛性及反复发作的特点。出血是因妊娠后期子宫下段逐渐伸展,附着于子宫下段及宫颈内口的胎盘不能相应地伸展,使其与宫壁发生错位、剥离,血窦破裂而引起。患者贫血程度与出血量成正比。出血发生的早迟、反复出血次数及出血量的多少与前置胎盘的类型有关。中央型前置胎盘出血发生早,反复出血次数多,且出血量大。边缘型前置胎盘出血多发生在妊娠晚期或临产后,出血量较少。部分型前置胎盘出血情况介于两者之间。其处理应根据出血的多少、有无休克、孕周、产次、胎儿情况及前置胎盘的类型等综合考虑决定。

(2)胎盘早剥:常因血管病变或外伤引起底蜕膜出血、血肿形成,导致在胎儿娩出前发生胎盘剥离。根据胎盘剥离后阴道有无血液流出,有显性出血、隐性出血和混合性出血之分。隐性出血症状最重,患者常有突然发生的持续性腹痛、休克表现。

(3)其他:可见于胎盘边缘血窦破裂、脐带帆状附着的前置血管破裂及宫颈息肉、宫颈糜烂、宫颈癌等。可以结合病史、阴道检查、B型超声及产后胎盘检查等确诊。

三、产科疼痛

1. 妊娠早期

少数感觉小腹隐痛及腰骶部不适。妊娠继续,增大的子宫向前突使躯体重心后移,腰椎前突使背部伸肌处于持续紧张状态,加之激素的变化使关节韧带松弛,孕妇常出现轻微腰背痛。

2. 妊娠晚期

孕妇常出现不规律宫缩而引起下腹轻微胀痛,这种收缩不能使宫口扩张、胎先露下降,能用镇静药抑制,称假临产或假阵缩。

3. 临产以后

子宫收缩变得有规律且逐渐增强,产妇感到阵发性腹痛逐渐加剧,为了减轻疼痛,医务工作者们目前正在开展分娩镇痛的尝试。

4. 产后初期

由于子宫复旧,产妇感到阵发性下腹疼痛,称产后宫缩痛,多见于经产妇。

5. 哺乳时

哺乳时反射性缩宫素分泌增多加重疼痛,持续 2～3 天自然消失。

6. 早期妊娠流产

可在阴道流血基础上出现阵发性腹痛,这是由于分离的胚胎及血块刺激子宫收缩所致。

7. 晚期妊娠流产

因胎盘已形成,流产过程与早产相似,患者往往先有阵发性腹痛,然后排出胎儿、胎盘及出现阴道流血。当宫腔内容物排空后,腹痛及阴道流血方能停止。

8. 输卵管妊娠

未流产及破裂时,表现为一侧下腹隐痛或酸胀痛。当流产特别是破裂发生时,可感到一侧下腹撕裂样疼痛。血液流入腹腔,刺激腹膜,可引起下腹压痛、反跳痛;血液积聚于直肠子宫陷凹,可出现肛门坠胀痛;血液刺激膈肌,可放射性引起肩胛部疼痛。

9. 葡萄胎流产

流产时也可出现腹痛,一般不剧烈。当卵巢黄素囊肿蒂扭转时,可出现急腹痛。

10. 胎盘早剥

持续性腹痛,因胎盘后血肿形成,刺激子宫引起痉挛性收缩所致。产程开始子宫处于紧张状态,在宫缩间歇期亦不能放松,患者感持续性腹痛伴阵发性加剧。

第二章

妇科急危重症

第一节 妇科急腹症

一、输卵管妊娠

输卵管妊娠是指受精卵在输卵管腔内种植并发育,是最常见的异位妊娠,约占 95%,是妇科常见的急腹症。输卵管妊娠的发病部位以壶腹部妊娠最常见,约占 60%,其次为峡部,约占 25%,伞部及间质部妊娠少见。输卵管妊娠若治疗不及时,可能造成大出血,危及患者生命。

【病因与发病机制】

1. 慢性输卵管炎症

是最常见的阻碍受精卵正常运行的因素。炎症后管腔皱褶粘连,致输卵管管腔部分阻塞,内膜纤毛常有缺损,肌肉蠕动能力降低,影响受精卵移行。

2. 输卵管周围粘连

继发阑尾炎、腹膜炎和盆腔子宫内膜异位症后的输卵管周围炎症粘连,影响受精卵运行,受精卵不能如期进入宫腔。

3. 盆腔结核

由于病变部位纤维化和瘢痕形成,造成输卵管管腔部分性阻塞,影响受精卵运行,容易发生输卵管妊娠。

4. 输卵管发育异常

发育不良的输卵管较正常者细薄而且屈曲,肌纤维发育差、内膜纤毛缺乏、憩室等均易发生异位妊娠。

5. 盆腔肿瘤

肿瘤的压迫和牵拉使输卵管变得细长、迂曲,阻碍受精卵的通过。

6. 输卵管手术史

输卵管绝育术、输卵管成形术、绝育后复通术等,由于瘢痕形成管腔狭窄而致受精卵通过受阻,形成输卵管妊娠。

7. 受精卵游走

卵子在一侧输卵管受精后,受精卵经宫腔或腹腔向对侧输卵管移行,移行时间过长,受精卵已发育到着床阶段,在对侧输卵管着床发育形成输卵管妊娠。

【临床表现】

1. 症状

(1)停经:除间质部妊娠停经时间较长外,一般停经 6～8 周,在停经后发生腹痛、阴道出血等症状。但 20% 左右患者主诉并无停经史。对于无停经史的患者,也不能轻易否定异位妊娠的诊断。

(2)腹痛:为患者就诊时最主要症状。腹痛是由输卵管膨大、破裂及血液刺激腹膜等多种因素引起。破裂时患者突感一侧下腹撕裂样疼痛,常伴恶心、呕吐。若血液局限于病变区,表现为下腹局部疼痛;血液积聚在子宫直肠陷凹时,肛门有坠胀感;出血量过多,血液由盆腔流至腹腔,疼痛即由下腹向全腹扩散;血液刺激膈肌时,可引起肩胛放射性疼痛。

(3)阴道出血:多见于停经后有阴道出血,量少,滴状,色暗红,持续性或间歇性。胚胎死亡后,常有不规则阴道出血,色深褐,量少,一般不超过月经量,但淋漓不净。偶见大量阴道出血,部分患者可在出血中见有小片膜样物,个别患者可见子宫蜕膜管型。

(4)晕厥与休克:由于腹腔内急性出血,可引起血容量减少及剧烈腹痛,轻者常有晕厥,重者出现休克,其严重程度与腹腔内出血速度和出血量成正比,即出血越多越急,症状出现越迅速越严重,但与阴道出血量不成正比。

2. 体征

(1)一般情况:腹腔内出血较多时,呈急性贫血貌。大量出血时则有面色苍白、四肢湿冷、脉搏快而细弱及血压下降等休克症状。体温一般正常,休克时略低,腹腔内血液吸收时可稍升高,但不超过 38℃。

(2)腹部检查:下腹部有明显压痛及反跳痛,尤以患侧为剧,但腹肌紧张较腹膜炎时板状腹为轻,出血较多时叩诊有移动性浊音,历时较长后形成血凝块,下腹可触及软性肿块,反复出血使肿块增大变硬。

(3)盆腔检查:阴道后穹隆饱满,触痛。宫颈有明显举痛,将宫颈轻轻上抬或向左右摇动时,即可引起剧烈疼痛,子宫稍大而软,内出血多时,子宫有漂浮感。子宫一侧或后方可触及肿块,质似湿面粉团,边界不清楚,触痛明显,间质部妊娠与其他部位输卵管妊娠表现不同,子宫大小与停经月份基本符合,但子宫轮廓不相对称,患侧宫角部突出,破裂所致的征象极像妊娠子宫破裂。

输卵管妊娠患者多以停经后腹痛和(或)阴道流血就诊,常表现为停经、腹痛、阴道流血、晕厥与休克、腹部包块、贫血貌等;下腹压痛、反跳痛、移动性浊音阳性、后穹隆触痛、宫颈举痛、盆腔包块为异位妊娠的典型特征。患者就诊时生命体征平稳、腹痛不严重,输卵管妊娠多未发生流产或破裂,临床表现不典型,诊断较困难,可通过 B 超、血 β-hCG 等检查辅助诊断。

【辅助检查】

1. 血 β-hCG

升高,但较宫内妊娠水平低,进行血 β-hCG 定量测定,对保守治疗的选择及疗效评价具有重要的意义。

2. 阴道后穹穿刺

阴道后穹穿刺是一种简单可靠的诊断方法,适用于疑有腹腔内出血的患者。穿刺抽出暗红色血液后,将标本放置 10 分钟左右不凝血,说明有腹腔内出血。陈旧性异位妊娠时,可抽出小块或不凝固的陈旧血液。阴道后穹隆穿刺未抽出血液不能排除异位妊娠。

3. 诊断性刮宫

一般适用于流血较多的病例,如刮出物见绒毛则可证实是宫内妊娠。如为蜕膜无绒毛或内膜呈 A-S 反应,应疑为输卵管妊娠。但如刮宫的病理报告为增生期、分娩期或月经期,也不能排除输卵管妊娠的可能。

4. 腹部 B 型超声

腹部 B 型超声是诊断异位妊娠较准确的检查方法之一,宫腔内空虚,宫旁见低回声区,其内探及胚芽及原始心血管搏动,可确诊输卵管妊娠。

5. 腹部 CT

腹部 CT 检查可以帮助确定病变部位,判断是否有腹腔出血。

6. 腹腔镜检查

适用于输卵管妊娠未破裂或流产的早期患者。可见一侧输卵管肿大,表面呈紫蓝色,腹腔内无出血或有少量出血。对有明显内出血伴有休克者禁做腹腔镜检查。

【鉴别诊断】

输卵管妊娠应与流产、急性输卵管炎、急性阑尾炎、黄体破裂及卵巢囊肿蒂扭转鉴别。见表 2-1。

表 2-1　输卵管妊娠的鉴别诊断

具体表现	输卵管妊娠	流产	急性输卵管炎	急性阑尾炎	黄体破裂	卵巢囊肿蒂扭转
停经	多有	有	无	无	多无	无
腹痛	突然撕裂样剧痛，自下腹一侧开始向全腹扩散	下腹中央阵发性坠痛	两下腹持续性疼痛	持续性疼痛从上腹开始，经脐周转至右下腹	下腹一侧突发性疼痛	下腹一侧突发性疼痛
阴道流血	量少，暗红色，可有蜕膜管型排出	开始量少，后增多，鲜红色，有小血块或绒毛排出	无	无	无或有如月经量	无
休克	程度与外出血不成正比	程度与外出血成正比	无	无	无或有轻度休克	无
体温	正常，有时低热	正常	升高	升高	正常	稍高
盆腔检查	宫颈举痛，直肠子宫陷凹有肿块	无宫颈举痛，宫口稍开，子宫增大变软	举宫颈痛两侧下腹疼痛	无肿块触及，直肠指检右侧高位压痛	无肿块触及，一侧附件压痛	宫颈举痛，卵巢肿块边缘清晰，蒂部触痛明显
白细胞计数	正常或稍高	正常	升高	升高	正常或稍高	稍高

（续 表）

具体表现	输卵管妊娠	流产	急性输卵管炎	急性阑尾炎	黄体破裂	卵巢囊肿蒂扭转
血红蛋白	下降	正常或稍低	正常	正常	下降	正常
阴道后穹隆穿刺	可抽出不凝血液	阴性	可抽出渗出液或脓液	阴性	可抽出血液	阴性
hCG 检测	多为阳性	多为阳性	阴性	阴性	阴性	阴性
B 型超声	一侧附件低回声区，其内有妊娠囊	宫内可见妊娠囊	两侧附件低回声区	子宫附件区无异常回声	一侧附件低回声区	一侧附件低回声区、边缘清晰、有条索状蒂

【治疗措施】

输卵管妊娠的传统治疗方法是手术切除患侧输卵管,对于腹腔内出血严重伴休克者,积极在抗休克同时手术治疗。近年来随着诊断方法的进展,使异位妊娠得以早期诊断,药物治疗越来越发挥重要的作用;随着手术技术的提高,可以采取保守手术以保留输卵管。治疗包括期待疗法、药物疗法和手术治疗。见表 2-2。

表 2-2　输卵管妊娠的治疗措施

手术治疗	适应证	有腹腔内出血征象,生命体征不稳定者
		药物治疗禁忌或药物治疗失败者
		诊断不明确者。手术治疗分为保守手术和根治手术
	根治手术	适用于腹腔出血多,并发休克,且无生育要求的患者。在积极抗休克的同时,迅速打开腹腔,切除患侧输卵管
	保守手术	适用于年轻、希望保留生育功能的患者
		输卵管造口与切开缝合术。多适于壶腹部妊娠。于输卵管妊娠部背侧纵行切开管壁,轻轻挤压出胚胎,将胚胎清理干净,切口不缝合为造口术或开窗术。切口用 6-0 肠线间断缝合
		输卵管端-端吻合术。多适合峡部妊娠及壶腹部近侧段妊娠,或破裂型切口不规则者。做孕段输卵管切除,两侧残端对应用 6-0 肠线肌层缝合 3～4 针,然后再间断缝合浆膜层 3～4 针,以使腹膜化
		伞端排出术。适于输卵管伞部妊娠或壶腹部远端腔内妊娠。将妊娠物用手指挤压或小吸引器将妊娠物取出,应注意是否有术后出血。此方法输卵管妊娠的复发率是输卵管造口或切开术后的 2 倍

手术治疗	腹腔镜手术	是近年治疗异位妊娠的主要方法,以其手术效果好,患者痛苦少,术后恢复快,在妇科临床的应用越来越普及。对于诊断不明确的患者,既可起到诊断作用,又可同时进行治疗。可在腹腔镜下穿刺输卵管,吸出囊液,注入 MTX;或切开输卵管,吸出胚胎,注入MTX;或切除患侧输卵管
期待疗法	适应证	①血 β-hCG<1000 U/L 且继续下降者;②疼痛轻微者;③无输卵管破裂征象者;④输卵管妊娠包块直径<3cm 者;⑤无腹腔内出血者;⑥有随诊条件者
		在期待过程中应密切观察生命征、腹痛变化,注意复查妇科 B 超及血 β-hCG,监测病情变化。根据病情变化决定是否改行药物治疗或手术治疗。其实在临床实际工作中,很少采用期待疗法。一般对符合以上条件的早期输卵管妊娠患者,及时采用药物治疗,可以起到很好的疗效,以免待病情发展再采取治疗措施
药物疗法	化学药物治疗	常用药物甲氨蝶呤(MTX),疗效肯定,适用于早期输卵管妊娠,尤其适用于年轻需要保留生育能力的患者
		适应证:①无药物治疗禁忌证(如肝肾功能损害等);②血 β-hCG<2000 U/L;③输卵管妊娠包块直径≤4cm;④输卵管妊娠未发生破裂或流产;⑤无明显腹腔内出血。如 B 型超声可见明显胎心搏动,应慎用或不用药物治疗
	中药治疗	以活血化瘀、消除病症为治疗原则,主药为丹参、赤芍、桃仁、乳香、没药,随症加减。应严格掌握指征
	米非司酮单用或配伍MTX	治疗异位妊娠可以取得很好的疗效

二、卵巢妊娠

卵巢妊娠是指受精卵在卵巢组织内种植和生长发育,较少见。主要症状为停经、腹痛及阴道流血,与输卵管妊娠极为相似,常常易被误诊为输卵管妊娠、卵巢囊肿、黄体破裂等贻误治疗。卵巢妊娠的确诊有赖于术后的病理学检查,目前多采用的诊断标准如下。

(1)双侧输卵管正常。

(2)孕囊位于卵巢中。

(3)卵巢及孕囊通过卵巢固有韧带与子宫相连。

(4)胚泡壁上有卵巢组织。

【病因与发病机制】

同一般异位妊娠。有不少文献报道,正在使用宫内节育器者发生卵巢妊娠率相对较高。认为卵子在输卵管内受精,然后由输卵管到卵巢,种植于卵巢表面或卵巢间质、髓质或排卵后破裂的卵泡内。卵巢皮质外表为单层立方上皮,髓质内为疏松结缔组织和大量动静脉血管。黄体是囊性结构,血管丰富,血量较多,故破裂时间早,出血量多。

【分　　类】

根据受精卵种植的部位,将卵巢妊娠分为原发性与混合性两类,以原发性卵巢妊娠为多见。

1. 原发性卵巢妊娠

指孕卵种植于卵巢上、卵泡内或卵泡外,包括卵巢表面、皮质内、髓质内。

2. 混合性卵巢妊娠

孕卵发育于卵巢表面或接受卵巢,孕卵的囊壁一部分为卵巢组织。

【临床表现】

1. 症状

腹痛是卵巢妊娠最主要的症状。腹痛性质可为剧痛,撕裂样痛,隐痛或伴肛门坠痛,常突然发作。部分患者可出现闭经及闭经后阴道不规则流血。因卵巢妊娠破裂时间早,故部分患者闭经史不明显,又因卵巢妊娠破裂后内出血在短时间内增加,还未出现阴道不规则流血就因腹痛甚至晕厥就诊,并行手术治疗,故临床上阴道不规则流血发生率较低。

2. 体征

行妇科检查时在一侧附件区常可清楚扪及如卵巢形状,边界清楚的包块。盆腔检查可在子宫一侧明确触到不规则压痛包块。

【辅助检查】

1. B 型超声

B 型超声显像可探测有无宫内妊娠,附件有无包块,陷凹有无过多液性暗区。卵巢妊娠未破裂,见妊娠一侧卵巢增大,内见一小光环,彩色血流明显,周围输卵管未见肿块。卵巢妊娠破裂后与输卵管妊娠破裂形成的包块难以鉴别。

2. 腹腔镜检查

腹腔镜对卵巢妊娠的诊断很有价值,但有时在镜下难以对卵巢妊娠及黄体破裂进行鉴别。

3. 血 β-hCG

升高,但较宫内妊娠水平低,进行血 β-hCG 定量测定,对保守治疗的选择及疗效评价具有重要的意义。

4. 阴道后穹隆穿刺

可抽出不凝血。

【鉴别诊断】

1. 卵泡破裂

发生于月经中期,卵泡破裂为正常生理现象,每月 1 次,可能会有或多或少的出血,一般不引起临床症状,常不需治疗。

2. 黄体破裂

多见于年轻妇女,常发生在排卵后第 9 天左右的黄体高峰期,常为突发性下腹痛,无阴道流血。出血多者症状类似于异位妊娠,但妊娠试验为阴性。

【治疗措施】

对于已有休克,甚至呼吸、血压消失的危重患者,应立即组织人员抢救,进行心肺复苏,呼吸机辅助呼吸,建立静脉液路,心电监护,在积极抗休克的同时,争分夺秒进行手术,必要时就地手术,尽最大努力抢救患者生命。确诊异位妊娠立即在抗休克同时开腹探查手术。

1. 治疗原则

保留卵巢。手术的同时查找导致卵巢妊娠的原因一并去除,防止再次异位妊娠。

2. 手术治疗方法

多采用附件切除术,近年来主张行卵巢楔形切除术,尤其对于对侧附件切除者,以保存患侧卵巢的功能。手术应根据病灶范围做卵巢部分切除或患侧附件切除。

(1)部分卵巢楔形切除术:卵巢破口很小,卵巢破裂<1/3,对侧附件已切除尚需生育,可沿卵巢纵轴方向做 2 个弧形切口,切线在妊囊底部卵巢组织中相遇,楔形切卵巢,可吸收线间断或连续缝合切口。

(2)患侧附件切除术:卵巢破口很大,卵巢破裂>1/3,对侧附件正常,可行患侧附件切除术,既可以在腹腔镜监视下行刮宫术,又可以行腹腔镜下宫角处注射甲氨蝶呤或切除宫角。

(3)卵巢开窗缝合术:通过电子腹腔镜手术,切开卵巢妊娠部位,去除胚胎,然后缝合。对孕囊破裂内失血多或休克者,尽量要通过血液回收机,回输自体血液。

三、宫颈妊娠

宫颈妊娠比较罕见,为孕囊着床于宫颈管内,一旦发生流产、胎囊剥离时可产生难以控制的大出血,危及孕妇生命。

【病因与发病机制】

受精卵运行过快或发育延缓,子宫内膜纤毛运动亢进或子宫肌肉异常收缩,影响孕卵着床而种植在宫颈管。宫腔炎症、刮宫、引产及剖宫产引起子宫内膜病变、缺损、瘢痕、粘连,或宫内节育器干扰孕卵着床是导致宫颈妊娠的重要原因之一。子宫发育不良、畸形,子宫肌瘤引起宫腔形状改变及内分泌失调,均与宫颈妊娠发生有关。

【临床表现】

1. 症状

(1)妊娠早期阴道无痛性出血,因胚胎附着部位胎盘绒毛分离出血时,血直接外流,不刺激宫缩,故出血为无痛性。但有时亦可因宫颈迅速扩张伴轻微的下腹坠痛。

(2)出血时间早,在孕 5 周左右,一般在孕 7 周出血占多数,也有在未到下次经期前或经期时出血的。

(3)常出血多而凶猛,因绒毛不仅侵入宫颈内膜,且侵入肌层而引起出血。开始为少量,以后渐增多,为间歇性或持续性出血,因宫颈仅含少量肌纤维组织,收缩力差,血窦开放时多不能自动止血,对子宫收缩药无效,故常出现难以控制的大出血,后果严重。

2. 体征

主要体征特点为子宫颈形状改变,开始时子宫颈正常大或稍大,而在短期内显著变软、变蓝紫色,宫口扩张,子宫体保持正常大小和硬度。随宫颈继续妊娠,子宫颈呈圆锥体样肿物,子宫口呈凹入的孔状,子宫颈充血、变软,有团面感,与子宫体相比呈葫芦形。宫颈可见到或触及宫颈管内的胎盘组织,似不可避免流产,其区别是胚胎组织与子宫颈紧密相连,阴道内常有黏稠暗红分泌物,混有血液。胚胎组织虽堵在宫颈管内,但进一步检查可发现宫颈内口仍闭合,以手指插入做检查,尤其在试图取出颈管内组织时,可能造成大出血。

【辅助检查】

早期诊断较困难,容易误诊。对有停经后反复无痛性阴道出血,且出血量逐渐增多,宫颈管及宫颈外口明显扩张,宫颈软而薄,宫颈内口关闭,增大的宫颈与正常或稍大的宫体呈葫芦形,妊娠物完在宫颈内,进行搔刮时,遇组织剥离排出困难、出血多而凶猛或出血不止者应考虑本病。

1. B 型超声

对诊断有帮助,如超声显示宫腔内空虚,妊娠产物位于膨大的颈管内,再结合临床表现特点可协助诊断。子宫体正常大或略大,内有较厚的蜕膜。宫颈膨大,内口关闭,与宫体相连呈葫芦状。宫颈内见回声紊乱区或内见胚囊,可突向宫颈管内。胚囊着床处宫颈肌层内彩色血流丰富,宫旁未见异常肿块。

Rubin 提出关于病理诊断标准如下。

(1)胎盘附着处必须有宫颈腺体存在。

(2)胚胎紧密附着在宫颈内。

(3)胎盘位置低于子宫动脉的入口或子宫前后腹膜反折水平。

(4)宫腔内无妊娠产物。

2. 血 hCG 检测

宫内妊娠 48 小时 hCG 滴度上升＞60％,宫颈妊娠时由于血供差,48 小时 hCG 滴度＜50％。

【鉴别诊断】

1. 难免流产、不全流产

宫体较宫颈大,宫腔内有妊娠产物,宫颈内外口开大,流血同时伴有阵发性腹痛。胚胎组织如已排入宫颈管内,则宫颈内口一定开张,妊娠物易于清除。清宫后流血即止,宫缩药对止血有效。

2. 子宫黏膜下肌瘤

可有月经量多或不规则阴道出血,如肌瘤突出宫口,可见粉红色肿物,表面可有坏死或感染。B 型超声可帮助诊断。

3. 滋养细胞肿瘤

有不规则阴道出血,血 hCG 水平增高明显。可出现转移病灶,如肺部、阴道、宫旁、脑等部位。B 型超声对诊断有一定帮助,而组织学检查可明确诊断。

4. 宫颈肌瘤

宫颈扩大,表面色泽正常,质地较硬。B 型超声表现为宫颈处有实质性强回声光团。

5. 前置胎盘

多附着在宫颈管内 1/3 以上。宫颈外口不开张,流血出现时间较晚,多在孕中期以后。

【治疗措施】

1. 保守治疗

(1)药物治疗:以 MTX 最常用(见输卵管妊娠)。

(2)保守性手术治疗:宫颈妊娠流产术,需采用抗感染,输液输血,在做好子宫全切术准备后进行手术。如术中发生大出血,纱条填塞宫颈创面,抢救休克。

2. 根治性治疗

适用于有子女、年龄大、宫颈妊娠时间较长、出血风险大或已大出血休克,需抢救生命者,可采用子宫全切术。

四、腹腔妊娠

腹腔妊娠是指位于输卵管、卵巢、阔韧带以外的腹腔内的妊娠,极少见而危险,对患者危害极大。腹腔妊娠分为原发性和继发性,多为继发性,原发性者罕见。

【病因与发病机制】

子宫有缺损、憩室或宫壁发育欠佳致破裂,以及子宫腹膜瘘等。卵巢妊娠破裂。输卵管妊娠流产破裂,孕卵落入腹腔,在某一部位种植、着床,妊娠继续而至腹腔妊娠。原发性腹腔妊娠,有人认为可能是排卵后卵子游离于腹腔内,与精子结合受精而后种植在腹腔的某一部位,并在此生长发育。

【分　类】

1. 原发性腹腔妊娠

指受精卵直接种植于腹膜、肠系膜、大网膜等处。诊断标准如下。

(1)两侧输卵管和卵巢必须正常,无近期妊娠的证据。

(2)无子宫腹膜瘘形成。

(3)妊娠只存在于腹腔内,无输卵管妊娠等的可能性。

2. 继发性腹腔妊娠

常发生于输卵管妊娠流产或破裂后,偶可继发于卵巢妊娠或子宫内妊娠而子宫存在缺陷破裂后。

【临床表现】

1. 症状

妊娠早期,一般无特殊主诉,但有时患者可出现恶心、呕吐、嗳气、便秘、腹痛等症状。停经后的不同时期多数有突然下腹剧痛或持续下腹疼痛史,少数因腹痛剧烈而出现休克症状或伴有少量阴道出血。妊娠晚期可出现假临产症状,胎动剧烈,孕妇多伴有不适。

一般患者年龄较普通孕妇大,有多年不孕史,有输卵管妊娠破裂或流产史,即停经、早孕反应、腹痛及少量阴道出血史。

2. 体征

妊娠晚期腹壁下处除可清楚扪及胎儿外,还可扪及另一团块样物,实为子宫。子宫常增大至 2 个月妊娠大小。胎位常异常,横位多见。先露部位于骨盆入口之上,胎儿存活者可在下腹听到母体血管杂音,此系腹腔妊娠较典型体征之一。如果胎儿死亡,则胎动消失,每月月经来潮,偶有羊膜囊破裂,羊水及胎儿排入腹腔,引起急性腹痛。盆腔检查子宫颈小,子宫正常大小,盆腔内或腹腔内触及包块,自宫颈不能触到胎先露部。

【辅助检查】

1. B 型超声

可显示子宫均匀性增大,宫内无胎囊、胎体。羊水液性暗区接近体表(1cm 以内)。

2. 腹部 X 线片

无正常妊娠时子宫胎盘阴影,胎儿肢体常呈伸展或位置特殊,胎儿位置特别高。侧位片时,在腹壁下即可清楚看到胎儿部分。

3. 子宫碘油造影

一般多用在胎儿死亡后。

4. 催产素激惹试验

静脉滴注小剂量催产素,如无宫缩,可考虑腹腔妊娠。

注意,原发性腹腔妊娠只在妊娠早期可能做出诊断,妊娠进展时很难排除孕卵从原来其他附着部位再植入的可能。

【鉴别诊断】

需与宫内妊娠鉴别:宫内妊娠时子宫符合停经月份。B 型超声宫腔内可探及妊娠囊、胎儿。妊娠晚期可有宫缩。

【治疗措施】

腹腔妊娠一经确诊,应及时手术,剖腹取胎,对胎盘的处理要慎重,视具体情况而定。腹腔妊娠时的胎盘,多附着在腹膜或其他脏器上,附着处血管丰富,如剥离可能引起大出血,导致出血性休克,甚至死亡。

在胎盘附着于大网膜及阔韧带表面时,或胎儿早已死亡,胎盘循环停止者,剥离过程中多无困难,出血不严重,可考虑一期取出。

如胎盘种植在腹腔脏器或与脏器牢固粘连者,强行剥离会引起大出血和(或)造成脏器损伤。在此情况下,在靠近胎盘处结扎切断脐带,取出胎儿,将胎盘全部留在腹腔内,多能自行吸收。

若胎盘附着于非重要器官,并且切除部分器官不影响其功能或生活质量者,可考虑行部分器官切除。胎盘留在腹腔内有可能引起感染、肠梗阻及腹膜炎等。

五、卵巢滤泡或黄体破裂

卵巢成熟卵泡或黄体由于某种原因引起泡壁破损、出血时,严重者可发生急性腹痛或休克。其中 80% 为黄体或黄体囊肿破裂,大多在月经周期的最后 1 周,或在月经第 1～2 天发病;少数为滤泡破裂,常发生在成熟卵泡,因而发病一般在月经周期的第 10～18 天。本病已婚或未婚妇女均可发生,以生育年龄妇女为最多见。

【病因与发病机制】

(1)成熟卵泡排卵后形成黄体,此时如已凝的血块脱落,亦可发生出血,此种出血多发生在月经前期。

(2)成熟的卵泡排卵后,其裂口不久即被凝血块堵住,如无血块堵塞,且卵泡内的血管不闭锁,可出血到腹腔内,此种出血多发生在月经中期。

(3)出血多少与卵巢充血程度、卵巢基质和血管是否硬化,以及小动脉是否破裂有关。

【临床表现】

(1)症状:卵巢滤泡破裂与黄体破裂症状与体征几乎完全相同,仅在破裂时间上有差异。其特点为患者无停经史,无阴道出血史,一般在月经周期的中期或后期突然出现下腹一侧剧痛,继之波及全腹,持续坠痛,肛门胀痛。轻者仅有突发性下腹部疼痛,短时间内逐渐缓解,仅感轻度不适,腹部触痛不明显,但双合诊盆腔触痛极明显。重症者则全腹痛明显,内出血多时伴恶心、头晕、呕吐、眼前发黑、出冷汗,甚至晕厥休克。

(2)腹部检查:可见下腹部压痛、反跳痛,以病变侧明显,但无明显肌紧张;叩诊移动性浊音阳性。妇科检查后穹饱满,触痛明显;子宫正常大小,宫颈有举痛,子宫一侧可触及边界不清的肿块,质软、触痛明显。

【诊　　断】

根据临床表现,必要的辅助检查,一般诊断不太困难,但需与异位妊娠伴休克相鉴别。该病无停经史,腹痛发生在月经周期的中期或后期,患者无不规则阴道出血,尿妊娠试验阴性。

(1)血常规检查:血红蛋白进行性下降。

(2)血或尿 hCG 测定:一般 hCG 阴性。

(3)B 型超声检查:患侧卵巢增大,可见腹腔内游离液体。

(4)阴道后穹隆穿刺:是一种简单可靠的诊断方法,适用于疑有腹腔内出血的患者。可穿刺抽出暗红色不凝血。

(5)腹腔镜检查:卵巢破裂处可有活动性出血。

【治疗措施】

1. 保守治疗

轻症患者可卧床休息,使用止血药物,如巴曲酶 2U,静脉注射;或巴曲酶粉针 3U,静脉注射,同时严密观察患者生命体征。症状缓解者不需手术治疗,内出血多伴有休克症状者应立即手术。

2. 手术治疗

抗休克治疗的同时准备手术,可选择开腹手术或腹腔镜手术,术中见到卵巢破口有活动性出血,可行出血点电凝,腹腔内血液可自体血回输。如果卵巢破口较大,手术应设法保留卵巢功能,用可吸收线连续锁边缝合破口,或剔除出血部分,将边缘缝合,切下组织送病理,以除外卵巢妊娠。术后抗感染,治疗贫血。

六、卵巢肿瘤蒂扭转

卵巢囊肿或肿瘤的蒂包括输卵管、卵巢系膜和卵巢韧带,当蒂沿着一个方向放置时,即可引起急性腹痛,此称卵巢囊肿或肿瘤蒂扭转。卵巢肿瘤蒂扭转为常见的妇科急腹症,发病急,病情重,可发生于任何年龄妇女,以年轻妇女多见。

【病　　因】

好发于瘤蒂长、活动度大、肿瘤中等大小、重心偏于一侧的肿瘤。囊性和混合性良性肿瘤易扭转,这可能与其生长缓慢、病程较长、包膜完整、囊壁光滑、不向毗邻组织浸润有关;而卵巢恶性肿瘤不易扭转,这与肿瘤生长迅速、病程较短、包膜破裂、与周围组织及器官粘连或浸润有关。发生蒂扭转的原因可能与患者体位的突然改变及肿瘤的位置在妊娠期或产褥期随子宫位置的升降而改变有关。发生蒂扭转也可能与腹压急剧变化,肠管蠕动增加有关。

【临床表现】

典型症状是一侧下腹剧痛,常伴恶心、呕吐,甚至休克。有时扭转可自然复位,腹痛随之缓解。妇科检查于子宫附近可扪及半囊性圆形或椭圆形肿物,张力较大,有压痛,以瘤蒂部最明显,并有肌紧张,有时还有反跳痛。

【诊　　断】

多数诊断并不困难,根据盆腔包块史、急骤发生腹痛、盆腔检查发现子宫与肿块交界处触痛明显等易于确诊。盆腔 B 型超声检查是卵巢肿瘤蒂扭转的重要诊断措施,对卵巢肿瘤的检出率可达 90% 以上,但直径＜1cm 的实性肿瘤不易测出。B 型超声检查可探及附件区肿物回声。能检测肿块部位、大小、形态及性质,既可对肿块来源做出定位(是否来自卵巢),又可提示肿瘤性质(囊性或实性,良性或恶性),并能鉴别卵巢肿瘤、腹水和结核性包裹性积液。通过彩色多普勒超声扫描,能测定卵巢及其新生组织血流变化,有助于诊断。

【鉴别诊断】

1. 异位妊娠破裂

有停经、阴道流血、腹痛史。妇科检查可发现宫颈举痛、后穹隆饱满,附件区压痛明显。妊娠试验阳性。腹腔内可抽出不凝血,有内出血表现,严重时可出现休克。

2. 阑尾炎

转移性右下腹痛、发热。麦氏点压痛、反跳痛。血白细胞数增高,附件区无包块。B型超声可协助诊断。

3. 卵巢子宫内膜异位囊肿破裂

有或无痛经史,多在经期或经后出现腹痛。可发现后穹隆触痛结节,子宫后位,子宫活动受限,有附件包块,包块在经前、经期及经后可有增大、缩小变化。后穹穿刺可抽出巧克力样液体。患者症状与体征表现不符。

4. 急性盆腔炎

可有发热、腹痛史。妇科检查宫体及附件压痛明显,无明显盆腔包块。可有血白细胞数增高,B型超声可协助诊断。

5. 输尿管结石

有突发性腹部剧痛,以往可有类似病史。妇科检查无明显异常,尿常规可发现 RBC。B型超声可协助诊断。

【治疗措施】

传统的治疗方法是蒂扭转一经确诊,应尽快剖腹或腹腔镜行患侧卵巢切除术。但卵巢囊肿蒂扭转大部分发生于年轻女性,甚至是青少年。年轻女性卵巢肿瘤蒂扭转回复后行保守性手术治疗是安全有效的。目前在腹腔镜下保留附件剥除囊肿治疗卵巢囊肿蒂扭转的报道较多,腹腔镜可早期诊断卵巢囊肿蒂扭转并于镜下行保守治疗,且手术安全有效。

卵巢肿瘤蒂扭转的手术方式主要有开腹手术和腹腔镜探查术。随着腹腔镜技术的日益提高和广泛开展,目前已成为卵巢肿瘤蒂扭转的首选术式,具有创伤小、手术时间短、术后恢复快等优点。但如卵巢肿瘤蒂扭转时间长,术中探查卵巢呈紫黑色坏死状,是否保留卵巢临床尚存有争议。

传统方法认为,确诊卵巢囊肿或肿瘤扭转者应立即急诊手术,切除患侧附件。手术时先钳夹扭转的蒂部,然后切断,切勿先缓解和回复扭转的蒂,以防血栓脱落,游动到全身血液循环中。

术时应检查对侧卵巢,必要时常需剖检,因囊性畸胎瘤、浆液性乳头状囊性肿瘤常有双侧发生。对切除的肿瘤也须由手术台下医师剖检,检查有无恶性可疑,必要时即行快速冷冻切片,以决定子宫及对侧附件的处理。

近年来,考虑到育龄妇女,尤其是幼女的卵巢功能和生育功能,主张对卵巢肿瘤蒂扭转进行扭转复位和囊肿剔除术。国外近20年的临床研究证实,年轻女性卵巢肿瘤蒂扭转行蒂扭转复位后的保守性手术是安全而有效的。

【预防措施】

卵巢囊肿可以预防,应定期做妇科检查,早发现、早诊断、早治疗。若发现卵巢有异常而不能确诊者,必须定期随访。因此,卵巢囊肿患者应尽早就诊治疗。

七、卵巢肿瘤破裂

卵巢一般质地为实性,但在病理情况下则可有不同的质地变化:如形成非赘生性囊肿、发生增生性或瘤样病变及各种肿瘤等。卵巢肿瘤破裂是卵巢肿瘤常见的并发症之一,约 3% 的卵巢肿瘤会发生破裂。其发生原因有外伤和自发两种:外伤性破裂常因腹部遭受重击、分娩、性交、妇科检查或穿刺等引起;自发性破裂常因肿瘤过速生长所致,多数为恶性肿瘤浸润性生长所致。妇科检查和腹部检查发现原有肿瘤消失或缩小,子宫和包块有浮动感。本病的临床之轻重取决于肿瘤破裂口的大小,以及经此流出的囊液的性状和量。

【病因与发病机制】

1. 破裂和穿破

两种病变含义不同,前者指肿瘤胀破或被挤破,其内容物溢入腹腔;后者是指肿瘤内容物呈侵蚀性生长而进入腹腔,目前临床医生有混淆现象,应予区别。

2. 自发性卵巢肿瘤破裂和外伤性卵巢肿瘤破裂

前者常是肿瘤侵蚀生长迅速，囊壁血运不足，侵蚀、穿破囊壁薄弱部分所致；后者是因外力，如腹部遭重击（拳打、脚踢、撞击等），分娩，性交，妇科检查，穿刺或腹部针刺治疗等引起肿瘤壁破裂。

【临床表现】

1. 症状

症状轻重取决于破裂口大小，流入腹腔内囊液性状和量。大囊性肿瘤或成熟性畸胎瘤破裂，常有突然或持续性剧烈腹痛，恶心和呕吐，有时导致内出血、腹膜炎和休克；肿瘤破裂口小时，仅感轻微或中等度腹痛。

2. 体征

腹部检查有压痛和反跳痛，腹肌紧张、拒按。腹部也可出现膨隆或移动性浊音。妇科检查和腹部检查发现原有肿瘤消失或缩小，子宫和肿块有浮动感。卵巢肿瘤所引起的卵泡膜血管破裂，不能迅速止血或血液不凝固及凝血块脱落发生出血或卵巢囊内液溢出等，严重者可造成腹腔内大量出血。

【诊　断】

原有卵巢肿瘤者而突然出现腹痛、腹壁紧张、拒按，甚至腹部膨隆、休克等症状，应考虑是否有卵巢肿瘤发生破裂，尤在腹部受压、妇科检查、性交、超声检查、穿刺后出现上述现象，更有可能。

若经检查原有肿块消失或缩小，腹部出现移动性浊音，B型超声检查有液性暗区，穿刺有囊内容液或血性液则可确诊。

【并发症】

不同卵巢肿瘤破裂后，溢入腹腔内的囊内液性质不同可产生不同的后果和相应的症状及体征，如卵巢黏液性囊腺瘤或癌的黏液性物质，可形成腹膜黏液瘤及肠粘连；囊性畸胎瘤的皮脂、角蛋白溢入腹腔，可造成腹膜油脂肉芽肿等。更主要的是恶性卵巢肿瘤破裂易致盆、腹腔转移，形成包块或结节等。

【治疗措施】

凡疑有或确定为卵巢肿瘤破裂应立即处理,可做腹腔镜检查或直接开腹探查。术中应尽量吸净囊液,并做细胞学检查,清洗腹腔及盆腔,切除标本送病理学检查。疑为恶性卵巢肿瘤破裂则做快速切片检查,特别注意的是,其若是恶性卵巢肿瘤后再按恶性卵巢肿瘤处理原则处理。

卵巢肿瘤破裂是卵巢肿瘤常见的并发症之一,约 3% 的卵巢肿瘤会发生破裂。应早期发现、积极治疗,做好随访。

八、处女膜闭锁

处女膜是位于阴道外口和会阴的交界处的膜性组织,正常处女膜分为有孔形、半月形、筛状、隔状、微孔形。如完全无孔隙,则为处女膜闭锁,是女性生殖器官发育异常中较常见的类型,由于经血无法排出,反复多次月经来潮后逐渐发展至子宫积血、输卵管积血,甚至腹腔内积血。输卵管伞端多因积血刺激发生水肿、炎症反应,粘连闭锁,形成子宫输卵管积血,引起剧烈腹痛。

【病因与发病机制】

胚胎期尿生殖窦腔化时,其最外一层组织未被吸收,处女膜褶发育旺盛,使阴道口与前庭不能贯通。

如果子宫及阴道发育正常,初潮时月经血积存于阴道内,因处女膜无孔,经血不能流出,造成经血潴留,日久多次经血潴留形成阴道积血。血越积越多,扩展到子宫腔内,形成阴道子宫积血。继续积存则流入输卵管,并通过伞端流入腹腔。由于血液的刺激,输卵管发生水肿及炎性反应,引起粘连,使输卵管伞端闭锁,形成子宫输卵管积血,发生剧烈腹痛。

【临床表现】

(1)处女膜闭锁在婴儿期多无症状;幼女期多因阴道内黏液潴留,表现为处女膜外凸;大多患者于青春期无月经来潮,出现周期性下腹痛并逐渐加重。严重者伴便秘、肛门坠胀、尿频或尿潴留,有时下腹正中可触及包块,并逐渐增大,上缘可达脐平,积血时间长可继发感染,导致发热经久不退。

(2)妇科检查可见处女膜向外膨隆,表面呈紫蓝色,无阴道开口。当用示指放入肛门内,可立即触到阴道内有球形包块并向直肠前壁突出。行直肠腹部双合诊在下腹部触及阴道包块上方的另一较小包块(为经血潴留的子宫),如用力向下按压此包块,可见处女膜向外膨隆更加明显,严重者可有全腹压痛、反跳痛。

【诊　断】

从未来过月经,处女膜膨隆处穿刺可抽出黏稠不凝的深褐色血液,B型超声可协助诊断。病情危重指标:急性剧烈下腹胀痛、坠痛。下腹有明显包块,压痛明显。全腹压痛反跳痛,显示腹腔内积血。注意与阴道下段闭锁畸形鉴别。

(1)妇科检查发现处女膜无孔,此处为紫色膨隆膜,壁厚者仅膨隆而无紫色。

(2)肛查在相当阴道的部位有明显压痛包块,压向直肠,紧张度很大,向上方与子宫连成一片,子宫触诊不清。

(3)盆腔B型超声。可发现子宫及阴道内积液。

(4)自处女膜膨隆处穿刺,可抽出黏稠不凝的深褐色血液。

【治疗措施】

1. 治疗原则

尽早确诊,行手术治疗,以免病程长,输卵管功能受损,影响以后生育。

2. 手术治疗

本病确诊后立即在骶麻下进行处女膜闭锁手术。先用粗针穿刺处女膜正中膨隆处,抽出褐色积血后,将处女膜做"X"形切开,边引流积血,边同时将多余的处女膜瓣切除,使切口呈圆形,再用"3-0"可吸收线缝合切口边缘黏膜,以保持引流通畅和防止切口边缘粘连,术后检查阴道口能容纳一指为好。积血大部分排出后,检查宫颈是否正常,但不宜进一步宫腔探查以免引起上行性感染。术后放置尿管 1～2 天,外阴部放置消毒会阴垫,每天擦洗外阴,术后给予抗生素预防感染。

【预防措施】

针对处女膜闭锁,目前无明确预防的方法及药物。早期发现,选择合适的手术时机和手术方式,有助于患者的顺利康复。

九、阴道横隔

阴道横隔是一种先天性的缺陷性疾病。阴道横隔系胚胎期由泌尿生殖窦-阴道球向头端增生增长演变而成的阴道板,自下而上腔道化时受阻,未贯通或未完全腔化所致。常发生于阴道上、中 1/3 交界处,但亦发生于阴道任何部位,直到阴道顶端,接近宫颈。完全性横隔少见,可致阴道闭锁;通常在隔中央或侧方有小孔,其大小不一。

【临床表现】

1. 症状

无孔者可出现周期性下腹痛而无月经初潮;孔小者可出现经血排流不畅的症状;横隔位于阴道中下段者可致性生活不满意。部分患者可无临床症状。

2. 体征

检查时首先注意横隔所在部位,位置低者少见,其次注意横隔上(常在中央部位)有无小孔,有孔者可用宫腔探针插入孔内,探查小孔上方的阴道腔的宽度及深度。无孔者可用粗针穿刺,注意穿入多深即可抽出积血,以估计隔膜厚度,再用外科探针由穿刺孔插入了解隔膜上方阴道腔的宽度及深度,以明确诊断。

【鉴别诊断】

应与处女膜闭锁相鉴别,根据症状及妇科检查不难鉴别,但如完全闭锁时其症状与处女膜闭锁大同小异。

【治疗措施】

(1)无症状者或隔膜较薄者可暂不行手术治疗。

（2）位置低、性生活不满意或不孕者，以小孔为据点，向四周做"X"形切开并分离黏膜片，切开后修整创面。

（3）无孔者明确诊断后及时手术，以穿刺针为中心，做"X"形切开并修整。

十、阴道纵隔

阴道纵隔为双侧中肾旁管融合后，其中隔未消失或未完全消失所致。纵隔一般附着在阴道前、后壁的正中线上，纵向走行，可分为部分性和完全性，后者形成双阴道，常合并双宫颈、双子宫。

【临床表现】

1. 症状

（1）完全性阴道纵隔：一般无症状，少数人有性交困难，或分娩时造成产程进展缓慢。

（2）阴道斜隔：因宫腔、宫颈分泌物引流不畅可出现阴道流恶臭脓样分泌物。

（3）双阴道：可确诊。但要注意双阴道在进入一侧时常难发现畸形。

2. 体征

体检时注意纵隔是完全性的还是部分性的，后者注意其长度。还应注意是否合并子宫颈、子宫畸形。

【治疗措施】

（1）无症状者可暂不手术治疗。

（2）有症状者行纵隔切除。

（3）若已临产阻碍胎先露下降者，可沿隔的中线切断，分娩后稍加修整。

十一、痛经

痛经是最常见的妇科症状之一，指行经前后或月经期出现下腹部疼痛、坠胀，伴有腰酸或其他不适，症状严重影响生活质量者。痛经病因复杂,反复性大,治疗棘手。目前,临床上将痛经分为原发性和继发性两类。原发性痛经是指妇科检查生殖器官未发现器质性病变者。继发性痛经是指生殖系统有器质性病变,如炎症、子宫肌瘤、宫内膜异位症等,痛经为这些疾病的一个症状。

【病　　因】

(1)原发性痛经的发生主要与月经时子宫内膜前列腺素含量增高有关。PGF2α 含量升高是造成痛经的主要原因。$PGF_{2\alpha}$ 含量高可引起子宫平滑肌过强收缩,血管痉挛,造成子宫缺血、乏氧状态而出现痛经。

(2)血管加压素、内源性缩宫素及 β-内啡肽等物质的增加。

(3)精神、神经因素。

(4)继发性痛经常因子宫内膜异位症、子宫腺肌病等引起。

【临床表现】

1. 原发性闭经

常发生于有排卵月经,一般在初潮后 1~2 年尚无症状或仅有轻度不适。严重的痉挛性疼痛多发生于初潮 1~2 年后的年轻妇女。如一开始即出现规律性痛经或迟到 25 岁后发生痉挛性痛经均应考虑有其他异常情况存在。

痛经大多开始于月经来潮或在阴道出血前数小时,常为痉挛性绞痛,历时 0.5~2 小时。在剧烈腹痛发作后转为中等度阵发性疼痛,持续 12~24 小时。经血外流通畅后逐渐消失,亦偶有需卧床 2~3 日者。疼痛部位在下腹部,重者可放射至腰背部或股内前侧。约有 50% 以上的患者伴有恶心、腹泻、头晕、头痛及疲乏感等。

2. 继发性痛经

首次痛经发作常在初潮后数年,生育年龄段多见。常伴有腹胀,下腹坠胀、牵引痛常较明显。疼痛多在月经来潮前发生,月经前半期达高峰,以后减轻,直至月经结束。常见疾病有以下几点。

(1)盆腔子宫内膜异位症:痛经是子宫内膜异位症的主要症

状。卵巢、子宫骶骨韧带、子宫直肠窝、盆腔腹膜等处异位的内膜组织在月经周期中同样受卵巢激素的影响而有周期性变化。

(2)慢性盆腔炎:下腹部疼痛和不孕是慢性盆腔炎的主要症状。在月经期由于盆腔充血或因月经诱发炎症急性发作,可引起腹痛加剧。患者多有不孕及急性盆腔炎史。盆腔检查子宫多为后位,活动度差,甚至完全固定。

(3)生殖道畸形:在胚胎发育中一侧副中肾管可以发育良好,形成发育较好的单角子宫。而另一侧副中肾管发育不好,形成残角或始基子宫,与对侧不贯通,也不通向体外。始基子宫一般无宫腔,或有宫腔也缺乏子宫内膜;如果始基子宫有功能反应,表现为周期性出血则可因宫腔积血而引起痛经。

(4)子宫肌瘤:痛经不是子宫肌瘤的主要症状,但黏膜下肌瘤在月经期可因刺激子宫收缩而发生痉挛性疼痛。患者多伴有月经过多、经期延长或不规则阴道出血。盆腔检查可发现子宫不同程度增大,表面光滑或有结节状突起。

(5)宫内节育器:痛经亦可见于宫内安置节育器的妇女。此类痛经可能是由于子宫内膜产生的前列腺素增加而引起的,也可能是节育器刺激子宫肌肉的排异性收缩,导致下腹部痉挛性疼痛。患者常有下腹部或腰骶部不适,经期症状加重,表现为痛经节育器的放置位置不当或过大也易引起子宫收缩,导致下腹疼痛及痛经。

(6)子宫腺肌病:因子宫内膜侵入子宫肌层引起的一种良性病变,痛经为本病的典型症状之一。亦可有月经量增多或经期延长。妇科检查子宫呈均匀性增大呈球形,质地较硬,一般约为2个月妊娠大小,可有轻压痛。

(7)盆腔静脉瘀血综合征:本病是由慢性盆腔静脉瘀血引起的女性内生殖器官疾病,临床表现主要有盆腔坠胀、下腹部及腰骶部疼痛,并常伴有月经过多、白带增多及痛经。劳累、性交、久坐、久立后或便秘时,症状往往加重。有的患者还有乳房胀痛及膀胱、直肠刺激症状等。

【诊　　断】

根据月经期下腹痛而妇科检查有无阳性体征及必要的辅助检查即可诊断。B型超声和腹腔镜(尤其腹腔镜)是最有价值的辅助诊断方法。需要鉴别的是原发性和继发性痛经。

【治疗措施】

1. 原发性痛经

(1)一般治疗:进行体育锻炼,增强体质。平日注意生活规律,劳逸结合,适当营养及充足睡眠。重视月经生理的宣传教育,通过解释说服,消除患者恐惧、焦虑及精神负担。加强经期卫生,避免剧烈运动、过度劳累和防止受寒。

(2)抑制排卵:如患者有控制生育要求,则口服避孕片(复方炔诺酮片或复方甲地孕酮片)为治疗原发性痛经的首选药物。应用口服避孕药物,90%以上症状可获得缓解,可能由于内膜生长受到抑制,月经量减少。治疗可持续3～4个周期,如疗效满意,可继续服用。

(3)前列腺素合成抑制药:该类药物能抑制前列腺素合成,使子宫张力和收缩性下降,达到治疗痛经的目的,如阿司匹林、布洛芬等。服用方法:一般于月经来潮痛经开始前连续服药2～3日,每日1片,疼痛严重者可予12小时2片。

2. 继发性痛经

根据不同的病因进行治疗,具体治疗见相关章节。

第二节　妇科出血性疾病

一、排卵障碍性异常子宫出血

排卵障碍性异常子宫出血是一种常见的妇科疾病。排卵障碍包括稀发排卵、无排卵及黄体功能不足,主要由于下丘脑-垂体-

卵巢轴功能异常引起,常见于青春期、绝经过渡期,生育期也可因多囊卵巢综合征(PCOS)、肥胖、高催乳素血症、甲状腺疾病等引起。常表现为不规律的月经,经量、经期长度、周期频率、规律性均可异常,有时会引起大出血和重度贫血。

(一)无排卵性异常子宫出血

无排卵性异常子宫出血最为常见,主要发生于卵泡开始成熟的青春期和卵巢开始衰退的绝经过渡期(更年期),即生殖功能开始发育和衰退的两个波动较大阶段。

【发病机制】

1. 青春期无排卵性异常子宫出血

青春期下丘脑-垂体轴不稳定,不能达到排卵而出现的无排卵性异常子宫出血。从初潮到下丘脑-垂体-卵巢轴建立正常的复杂关系所需时间有时长达 5 年或更长。

2. 绝经过渡期无排卵性功能异常子宫出血

是由于卵巢功能衰退,卵泡不能发育成熟导致无排卵性异常子宫出血。少数发生于生殖期,如流产后或产后需要重新恢复排卵功能的时期,或因其他各种因素影响排卵功能而出现无排卵性异常子宫出血。

【临床表现】

完全没有周期规律的子宫出血。特点是月经周期紊乱,经期长短不一,出血量时多时少,甚至大量出血。有时先有数周或数月出血前闭经(闭经时间有时可长达数周、甚至 1 年),然后发生阴道不规则流血,血量往往较多,持续 2~4 周或更长时间,不易自止,有时则一开始即为阴道不规则流血,也可表现为类似正常月经的周期性出血。出血期无下腹疼痛或其他不适,出血多或时间长者常伴贫血,血红蛋白可低至 $30\sim40g/L$。

1. 青春期无排卵性异常子宫出血

临床常表现初潮后月经稀发,短时停经后发生不规则性月经过多,经期延长,淋漓不止,而致严重贫血。

2. 绝经过渡期无排卵性异常子宫出血

临床常表现为月经频发，周期不规则，经量过多，经期延长。10%～15%患者呈严重不规则月经过多、崩漏和严重贫血。内膜活检多呈现不同程度的内膜增生过长，故诊刮是必要的，尤应注意排除妇科肿瘤（子宫肌瘤、内膜癌、卵巢癌、宫颈癌）所致非功能失调性子宫出血。

【治疗措施】

1. 治疗原则

青春期无排卵性功能异常子宫出血的治疗原则是止血、调整月经周期与恢复排卵功能。青春期患者常用雌、孕激素序贯疗法调节周期，又称为人工周期。绝经过渡期患者的治疗原则是止血后调整周期，减少经量。对更年期妇女应用刮宫术，既可止血又可明确诊断，保守治疗效果不佳时可切除子宫。宫腔镜下激光或电切除子宫内膜是近年来的新技术。

2. 一般治疗

患者体质往往较差，呈贫血貌，应加强营养，改善全身情况，可补充铁剂、维生素 C 和蛋白质，贫血严重者尚需输血。出血期间避免过度疲劳和剧烈运动，保证充分的休息。流血时间长者给予抗生素预防感染，适当应用凝血药物以减少出血量。

3. 药物治疗

内分泌治疗极其有效，但对不同年龄的对象应采取不同的方法。使用性激素治疗时应周密计划，制订合理方案，尽可能使用最低有效剂量，并严密观察，以免性激素应用不当而引起出血。

（1）止血：对大量出血患者，要求在性激素治疗 6 小时内见效，24～48 小时出血基本停止，若 96 小时以上仍不止血，应考虑有器质性病变存在。

①刮宫

刮宫	用机械方法将增厚的内膜基本刮净而止血
	本法显效、迅速,还可了解内膜病理变化,除外恶变
	诊刮时对宫腔大小,有无不平感,亦会有所了解,从而有助于鉴别诊断,对病程较长的已婚育龄期或围绝经期患者,应常规使用
	但对未婚的青春期患者不宜刮宫,近期刮宫已除外恶变者,则不必多次反复刮宫。罕见的情况是刮宫后仍出血不止,此时应注意器质性疾病的可能,或试加用小量雌激素,帮助内膜修复、止血

②孕激素内膜脱落法

孕激素内膜脱落法	即药物刮宫法。针对无排卵患者子宫内膜缺乏孕激素影响的病理生理变化,给患者足够量的孕激素,使增生的内膜变为分泌期,停药2～3天后内膜规则脱落,出现为期7～10天的撤退性出血,内膜脱落干净而止血
	需向患者交代,不要误认为功能失调性子宫出血复发。常用的方案为黄体酮20mg,肌内注射,每日1次,连续5天;停药3～5天出现撤血
	本法的缺点是近期内必须有进一步失血,若累积于宫腔的内膜较厚,则撤退出血的量会很多,可导致血红蛋白进一步下降,故只能用于血红蛋白在60～70g/L的患者
	为了减少撤退出血量,可配伍丙酸睾酮每日25～50mg与黄体酮同时肌内注射
	在撤退出血量多时,可卧床休息,给一般止血药,必要时输血。若撤退出血持续10天以上不止,应怀疑器质性疾病的存在

③雌激素(E)内膜生长法

雌激素（E）内膜生长法	本法只适用于青春期未婚患者及血红蛋白 60～70g/L 时
	原理是大剂量雌激素使增生的子宫内膜在原有厚度基础上修复创面而止血
	不同患者有效止血的雌激素剂量与其内源性雌激素水平的高低呈相关。一般采用苯甲酸雌二醇，从每日肌内注射 3～4mg 开始，分 2～3 次注射
	若出血量无减少趋势，逐渐加至每日 8～12mg，希望在 2～3 天出血停止
	若贫血重，需同时积极纠正贫血。血止 2～3 天后可逐步将苯甲酸雌二醇减量，速度以不足以引起出血为准，一般每次递减原量的 1/3，直至每日 1mg 时不必再减，维持用药至 20 天左右
	血红蛋白已高于 70～80g/L 时，再改用黄体酮及丙酸睾酮使内膜脱落，结束这一止血周期
	内膜生长法是为争取时间，纠正重度贫血。对血红蛋白十分低下的患者，应注意有凝血因子及血小板的稀释，单纯增加雌激素剂量仍可能无效。此时应请血液科检查血小板及凝血功能，必要时补充新鲜冻干血浆或血小板

④长期应用孕激素使内膜萎缩减少撤血量

长期应用孕激素使内膜萎缩减少撤血量	适用于围绝经期患者、近期刮宫已除外恶性情况者
	血液病患者病情需要月经停止来潮者。大剂量孕激素，连用 20 天，使子宫内膜呈分泌期改变，后在孕激素的长期刺激下，腺体萎缩，间质蜕膜样变，内膜较薄，撤药后失血量可大大减少
	方法：炔诺酮 5～7.5mg，4～6 小时 1 次，一般 48～72 小时止血，以后改为每 8 小时 1 次，维持 3 天后逐步减量（递减 1/3），至 2.5mg 维持至止血后 20 天停药；或用甲地孕酮、甲羟孕酮 8～10mg，止血后减量，减至 4mg 每日 1 次维持。如按上述方法服药 72 小时未能止血或防止中途出现突破性出血，可加用小剂量戊酸雌二醇每天 1mg

⑤三合激素-炔诺酮联合用药

三合激素-炔诺酮联合用药	单独应用炔诺酮易发生突破性出血,且子宫内膜必须经雌激素准备,孕激素方能发挥作用,因此三合激素(苯甲酸雌二醇1.25mg,孕酮12.5mg,睾酮25mg)的止血作用较任何一种性激素单独使用的疗效好
	此法适用于出血量多、严重贫血而拒绝刮宫的患者
	具体方法:三合激素1支,肌内注射,每8小时1次,24小时后出血量明显减少,后改为每天2次,1～2天后再减为每天1次,同时加服炔诺酮25mg;每8小时1次,用1～2天停用三合激素,若无出血,炔诺酮按1/3减量原则逐渐递减,一般5～6天达维持量每天2.5mg
	从血止日算起共维持20～22天,如注射三合激素72小时以上阴道出血仍不止,应考虑有器质性病变可能

(2)调整月经周期:上述用性激素止血效果一般良好,若骤然停药所造成的撤药性出血,必将使流血已久的患者增添困扰,故在止血后应继续用药以控制周期,使无流血期延长至20天左右。为此,宜将止血时所用较大剂量的激素于血止后逐渐减量,减量不能过速,否则子宫内膜可再次发生局部性脱落出血,此时再欲止血,则所需药量较出血前更大,且效果也差。使用性激素人为地控制流血量并形成周期是治疗中的一项过渡措施,其目的为一方面暂时抑制患者本身的下丘脑 垂体 卵巢轴,使能恢复正常月经的分泌调节;另一方面直接作用于生殖器官,使子宫内膜发生周期性变化,并按预期时间脱落,所伴出血量不致太多。一般连续用药3个周期。在此过程中务必积极纠正贫血,加强营养,以改善体质。常用的调整月经周期方法有以下几种。

①雌、孕激素序贯疗法:即人工周期。为模拟自然月经周期中卵巢的内分泌变化,将雌、孕激素序贯应用,使子宫内膜发生相

应变化,引起周期性脱落。适用于青春期功能失调性子宫出血或育龄期功能失调性子宫出血内源性雌激素水平较低者。

②雌、孕激素合并应用:雌激素使子宫内膜再生修复,孕激素用以限制雌激素引起的内膜增生程度。适用于育龄期功能失调性子宫出血内源性雌激素水平较高者。

③后半周期疗法:适用于更年期功能失调性子宫出血。

(3)促进排卵:适用于青春期无排卵性异常子宫出血和育龄期无排卵性功能失调性子宫出血的不孕患者。

①氯米芬(CC):为非甾体化合物,有微弱雌激素作用。它在下丘脑竞争性结合雌激素受体产生抗雌激素作用。通过抑制内源性雌激素对下丘脑的负反馈,诱导促性腺激素释放激素的释放而诱发排卵。适用于体内有一定水平雌激素的功能失调性子宫出血患者。

②绒促性素(hCG):具有类似 LH 作用而诱发排卵,适用于体内 FSH 有一定水平、雌激素中等水平者。一般与其他促排卵药联用,B 型超声监测卵泡发育接近成熟时,可大剂量肌内注射绒促性素 5 000~10 000U,以诱发排卵。

③尿促性素(HMG):每安瓿含卵泡刺激素及黄体生成素各75U。卵泡刺激素刺激卵泡发育成熟,所产生的雌激素通过正反馈使垂体分泌足量黄体生成素而诱发排卵。出血干净后每日肌内注射尿促性素 1~2 支,直至卵泡发育成熟,停用尿促性素,加用绒促性素 5000~10 000U,肌内注射,以提高排卵率。应注意应用尿促性素时易并发卵巢过渡刺激综合征,仅用于对氯米芬效果不佳、要求生育的功能失调性子宫出血患者。

④促性腺激素释放激素激动药(GnRHa):过去应用 GnRHa 小剂量脉冲式给药起增量调节作用,促使卵泡发育诱发排卵。现多主张先用 GnRHa 做预防性治疗,约需 8 周时间达到垂体去敏感状态,导致促性腺激素呈低水平,继之性腺功能低下,此时再给予 GnRHa 脉冲治疗或应用尿促性素及绒促性素,可达到 90% 的

排卵率。仅适用于对氯米芬疗效不佳、要求生育者。

4.手术治疗

以诊断性刮宫术最常用,既能排除子宫内膜病变明确诊断,又能迅速达到止血目的。诊刮时应注意宫腔大小、形态,宫壁是否平滑,刮出物的性质和量。为了确定排卵或黄体功能,应在经前期或月经来潮 6 小时内刮宫;不规则流血者可随时进行刮宫。更年期出血患者,激素治疗前宜常规刮宫,最好在子宫镜下行分段诊断性刮宫,以排除子宫内细微器质性病变。对青春期无排卵性功能失调性子宫出血刮宫应持慎重态度。子宫切除术很少用以治疗功能失调性子宫出血,适用于患者年龄超过 40 岁,病理诊断为子宫内膜复杂型增生过快,甚至已发展为子宫内膜不典型增生时。通过电凝或激光行子宫内膜去除术,仅用于年龄超过 40 岁的顽固性功能失调性子宫出血,或对施行子宫切除术有禁忌证者。

(二)排卵性功能失调性子宫出血

排卵性功能失调性子宫出血多发生在生育年龄的妇女,部分见于青春期少女和更年期妇女。下丘脑-垂体-卵巢轴反馈机制已建立,卵巢有排卵,但黄体功能异常。

【病　　因】

现代医学认为,机体受内外因素,如精神过度紧张、环境和气候的改变、营养不良或代谢紊乱等影响,可通过大脑皮质,干扰下丘脑-垂体-卵巢轴的相互调节和制约。这种关系失常时,突然地表现在卵巢功能的失调,从而影响子宫内膜,导致功能失调性子宫出血。

【临床表现】

见表 2-3。

表2-3 排卵性功能失调性子宫出血的临床表现

排卵型月经失调	排卵型月经稀发。见于青春期少女。初潮后卵泡期延长,黄体期正常,月经周期≥40天,月经稀发并月经过少,常为多囊卵巢的先兆,少见于更年期近绝经期妇女;常进展为自然绝经
	排卵型月经频发。青春期少女卵巢对促性腺激素敏感性增强而使卵泡发育加速,卵泡期缩短,月经频发,但排卵和黄体期仍为正常。如患者为更年期妇女则呈现卵泡期和黄体期均缩短和早绝经
黄体功能障碍	黄体功能不全。即黄体过早退化,黄体期缩短≤10天。在月经前刮取子宫内膜表现为分泌不良,临床表现为月经频发、周期缩短、经前点滴出血和月经过多,可合并不孕和早期流产。内膜病理为不规则成熟或分化不完全
	黄体萎缩不全。亦称黄体功能延长,即黄体不能在3~5天完全退化,或退化时间延长,或在月经期仍持续分泌一定数量的孕酮而致子宫内膜不规则性脱落。于月经第5天刮取的子宫内膜仍有分泌期变化,临床表现为经期延长,基础体温呈双向,治疗较容易,可在月经后半期选用黄体酮类孕激素治疗

【辅助检查】

见表2-4。

表2-4 排卵性功能失调性子宫出血的辅助检查

基础体温	在体温上升日前后规律少量出血便可确诊为排卵期出血。观察几个周期的基础体温,若黄体期短于12天或体温较早下降,或上升幅度<0.3;或黄体期体温上下波动较大,可诊断为黄体功能不足
子宫内膜病理检查	若正常月经第5天取子宫内膜仍有分泌期表现,可诊断为黄体萎缩不全

【治疗措施】

1. 促进卵泡发育

黄体功能不足的治疗方法较多,首先应针对其发生原因,调整性腺轴功能,促使卵泡发育和排卵,以利于正常黄体的形成。首选药物是氯米芬,适用黄体功能不足卵泡期过长者。氯米芬疗效不佳尤其不孕者考虑用尿促性-绒促性素疗法,以加强卵泡发育和诱发排卵,促使正常黄体形成。黄体功能不足催乳素水平升高者,宜用溴隐亭治疗。随着催乳素水平下降,可调节垂体分泌促性腺激素及卵巢分泌雌、孕激素增加,从而改善黄体功能。

2. 黄体功能刺激疗法

通常应用绒促性素以促进及支持黄体功能。基础体温上升后开始,隔日肌内注射绒促性素 2 000～3 000U,共 5 次,可使血浆孕酮明显上升,随之正常月经周期恢复。

3. 黄体功能替代疗法

一般选用天然黄体酮制剂,因合成孕激素多数具有溶黄体作用,孕期服用还可能使女胎男性化。自排卵后开始每日肌内注射黄体酮 10mg,共 10～14 天,用以补充黄体分泌孕酮的不足。用药后可使月经周期正常,出血量减少。

二、子宫肌瘤出血

子宫肌瘤是女性生殖器最常见的良性肿瘤,由平滑肌及结缔组织组成。子宫肌瘤的主要症状是子宫异常出血,其中以月经量过多、经期延长、周期缩短及周期性出血最多见,偶有不规则或持续性非周期性出血。出血异常主要是由肌壁间肌瘤或黏膜下肌瘤所引起,多见于 30～50 岁妇女,20 岁以下少见。

【病因与发病机制】

子宫肌瘤的确切病因尚不清楚。

(1)细胞遗传学研究提示,部分子宫肌瘤存在染色体的异常。

(2)分子生物学研究提示,子宫肌瘤是由单克隆平滑肌细胞增殖而成,多发性子宫肌瘤则是由不同克隆细胞增生形成。

（3）子宫肌瘤细胞中雌激素受体和组织中雌二醇含量较正常子宫肌组织高。雌激素可促使子宫肌瘤增大,故子宫肌瘤多发于生育年龄妇女,而绝经后肌瘤停止生长,甚至萎缩。孕激素可刺激子宫肌瘤细胞核分裂,促进肌瘤生长。

【临床表现】

1. 症状

多无明显症状,仅于盆腔检查时偶被发现。症状出现与肌瘤部位、有无变性相关,与肌瘤大小、数目多少关系不大。最常见的症状为月经改变,不规则阴道出血。

（1）子宫出血:为子宫肌瘤最主要的症状,其中以周期性出血为多,可表现为经量增多、经期延长和周期缩短,多见于大的肌壁间肌瘤及黏膜下肌瘤,长期经量增多可继发贫血。

（2）下腹包块:肌瘤较下时在腹部摸不到,当肌瘤增大使子宫超过3个月妊娠时可从腹部触及。巨大黏膜下肌瘤脱出于阴道外,患者可因外阴脱出肿物就医。

（3）白带增多:肌壁间肌瘤使宫腔面积增大,内膜腺体分泌增多,并伴有盆腔充血致使白带增多;黏膜下肌瘤感染,可有大量脓样白带。

（4）压迫症状:肌瘤压迫膀胱出现尿频、排尿障碍、尿潴留等。后壁肌瘤可引起下腹坠胀不适。阔韧带肌瘤向两侧发展,可压迫输尿管导致肾盂积水。

（5）其他症状:常见下腹坠胀、腰酸背痛,经期加重;可引起不孕或流产。

2. 体征

（1）子宫增大超过3个月妊娠大小或较大宫底部浆膜下肌瘤可从耻骨联合上方或下腹部正中扪及包块,实性、无压痛,若为多发性子宫肌瘤则肿块呈不规则形状。

（2）妇科检查时,子宫肌瘤的体征根据其不同类型而不同,带蒂的浆膜下子宫肌瘤若蒂较长,宫旁可扪及实质性包块,活动自如。

(3)黏膜下肌瘤下降至宫颈管口处,宫口松,检查者手指伸入宫颈口内可触及光滑球形的瘤体。脱出于宫口外口可见肿物,宫颈四周边缘清楚,粉红色、表面光滑,有时有溃疡、坏死。

(4)较大的宫颈肌瘤可使宫颈移位、变形,宫颈被展平至耻骨联合后方。

【诊　　断】

有典型的子宫肌瘤临床表现,月经过多而周期正常,可伴有不孕、流产、早产、胎位不正或难产史。位于前壁的肌瘤可有尿频、尿潴留;位于后壁的肌瘤可导致大便次数增多或便秘。

双合诊检查发现子宫不规则增大、略硬及凹凸不平感等特点,诊断多无困难。

但是很小的肌瘤除月经量过多外,无其他症状,仅仅依靠常规妇科检查,难免误诊。

往往按功能失调性子宫出血治疗失败,经进一步辅助检查,甚至手术后才明确诊断。应重视与其他子宫器质性病变相鉴别。

【辅助检查】

1. B型超声检查

可显示子宫增大,形状不规则。肌瘤数目、部位、大小及肌瘤内是否均匀或液化囊变及周围有无压迫其他脏器等表现。

由于肌瘤结节中肿瘤细胞单位体积内细胞密集程度,结缔组织支架结构的含量及肿瘤、细胞排列不同,而使肌瘤结节于扫描时表现为弱回声、等回声和强回声三种基本改变。

(1)弱回声型:细胞密度大,弹力纤维含量多,细胞巢状排列为主,血管相对丰富。

(2)强回声型:胶原纤维含量较多,肿瘤细胞以束状排列为主。

(3)等回声型:介于两者之间。后壁肌瘤,有时显示不清。肌瘤愈硬衰减表现愈重,良性衰减比恶性明显。肌瘤变性时,声学穿透性增强。恶变时坏死区增大,其内回声紊乱。

2. 腹腔镜检查

当肌瘤需要与卵巢肿瘤或其他盆腔包块鉴别时,可行腹腔镜检查,直接观察子宫大小、形态、肿瘤生长部位及性质。

3. 宫腔镜检查

宫腔镜可用于不规则突出于宫腔的肌瘤,能直视下观察宫腔内炎症、息肉、增生与黏膜下肌瘤鉴别诊断。

4. 诊断性刮宫

刮出子宫内膜行病理检查明确诊断且兼有止血作用。

【治疗措施】

肌瘤治疗方法的选择取决于患者年龄、出血严重程度及患者的意愿等。考虑患者年龄、有无生育要求、有无症状、肌瘤的大小及部位、生长速度等情况制定个性化治疗方案。

1. 随访观察

肌瘤较小,无症状,无并发症,无变性者,肌瘤通常不需治疗,对健康无影响。围绝经期者,无临床症状,考虑绝经期后卵巢功能减退,肌瘤停止生长,可采取保守治疗。定期随访观察,每 3～6 个月随访 1 次,根据复查情况再决定其处理措施。

2. 药物治疗

(1)适应证:肌瘤较大而有生育要求者;减少术前、术中出血;近绝经年龄,肌瘤不大但症状严重者;肌瘤较大需缩小体积便于手术者;有手术禁忌证或不愿手术者。

(2)临床上常用的药物

①促性腺激素释放激素类似物(GnRHa):GnRHa 造成低雌激素血症和相应的肌瘤 ER、PR 减少是造成子宫肌瘤缩小的主要原因。已有大量关于 GnRHa 治疗子宫肌瘤成功的报道,若在术前应用能纠正因月经过多所致的贫血,也可减少术中出血。但停药后肌瘤重新增长较快。

②米非司酮:每天 12.15mg,在服药后 12 周时肌瘤体积明显缩小,激素测定中血清 E_2 及雌酮不变,血清睾酮及 LH 均在服药后 3 周时升高,但以后又逐渐降至原来水平。其不良反应轻微(轻度潮热),偶有氨基转移酶升高,停药后以上现象迅速消失。

③孕三烯酮:每周 2.5～5.0mg,可使子宫肌瘤体积明显缩小,以服药最初 6 个月缩小较显著。在治疗最初几周可出现阴道点滴出血,一般不超过 1 周;所有患者在治疗过程中均出现闭经;肌瘤引起的症状在用药 1 个月后均消失。主要不良反应与达那唑类似,但相对较轻。对血脂、血糖无明显影响。

④雄激素(T):T 具有对抗雌激素(E)、控制子宫出血的功能。可以促使子宫内膜萎缩,直接作用于平滑肌,使其收缩而减少出血,并可使近绝经患者提早绝经。丙酸睾酮 25mg 肌内注射,每 5 天 1 次,月经来潮时肌内注射 25mg,每天 1 次,共 3 次,每月总量不超过 300mg。

三、子宫内膜息肉出血

子宫内膜息肉是妇科的常见病,是由子宫内膜局部过度增生所致,表现为突出于子宫腔内的单个或多个光滑肿物,蒂长短不一。可引起不规则阴道出血、不孕。从育龄期到绝经后的女性,都是子宫内膜息肉的高发人群。

【病　　因】

目前病因未明,认为与内分泌紊乱有关。

【临床表现】

子宫内膜息肉表现为月经量过多、月经周期不规律、经前或经后少量阴道出血、绝经后阴道少量流血、不孕和月经淋漓不尽,妇科检查往往无异常发现。

【辅助检查】

1. B 型超声检查

传统的诊断方法是 B 型超声,提示子宫腔内强回声光团。

2. 宫腔镜检查

宫腔镜是诊断子宫内膜息肉的金标准，在直视下可看到子宫内膜息肉，提高了诊断率，对子宫内膜息肉发生的部位、大小及数目能够做出准确的判断，同时可以刮取少许子宫内膜送病理检查，对子宫内膜息肉的性质做出准确的诊断，又不损伤正常的子宫内膜，安全可靠，避免恶性病变的漏诊。

【治疗措施】

1. 治疗目的

子宫内膜息肉的治疗目的是摘除息肉、消除症状、减少复发。

2. 手术治疗

子宫内膜息肉传统的手术治疗方法有钳夹术法和刮宫术法，均在盲视下操作，复发率高。因为息肉的位置、大小、质地三个主要因素是造成刮宫后息肉残留率和复发率高的主要原因，刮宫难以刮除位于子宫内膜基底层的息肉根部，而且刮匙不易刮及宫底及宫角部，不能确保将子宫内膜息肉全部及完整地切除，导致临床症状不能改善而行子宫切除术。而宫腔镜手术是微创性的，集诊断和治疗于一体，能在直视下将息肉自其根蒂部全部、完整地切除。

四、绝经后出血

绝经后出血是更年期妇女月经停闭 1 年后再次出现阴道出血的一种现象，是老年妇女常见症状之一。这种现象应该引起患者重视，以便早期诊断，早期治疗。20 世纪 60 年代国内报道，绝经后出血妇女中生殖系统恶性肿瘤占 76.2%，其中 3/4 为宫颈癌。随着医疗保健工作的广泛开展，20 世纪 80 年代绝经后出血妇女中恶性肿瘤发生率已下降至 10%～20%，其中多数为子宫内膜腺癌，宫颈癌及卵巢癌次之。其他良性病因还有老年性阴道炎、宫颈糜烂或息肉、子宫内膜息肉、良性的卵巢囊肿、子宫肌瘤等。值得提出的是，还有妇女因服用雌激素或上雌激素类药后亦可引起绝经后出血。

【病　因】

1. 良性病变引起的阴道流血

以炎症多见。如阴道炎、宫颈炎(包括子宫内膜息肉、宫颈糜烂、息肉等),其中以老年性阴道炎多见。

2. 非器质性疾病引起的阴道流血

内源性激素变化,绝经后卵巢功能衰退,子宫内膜萎缩,腺体变细形成腺体囊肿。囊肿破裂时,使小静脉破裂出血。卵巢皮质、肾上腺皮质及身体脂肪组织,也可产生腺外雌激素,使子宫内膜增生,当激素水平波动时也可出现子宫出血。

3. 外源性雌激素引起的阴道流血

如临床上用于治疗老年性阴道炎或更年期症状的激素替代治疗均可引起子宫出血。

4. 恶性肿瘤引起的阴道流血

绝经后多见于子宫内膜癌、宫颈癌和卵巢癌。

【临床表现】

1. 症状

主要表现为阴道出血。出现阴道出血的年龄越大,发生生殖器恶性肿瘤的可能性越高。绝经到初次出血间隔时间越长,癌的发生率越高。阴道出血持续时间越长,生殖器恶性肿瘤的可能性越大,一次出血持续 1 个月以上者占 70%;而良性疾病一次出血多在 1 个月之内。若为生殖器炎症出血,则同时伴有阴道分泌物增多及下腹痛。

2. 体征

应注意有无宫颈或宫体等癌症;有无老年性阴道炎、宫颈息肉;有无卵巢肿瘤;若为内分泌失调,有无器质性病变。

【诊　断】

妇女绝经后,一旦出现阴道出血,不论量多少,应引起临床医生的重视。仔细查体查明出血的原因,以便采取适当的治疗。

1. 老年女性

应仔细询问病史、有无激素替代治疗及其他导致出血的药物应用,同时了解身体其他部位有无出血现象。

2. 妇科检查

外阴有无肿块、尿道息肉、阴道炎症。宫颈有无宫颈息肉、糜烂、肿瘤,有时炎症可与肿瘤并存。

3. 双合诊

绝经妇女如子宫增大饱满或触及卵巢均为异常情况。

4. 细胞学检查

检查阴道脱落细胞,了解体内激素水平。

5. B 型超声检查

了解子宫及附件有无肿块及子宫内膜厚度。如内膜厚度$\leqslant$4mm 可诊为无器质病变,如卵巢大于性成熟期 4cm×2.5cm×2cm,提示卵巢不正常。

6. 诊刮与病理检查

除宫颈息肉及宫颈糜烂,在阴道镜检查及涂片下,可疑者均行息肉摘除、宫颈活检以明确诊断。对子宫内膜厚度$\geqslant$4mm 均行诊刮,以子宫刮片为好,以明确宫颈和内膜病变。刮出组织必须送病理检查,有宫腔镜的医院可在宫腔镜直视下刮出,以免遗漏小的病灶。

7. 腹腔镜检查及内分泌检查

有助于功能性卵巢肿瘤的诊断。

【治疗措施】

治疗绝经后出血主要是病因治疗。少量出血可先寻找病因,对因治疗;大量活动性出血要明确是损伤性出血还是癌侵性出血,损伤性出血找到出血点,给予压迫或缝合止血,癌侵性出血在寻找病因的同时积极止血,一旦明确诊断立即手术治疗。

1. 子宫内膜癌

首先要明确分期,以手术为主,辅以放疗、化疗和激素治疗。

2. 老年性阴道炎

乙噻硼片每日放阴道 1 片,共 10 日;甲硝唑片 200mg,每日放阴道 1 片,共 7 日;复方呋喃西林粉剂喷雾于阴道内,每日 1 次,共 10 日。阴道放入已烯雌酚 0.1~0.2mg,共 10 日。防止阴道萎缩,促进阴道上皮增生,防止细菌生长与侵袭,也可用甲硝唑 0.2g 或四环素 0.5g 磨成粉喷于阴道内。

3. 卵巢肿瘤

行剖腹探查术,术中送冰冻检查,如果为良性病变,可行子宫全切+双附件切除,如果为恶性肿瘤,则按肿瘤性质行分期手术。

4. 宫颈癌

根据肿瘤大小、临床分期手术治疗,辅以放疗、化疗。

病因不明的绝经后出血要密切观察,积极处理,对反复出血者行宫腔镜检查,对可疑病灶取活检,必要时应剖腹探查,甚至预防性子宫及双附件切除。

第三节　急性炎症

一、急性非特异性外阴炎

各种(因素导致的外阴损伤)及病原体侵犯外阴均可引起外阴炎,如阴道受物理因素(如阴道手术的损伤)、化学因素(如腐蚀性的药物)、盆腔炎症所致的分泌物增多等因素,患者多有阴道分泌物增多,有时呈脓液状,外阴部有灼热及下坠感,常伴有尿频、尿痛等症状。

【病　因】

(1)阴道损伤、异物刺激、避孕器具、腐蚀性药物等。

(2)盆腔炎、附件炎、子宫内膜炎、流产及分娩后子宫分泌物增多。

(3)长期子宫出血或阴道手术损伤等。

以上原因导致阴道正常防御机制遭到破坏，为病原菌的生长繁殖创造了条件。常见的病原菌有葡萄球菌、链球菌、大肠埃希菌、变形杆菌等。

【临床表现】

1. 症状

患者先感到外阴不适，继而出现瘙痒及疼痛，或有灼热感，同时可出现外阴部位（包括大、小阴唇，阴蒂）皮肤及黏膜有不同程度的肿胀充血，严重时还会形成糜烂、溃疡，或出现大片湿疹等，并伴有排尿痛、性交痛。

另外，外阴部位出现毛囊炎时，也可以因脓肿的发生而使外阴高度肿胀及疼痛，进而形成疖肿。妇科检查方面还应着重检查阴道及尿道口、尿道旁腺，并注意有无尿瘘或粪瘘。

2. 体征

阴道黏膜充血，触痛，白带量多、色黄、质黏稠或量多、色白、质清稀。

【诊　　断】

1. 根据症状和体征

根据症状和体征不难诊断。重要的是寻找病因。取阴道内白带在显微镜下检查，除外滴虫、假丝酵母菌及淋球菌感染，即可诊断本病。生理盐水悬滴检查滴虫、10％氢氧化钾悬滴检查假丝酵母菌。必要时行阴道分泌物细菌培养及药物敏感试验、胺试验、线索细胞及阴道 pH 检查。

2. 辅助检查

宫颈分泌物。查衣原体、支原体及淋球菌。外阴部溃疡。必要时做活体组织病理学检查。检查尿糖、血糖以明确有无糖尿病。

【治疗措施】

1. 治疗原则

积极治疗全身疾病如糖尿病、尿瘘、粪瘘，保持局部清洁、干燥;局部应用抗生素;重视消除病因。针对病原体选择敏感药物。分清不同病原菌感染的特征性临床表现,在分泌物病原体筛查及药物敏感试验结果出来之前,根据临床经验选择敏感药物治疗。

2. 治疗措施

(1)注意个人卫生、经常换洗内裤,保持外阴清洁、干燥,避免搔抓,去除病因,消除外阴的刺激来源。

(2)用 1:5 000 高锰酸钾溶液坐浴,每日 2～3 次。清洁外阴后涂 1% 新霉素软膏或四环素软膏,同时阴道内放入甲硝唑(灭滴灵)0.2g,12 日为 1 个疗程。适用于各种病因引起的白带增多(淋球菌性除外)。

(3)外阴毛囊炎时,在丘疹处涂碘酊,每日 3 次;如有脓头则用消毒针剔出脓汁,局部涂金霉素软膏。

(4)外阴形成疖肿时可用 1:5 000 高锰酸钾液坐浴,同时口服麦迪霉素 0.2g,每日 3 次。用拔毒膏贴患处,可以很快消肿及排脓。

(5)如发生腹股沟淋巴结肿大时,肌内注射青霉素 80 万 U,每日 3 次;或青霉素 400 万 U 加入生理盐水中静脉滴注,每日 2 次。经以上方法治疗,可痊愈。

(6)对患糖尿病或应用皮质类固醇激素治疗等虚弱患者,应尽量改善免疫受损状况。治疗糖尿病,减少尿瘘、粪瘘等刺激。

【预防措施】

1. 严防外界感染

外界感染主要是接触被感染的公共场所的坐便器、浴盆、浴池座椅、毛巾,使用不洁卫生纸,都可以造成感染。

2. 养成健康的生活习惯

充足的睡眠,规律的饮食,多吃水果和蔬菜,适当的锻炼,缓解压力和紧张。

3. 注意避孕、治疗月经不调

人工流产后细菌容易滋生,如果月经过多、过长,阴道内的血液是细菌生长的最好温床,因此最好接受调经治疗。

4. 良好的卫生习惯

使用公用设施时多加注意,内裤应柔软透气并经常清洗晾晒,保持外阴部的干燥清洁,尽量不使用卫生巾和护垫,尽量少冲洗阴道。

二、前庭大腺炎

前庭大腺位于两侧大阴唇后部,腺管开口于小阴唇内侧靠近处女膜处,因解剖部位特殊,易受感染,在性交、分娩或其他情况污染外阴部时,病原体容易侵入而引起炎症,此病以育龄妇女多见。前庭大腺炎为多种病原体感染而发生炎症,如未得到及时治疗,可造成急性化脓性炎症而成为前庭大腺脓肿。

【病　　因】

病原体多为葡萄球菌、大肠埃希菌、链球菌及肠球菌等,随着性传播疾病发病率的增加,淋病奈瑟菌及沙眼衣原体已成为最常见的病原体。此外,还有厌氧菌,其中又以类杆菌最多见,因为类杆菌属是正常阴道寄居者,感染机会较多。本病常为混合感染,多发生在生育期。

【临床表现】

1. 症状

急性前庭大腺炎多见于单侧,发病时首先侵犯腺管,呈急性化脓性炎症变化,局部有红、肿、热、痛,即患侧外阴部肿胀,灼热感,疼痛剧烈,有时有坠胀及大小便困难的感觉。腺管口往往因肿胀或渗出物凝集发生阻塞,脓液不能外流形成脓肿,称前庭大腺脓肿。如已形成脓肿,触之肿块局部可有波动感,触痛明显;如未及时处理,脓腔内压增大时,可自行破溃。脓液流出后,患者自觉轻松;如破口小,引流不畅通,可反复发作,常使患者行走坐卧不安。前庭大腺炎常有腹股沟淋巴结肿大、体温升高及白细胞计数增加等全身症状。常伴有发热等全身症状,有时大小便困难。

2. 体征

一侧大阴唇下 1/3 处有红肿硬块,压痛明显。脓肿形成时,肿块可增大如鸡蛋大小,有触痛及波动感,表面皮肤变薄,可自行溃破。常伴有腹股沟淋巴结肿大。

【诊　断】

1. 根据症状及体征

根据症状及体征即可诊断。须与淋球菌性前庭大腺炎鉴别。

2. 辅助检查

脓液涂片检查。白细胞内找到革兰阴性双球菌,即可诊断淋球菌性前庭大腺炎。脓液细菌培养。行细菌培养及药物敏感试验。

【治疗措施】

1. 一般治疗

急性期应卧床休息,注意保持外阴清洁,局部可给冷敷。

2. 抗感染治疗

选用适当的抗生素,可用青霉素 40 万～60 万 U,同时联用链霉素 0.5g,每日 2 次,肌内注射,连用 5～7 日。

3. 手术治疗

有脓肿形成时,应即行引流并造口术。切口应选择皮肤最薄处,在大阴唇内侧,做一半弧形切口排脓。

排脓后腔内填塞浸有青霉素 20 万～40 万 U 的生理盐水纱条,每日用 1∶5 000 高锰酸钾坐浴 1～2 次,并更换纱条,保持切口开放;或在充分消毒外阴后,用较大号针头从黏膜侧刺入脓腔,吸出脓液,再注入 20 万～40 万 U 青霉素生理盐水。

【预防措施】

1. 注意卫生

保持外阴清洁是预防感染的主要方法。每日清洗外阴,不穿紧身化纤类内裤,最好是棉制品。患外阴炎时及时治疗,在一定程度上能预防前庭大腺炎的发生。

2. 避免其他疾病感染

前庭大腺炎在很多情况下是由于其他慢性炎症引起的,如阴道炎、宫颈炎等,如果这些疾病不及时进行治疗的话,很容易引起前庭大腺炎,因此需要及时进行治疗。

3. 注意饮食

女性尽量少吃辛辣油炸性的食物,容易刺激炎症感染,改变阴道酸碱环境,引起前庭大腺炎。

三、阴道炎

阴道炎是导致外阴阴道瘙痒、灼痛、刺激和异常流液的一组病症。正常健康女性外阴及阴道的解剖及生理特点形成自然的防御功能,乳酸杆菌维持阴道正常的酸性环境（pH≤4.5,多在3.8~4.4）,使适应于弱碱性环境中繁殖的病原体受到抑制。由于外阴容易受到损伤及各种外界病原体的感染,当大量应用抗生素、体内激素发生变化或各种原因致机体免疫能力下降,阴道与菌群之间的生态平衡被打破,也可形成条件致病菌。阴道炎症的特点是阴道分泌物增加及外阴瘙痒,由于炎症的病因不同,分泌物的特点、性质及瘙痒的轻重也不相同。临床上常见有细菌性阴道炎、外阴阴道假丝酵母菌病、滴虫阴道炎、老年性阴道炎、幼女性阴道炎。

(一)细菌性阴道炎

细菌性阴道炎（BV）是一种由阴道加德纳菌和一些厌氧菌的混合感染,导致阴道内微生态平衡失调,引起的阴道分泌物增多、白带有鱼腥臭味及外阴瘙痒灼热的综合征。BV可通过性接触传染,分为嗜血杆菌性阴道炎、棒状杆菌阴道炎、厌氧菌性阴道病炎、加特纳菌性阴道炎等。

【病　因】

1. 间接接触感染

接触被细菌污染的公共厕所的坐便器、浴盆、浴池座椅、毛巾,使用不洁卫生纸,都可以造成感染。

2. 性传递

是导致发病的原因之一,女方有症状者至少有 10% 的男方有细菌性尿道炎。

3. 大量服用抗生素

抗生素改变了阴道的微环境,致病的细菌病原体大量繁殖,导致局部的细菌性阴道炎发作。

4. 过度讲究卫生

有些女性为了保持卫生,经常采用药用洗液来灌洗阴道,很容易破坏阴道的酸碱环境,容易感染细菌性阴道炎。

【临床表现】

本病患者多为育龄妇女,起病缓慢,自觉症状不明显,主要表现为白带增多。10%～50% 的患者无症状,有症状者自诉有灰白色的白带,鱼腥臭味,阴道灼热感、瘙痒。

阴道分泌物检查有如下特点:①pH 达 5.0～5.5,比正常高。②白带为灰色或灰绿色,均质,如面糊样黏稠度,可有气泡。有烂鱼样恶臭。妇女月经后或性交后恶臭加重,性伴侣生殖器也可发出同样的恶臭味。③合并滴虫或念珠菌感染者可出现外阴瘙痒、阴道烧灼感或性交疼痛等。

本病常可合并其他阴道性传播疾病,其临床表现可受到并发症的影响而有所不同。当合并淋球菌感染时,阴道分泌物表现为明显脓性并可出现尿痛、排尿困难等尿路刺激症状;合并滴虫感染时,可出现泡沫状阴道分泌物,瘙痒加剧,呈奇痒;合并念珠菌感染时,阴道分泌物可呈现为凝乳状或豆腐渣样。

【辅助检查】

1. 涂片镜检

取分泌物做涂片可找到线索细胞,线索细胞是表面附着有大量的加德纳细菌的上皮细胞,特点是上皮细胞表面毛糙或有细小的颗粒,细菌为革兰染色阴性的球状杆菌。

2. 胺试验

取一滴 10% 氢氧化钾溶液加入阴道分泌物中,可闻到有"鱼腥"样氨释出,因为分泌物中胺含量高,遇碱可放出氨气。

3. 培养法

先分离再做培养,可见直径为 0.5mm 圆形、不透明、表面光滑的菌落。

4. 生化法

取阴道分泌液做生化测定,正常妇女乳酸盐量高,琥珀酸盐量低,而本病妇女测定值正相反。

5. 荧光抗体法

涂片后用荧光抗体染色镜检。

【诊　断】

(1)阴道分泌物呈灰白色,黏稠,像面糊状,均匀一致,非脓性分泌物。

(2)分泌物中胺含量高,呈鱼腥味,性交时或活动后,促进胺释放,使气味加重,分泌物中加入 10% 氢氧化钾后可释出氨味。

(3)阴道分泌物中的 pH 增高,为 5.0~5.5,而正常人为 3.7~4.5。

(4)阴道分泌物的涂片中可检出线索细胞。

【治疗措施】

1. 一般治疗

保持外阴清洁、干燥,避免搔抓。不食用辛辣刺激性食品。勤换内裤,用温水洗涤,不可与其他衣物混合洗,避免交叉感染。

2. 药物治疗

(1)甲硝唑,目前认为有可靠疗效,每次 400mg,每日 2 次,连服 7 日。

(2)美帕曲星(甲帕霉素),共用 3 日。

(3)甲砜霉素(喜霉素),对多种革兰阴性及阳性菌有效,且对厌氧菌有良好疗效,也可选用。

（4）尚可选用林可霉素及氨苄西林。近年来，主张对无症状者不需治疗。

3. 局部疗法

可使用外用药物治疗，如甲硝唑栓，每晚 1 次，连用 7 日。

4. 并发症治疗

检出其他病原体者，针对其他病原体用药，避免滥用抗生素。注意全身情况用药，可同时给予支持及免疫疗法，注意药物不良反应。

5. 性伴侣治疗

性伴侣需常规同时予以治疗。

【预防措施】

由于本病与个人卫生及相互感染等因素有关，平时要注意个人清洁卫生，防止致病菌侵袭，杜绝传染源，增强体质，预防复发。

（二）外阴阴道假丝酵母菌病

外阴阴道假丝酵母菌病也称真菌性阴道炎，是由假丝酵母菌感染引起的外阴皮肤及阴道黏膜炎症。其发病率仅次于细菌性阴道病。外阴阴道假丝酵母菌病多见于幼女、孕妇、糖尿病患者，以及绝经后曾用较大剂量雌激素治疗的患者。

【病　　因】

目前对外阴阴道假丝酵母菌病复发的发生原因的解释有两种说法。

1. 频繁的再感染

频繁的再感染的原因主要是源于某些个人行为和生活方式。

（1）性生活过频、性伴侣较多，使得通过性行为相互传播概率增加。

（2）频繁的阴道灌洗使得阴道内环境发生异常改变，如菌群失调、酸度增加，可为念珠菌再感染奠定发病基础。

（3）不规则的服用广谱抗生素也会使得阴道局部防御机制遭到破坏，引发菌群失调而频繁感染。

（4）与他人共用浴巾、互穿内衣，以及长期穿着紧身衣裤也可成为复发的因素之一。

2. 由于上次发作后未将致病菌完全清除

【临床表现】

1. 症状

外阴瘙痒、灼痛症状严重时坐卧不宁，痛苦异常。可有尿频、尿痛及性交痛。白带增多。典型的白带呈白色稠厚豆渣样。

2. 体征

检查时可见小阴唇内侧及阴道黏膜上附着白色膜状物，擦除后露出红肿黏膜面。急性期还可能见到白色膜状物覆盖下有受损的糜烂面及浅溃疡。

【鉴别诊断】

1. 细菌性阴道病

主要表现为阴道排液并伴有臭味，多呈灰白色，较稀薄，可有外阴瘙痒及烧灼感。镜下可找到线索细胞，胺试验阳性，即可明确诊断。

2. 下生殖道淋球菌感染

白带为脓性，有时尿道旁腺或前庭大腺脓肿开口可挤出脓性分泌物，阴道充血多不明显，宫颈管外口充血，有脓液外溢，脓性分泌物涂片可在白细胞内找到淋球菌。

【治疗措施】

1. 消除诱因

停用不必要的广谱抗生素、激素、免疫抑制药等，如有糖尿病应及时治疗。

2. 局部治疗

下列各种药物可任取一种置于阴道内，治疗3个疗程。

（1）制霉菌素50万U，每日1次，10日为1个疗程。

（2）米可定泡腾片每日1片，14日为1个疗程。

（3）达克宁栓每日1枚，7日为1个疗程。

（4）克霉唑栓每日 1 枚,7 日为 1 个疗程。

3. 全身治疗

（1）因同时可有肠道念珠菌感染,故可加用全身治疗。

（2）制霉菌素 50 万 U,每日 3 次,口服,7 日为 1 个疗程。

（3）酮康唑 200mg,每日 2 次,口服,5 日为 1 个疗程。肝功能不全者慎用。

【预防措施】

（1）外阴阴道假丝酵母菌病治疗后 5%～10%复发。月经前易复发,应在月经前检查白带。

（2）性伴侣应同时进行检查和治疗,以免交叉感染。

（3）应注意检查有无易患外阴阴道假丝酵母菌病的诱因:有无糖尿病,是否有长期应用抗生素和激素类药物,有无外阴局部用药,有无穿化纤内裤引起。

（4）加大抗真菌药物的全身应用剂量,因肠道及阴道内深层念珠菌常引起重复感染。可用氟康唑 150mg 口服,每日 1 次,连续 5 日;每 2 周或每月单次 150mg 口服,连续 3～6 个月。

(三)滴虫阴道炎

滴虫阴道炎是指外阴部皮肤和阴道黏膜由滴虫感染所引起的炎症。是由毛滴虫引起,寄生人体的毛滴虫有阴道毛滴虫、人毛滴虫和口腔毛滴虫,分别寄生于泌尿生殖系统、肠道和口腔,与皮肤病有关的是阴道毛滴虫,引起滴虫阴道炎。滴虫阴道炎可发生在各年龄组,是妇科常见病,是一种主要通过性交传播的寄生虫疾病,具有传染性。

【病因与发病机制】

阴道滴虫侵入阴道而发病。原因可能是月经前及月经后阴道的 pH 发生变化,月经后接近中性,故隐藏在腺体及阴道皱襞中的滴虫可以于月经前后得以繁殖,引起炎症发作。妊娠期及产后,阴道 pH 均增高,也有利于滴虫的繁殖,引起炎症。此外,不洁性交史、公用浴池及游泳池管理不善、医疗器械消毒不严等均有利于滴虫的传播。

【感染途径】

主要通过性交直接传染,在性关系混乱者和女性中发病率最高,常与其他性传播性疾病同时存在。另外,可通过浴室、厕所马桶、内衣裤及各种卫生用具间接传染,以及污染的器械、敷料的医源性传播。

【临床表现】

多数病例无症状,妇女有不适的感觉可能持续 1 周或几个月,然后会因月经或怀孕而明显好转。

1. 症状

稀薄的泡沫状白带增多及外阴瘙痒,如合并其他细菌感染时则排出脓性带臭味的白带。瘙痒部位主要为阴道口的外阴,间或有灼痛、性交痛等。如尿道受感染,可有尿频、尿痛,甚至血尿。

2. 体征

检查时可见阴道充血,黏膜有散在的红色斑点,后穹隆有多量泡沫状或脓性泡沫状分泌物。

【辅助检查】

1. 悬滴法

玻片上加一点温生理盐水,取阴道后穹处分泌物少许,滴入玻片上的盐水中混匀,即刻在低倍显微镜下找滴虫。阳性率达80%～90%,应注意在白细胞相对较少的区域寻找。

2. 巴氏涂片检测

敏感性不高(仅为 61%),即使应用吖啶黄,特异性也较低。

3. 抗体检测

近年来,开始运用荧光标记单克隆抗体检测,酶联免疫吸附法和多克隆抗体乳胶凝集法试验诊断,敏感度为 76%～95%不等。

4. 培养法

培养法的准确率最高,可达 99.66%,是诊断的黄金标准。常用的培养液为 Inpouch 和改良 Diamond。

5. 聚合酶链反应（PCR）检测

PCR 法与悬滴法和培养法比较有较高的敏感性和特异性,可用于有或无症状妇女的检测,另一优点是患者自己可以容易地从阴道口收集到满意的标本,省去用阴道窥器检查。

【诊　断】

根据病史,外阴痒、阴道分泌物多、异味及特有的泡沫状分泌物,可做出临床诊断。阴道分泌物显微镜下检查,见滴虫可确诊。

【治疗措施】

1. 全身用药

常规药物为甲硝唑（灭滴灵）片,口服吸收好,疗效高,毒性小,应用方便。男女双方均能应用。用法:每次 400mg,每日 2次,口服。连用 7 日为 1 个疗程。也可用大剂量的甲硝唑片400mg,一次口服,与 7 日法有相同疗效,口服药物的治愈率为90％～95％。

未婚妇女宜采用全身用药。服药常见的不良反应有胃肠道反应,如食欲减退、恶心、呕吐等,偶见头晕、皮疹、白细胞减少等。一旦发现应立即停药。

2. 局部用药

用 1％乳酸或 0.5％醋酸溶液冲洗阴道,每日 1 次,提高阴道的防御能力。冲洗后用甲硝唑片或阴道泡腾片 200mg,置入阴道,每日 1 次,10 为 1 个疗程;或用乙酰胂胺（滴维净）1 片,或卡巴胂 200mg,每日 1 次;或康妇特栓每晚 1 粒置入阴道内,10 日为 1 个疗程。

【预防措施】

多数滴虫阴道炎患者的配偶有滴虫病,应双方同时治疗。滴虫可通过浴池、浴盆、马桶、游泳池、衣物及污染的机械等传染,应注意消毒,保持外阴清洁。

(四)老年性阴道炎

老年性阴道炎常见于绝经后的老年妇女,也可发生于切除双侧卵巢或接受盆腔放疗及产后哺乳期过长、卵巢功能被疾病所破坏的中青年妇女。

【病因与发病机制】

(1)卵巢功能衰退,雌激素水平降低,阴道壁萎缩,黏膜变薄,上皮细胞内糖原含量减少,阴道内 pH 增高,局部抵抗力降低,致病菌容易入侵繁殖引起炎症。

(2)由于阴道黏膜萎缩,上皮菲薄,血供不足,使阴道抵抗力降低,便于细菌侵入繁殖引起炎症病变。

(3)个人卫生习惯不良,营养缺乏,尤其是 B 族维生素缺乏,可能与发病有关。

(4)手术切除双侧卵巢、卵巢早衰、盆腔放疗后、长期闭经、长期哺乳等均可引起本病发生。

【临床表现】

1. 症状

(1)阴道分泌物增多、稀薄、呈淡黄色,严重者呈脓血性白带,有臭味。

(2)外阴瘙痒或灼热感。

(3)阴道黏膜萎缩,可伴有性交痛。

(4)有时有尿失禁。

(5)如感染侵犯尿道而出现尿频、尿急、尿痛等泌尿系统的刺激症状。

2. 体征

妇科检查可见阴道黏膜呈萎缩性改变,皱襞消失,上皮菲薄并变平滑,阴道黏膜充血,有小出血点,有时有表浅溃疡,溃疡面可与对侧粘连,检查时粘连可因分开而引起出血。粘连严重时造成阴道狭窄甚至闭锁,炎性分泌物引流不畅形成阴道积脓或宫腔积脓。

【诊　断】

根据患者年龄、病史及典型症状不难诊断,但应排除其他疾病才能诊断。应行阴道分泌物涂片检查,以确定是否有滴虫、假丝酵母菌及淋球菌等感染。对有血性白带者,应与子宫恶性肿瘤鉴别,妇科检查时注意子宫大小及形态、出血来源,须常规做宫颈刮片,必要时行分段诊刮术。对阴道壁肉芽组织及溃疡需与阴道癌相鉴别,可行局部组织活检。

【治疗措施】

1. 治疗原则

补充雌激素,增强阴道抵抗力。给予雌激素制剂,可局部用药,也可全身给药。抑制细菌生长。用 1% 乳酸或 0.5% 醋酸液冲洗阴道,每日 1 次,增加阴道酸度,抑制细菌生长繁殖。阴道冲洗后,局部应用抗生素治疗。

2. 雌激素的局部或全身用药

局部用药时可用雌三醇软膏局部涂抹。对于顽固性的病例或伴有更年期综合征患者,如无激素替代禁忌,可使用激素替代治疗。

3. 局部用药

(1)1% 乳酸或 0.5% 醋酸液冲洗阴道,每日 1 次,以增加阴道酸度。

(2)普罗雌烯有阴道胶囊及冷霜制剂,是一种有效的局部营养作用药,适用于绝经后性交困难、萎缩性外阴阴道炎、局部营养不良性病变、外阴及阴道感染。胶囊每日 1 粒,20 粒为 1 个疗程;冷霜涂敷外阴后轻按摩;或甲硝唑片及四环素片研粉涂于阴道内。

(3)1:5 000 高锰酸钾液冲洗阴道,每日 1 次,冲洗完后放入乙噻硼片。

(4)伴有外阴瘙痒严重者,局部可用氟氢松软膏或地塞米松软膏涂擦,能减轻局部症状。

(五)婴幼儿外阴阴道炎

婴幼儿外阴阴道炎是女性婴幼儿非常常见的疾病,好发于1～5岁女童。婴幼儿由于卵巢尚未分泌雌激素,阴道鳞状上皮层次少,缺乏抗感染能力,易受细菌侵袭,呈急性炎症表现。常见病原体为链球菌、葡萄球菌、大肠埃希菌、滴虫及念珠菌。最严重的为淋球菌感染,多因接触污染淋球菌的潮湿衣巾、被褥、便具等而致。

【病 因】

常见的病原体为葡萄球菌、链球菌及大肠埃希菌、滴虫及假丝酵母菌等,滴虫或念珠菌也可引起感染。病原体可通过患病的母亲或儿童的衣物、浴盆等传播。也可由于卫生不良,外阴不洁,经常为大便所污染或直接接触污物所引起。此外,外阴损伤或抓伤,尤其是蛲虫感染时可引起炎症。另外,尚可因误放异物于阴道内而引起。

【临床表现】

1. 症状

主要为外阴疼痛、痒感、分泌物增多。外阴、阴蒂、尿道口及阴道口黏膜充血、水肿,并有脓性分泌物。尿布或内裤上经常有脓性干痂形成,或有稀水样的痕迹,外阴发红、水肿,甚至皮肤剥脱。局部有抓痕、出血等现象。严重者小阴唇粘连,尿流变细。

2. 体征

阴唇、阴蒂、尿道口及阴道前庭黏膜红肿,有脓性分泌物自阴道口流出,双侧小阴唇常粘连。

【诊 断】

根据症状和体征即可做出诊断,但为了寻找病原体以确诊,需用实验室诊断方法。

取阴道前庭部分泌物检查滴虫、假丝酵母菌、蛲虫、淋病双球菌及其他细菌等。如白带奇臭,应怀疑阴道内有异物。此时用小手指进行肛诊,检查阴道有无异物。如白带中混有血性分泌物,应怀疑阴道恶性肿瘤,如葡萄状肉瘤等。如果肛诊检查不清,可在全身麻醉下用小号鼻镜视诊阴道,如有肿块,则取活检。如为异物则应用钳夹出。如为小阴唇粘连,则上方或下方有一小孔,尿液由此孔外排。粘连处呈膜状,尿道口及阴道口均被遮盖,仔细检查,可发现粘连处较薄,透亮。

【治疗措施】

1. 消除诱因

避免使用公共浴巾及便盆,杜绝交叉感染。

2. 局部治疗

用小号橡皮导尿管注入 0.5%~1%乳酸液冲洗阴道,置入小片金霉素片或四环素片。外阴涂敷金霉素或红霉素软膏。外阴涂敷雌激素软膏或阴道内放置己烯雌酚 0.1~0.2mg,每日 1 次,持续 2~3 周。此法可增强阴道黏膜抵抗力。对双侧小阴唇粘连者,应于消毒后用手指向下向外牵拉小阴唇,一般均能分开,不主张手术分离。如粘连比较紧,可以局部使用雌激素软膏,使局部上皮增生,粘连会自行分离。每日以 1:5 000 高锰酸钾坐浴。应注意溶液不能过浓,以防灼伤皮肤。

【预防措施】

(1)保持外阴清洁和干燥。小婴儿使用尿布,选择柔软、透气好的纯棉质地。

(2)大小便后及时更换尿布,每天坚持清洗外阴 1~2 次,特别要注意洗净,并轻轻拭干阴唇及皮肤皱褶处。

(3)浴盆、毛巾等要固定专人专用,避免与大人交叉感染。

四、急性宫颈炎

急性宫颈炎是指子宫颈发生局部充血、水肿,上皮变性、坏死,黏膜、黏膜下组织、腺体周围可见大量中性粒细胞浸润,腺腔中可有脓性分泌物等急性炎症。急性宫颈炎较慢性宫颈炎少见,多发生于产褥感染或感染性流产之后。急性宫颈炎可由多种病原体引起,也可由物理因素、化学因素刺激或机械性子宫颈损伤、子宫颈异物伴发感染所致。急性宫颈炎是生育期女性常见的感染性疾病,如不及时诊断,可继发癌变及不孕不育。

【病因与发病机制】

急性宫颈炎过去少见,主要见于感染性流产、产褥期感染、宫颈损伤和阴道异物并发感染,常见的细菌为葡萄球菌、链球菌、肠球菌等一般化脓性细菌。近年又发现因沙眼衣原体感染致宫颈急性炎症,多见于生育年龄,常与急性阴道炎同时存在。而随着性传播疾病的增加,急性宫颈炎已成为常见疾病。

目前临床最常见的类型为黏液脓性宫颈炎。

【临床表现】

1. 症状

(1)白带增多,常呈脓性,是急性宫颈炎最常见的,有时甚至是唯一的症状。

(2)不同程度的下腹部、腰骶部坠痛及膀胱刺激症状等。是由于宫颈炎常与尿道炎、膀胱炎或急性阴道炎、急性子宫内膜炎等并存,常使宫颈炎的其他症状被掩盖。

(3)有的主要表现为阴道分泌物增多,呈黏液脓性,以及阴道分泌物刺激引起的外阴瘙痒及灼热感。

(4)月经间期出血,性交后出血等症状。

(5)若合并尿道感染,可出现尿急、尿频、尿痛。

(6)若为淋病奈瑟菌感染,可有不同程度的发热和白细胞增多。因尿道旁腺、前庭大腺受累,可见尿道口、阴道口的黏膜充血、水肿及多量脓性分泌物。

2. 体征

妇科检查见宫颈红肿,宫颈黏膜外翻,宫颈有触痛,如感染沿宫颈淋巴管向周围扩散,则可引起宫颈上皮脱落,甚至形成溃疡。本病常与阴道炎症同时发生。同时要注意是否同时患有子宫内膜感染。

【辅助检查】

1. 分泌物检查

擦去宫颈表面分泌物后,用小棉拭子插入宫颈管内取出,将分泌物涂片做革兰染色,以协助诊断,指导治疗。

2. 病菌培养及细菌对药物的敏感试验

取分泌物检查,确定病原体,指导临床合理用药。

3. 血常规、尿常规

根据血常规和尿常规检查结果,确定患者全身状况,指导治疗。

4. HPV-DNA 病毒学检测

不仅可以检测是否有 HPV 感染,而且可以检测到病毒的量,从而指导治疗。

5. 组织病理学检查

取宫颈可疑组织做病理学检查,以排除其他疾病干扰,进一步明确诊断。

6. 阴道镜检查

镜下可以发现,急性宫颈炎宫颈呈急性充血状,黏膜潮红,布满网状血管或点状、螺旋状血管。如合并腺体感染,则宫颈表面散在分布多个黄色小泡状脓点,腺体开口被脓液充满;通过低倍镜在宫颈急性充血的背景下,布满多个黄色小米样泡状隆起。宫颈管内充满脓性栓子。

【诊　　断】

根据病史及症状、临床所见,诊断不难。阴道分泌物做涂片检查,可查出淋菌、沙眼衣原体、滴虫、真菌及各种化脓菌。子宫颈分泌物涂片常有大量脓细胞,淋菌感染时用革兰染色可找到双球菌。

【治疗措施】

1. 一般治疗

急性宫颈炎患者注意外阴卫生,防止交叉感染。所穿过的内衣、用过的毛巾等要经过煮沸 10～15 分钟消毒灭菌。急性期禁止性生活,注意适当休息。

2. 药物治疗

(1)以全身治疗为主,常针对病原体选用抗生素治疗。①若为淋病奈瑟菌感染,应大剂量,单次给药,常用第三代头孢菌素、喹诺酮类及大观霉素治疗。②若为沙眼衣原体感染,应用四环素类、红霉素类及喹诺酮类药物治疗。③淋病奈瑟菌感染常合并沙眼衣原体感染,故治疗时应选用针对两病的药物。

(2)急性宫颈炎患者常常给予局部治疗。①阴道冲洗:炎症明显,分泌物多,可用 1:5 000 呋喃西林液阴道灌洗后,局部喷撒呋喃西林粉等;或使用妇用抗菌洗液进行阴道内外杀菌清洁。②阴道用药:妇炎灵栓剂,1 粒放阴道内,每日 1 次,1～2 周后即可痊愈;或甲硝唑片 1 片放阴道内,每日 1 次,7～10 日为 1 个疗程,对滴虫性阴道炎有效,对一般细菌感染亦有效。

3. 手术治疗

只有年龄大、久治不愈的宫颈炎或疑似癌前病变者考虑进行宫颈炎手术治疗(常用的有电熨术、激光治疗或冷冻治疗)。

五、急性盆腔炎

急性盆腔炎是指盆腔内子宫、输卵管、卵巢、盆腔结缔组织及盆腔腹膜的炎症,主要有子宫内膜炎、输卵管炎、输卵管卵巢脓肿、盆腔腹膜炎。炎症可局限于一个部位,也可同时累及几个部位,其中最常见的是输卵管炎及输卵管卵巢炎,单纯的子宫内膜炎或卵巢炎较少见。盆腔炎性疾病多见于有月经、性活跃的妇女。近年来,虽然性传播疾病增多,急性盆腔炎仍为妇科常见病。若在急性期未能得到彻底治愈,则可转为慢性盆腔炎,往往经久不愈,并可反复发作,导致不孕、输卵管妊娠、慢性盆腔痛等。

【病因与发病机制】

1. 产后或流产后感染

分娩后产妇体质虚弱,宫口未完全关闭,如分娩造成产道损伤或有胎盘、胎膜残留等,病原体侵入宫腔,容易引起感染;流产过程中阴道流血时间过长,或有组织残留于宫腔内,或手术无菌操作不严格,均可发生急性盆腔炎。

2. 宫腔内手术操作后感染

如刮宫术、输卵管通液术、子宫输卵管造影术、宫腔镜检查及水囊引产术等,由于手术消毒不严格引起感染或术前适应证选择不当,如生殖器原有慢性炎症,经手术干扰而引起急性发作并扩散。

3. 经期卫生不良

如使用不洁的月经垫、经期性交等,均可使病原体侵入而引起炎症。感染的病原体以葡萄球菌、链球菌、大肠埃希菌、厌氧菌等为主。

4. 感染性传播疾病

如不洁性生活史、过早性生活、多个性伴侣、性交过频者可致性传播疾病的病原体入侵,引起盆腔炎症。常见病原体为淋病奈瑟菌、沙眼衣原体或合并有需氧菌、厌氧菌感染。

【临床表现】

可因炎症轻重及范围大小而有不同的临床表现。

1. 症状

(1)患者多在产后、宫腔操作后出现下腹痛,甚至为全腹痛。严重的患者出现高热伴畏寒、寒战、头痛、食欲缺乏。

(2)阴道分泌物呈脓性或脓血性白带,月经期患者出现经量增多、经期延长,伴有膀胱直肠刺激症状,如排尿困难、尿急、尿频、里急后重和排便困难。非月经期发病可有白带增多。

(3)若有腹膜炎,则出现消化系统症状,如恶心、呕吐、腹胀、腹泻等。

(4)若有脓肿形成,可有下腹包块及局部压迫刺激症状;包块位于前方可出现膀胱刺激症状,如排尿困难、尿频,若引起膀胱肌炎还可有尿痛等;包块位于后方可有直肠刺激症状;若在腹膜外可致腹泻、里急后重感和排便困难。

2. 体征

(1)可见患者急性病容,体温高,心率快,下腹部肌紧张、压痛、反跳痛,肠鸣音减弱或消失。

(2)阴道可有充血,并有大量脓性分泌物,宫颈举痛。

(3)子宫稍大,子宫两侧压痛明显。若为单纯输卵管炎,可触及增粗的输卵管,有明显压痛;若为输卵管积脓或输卵管卵巢脓肿,则可触及包块且压痛明显。

(4)宫骶韧带增粗、触痛;若有脓肿形成且位置较低时,可扪及穹隆有肿块且有波动感。

【辅助检查】

1. 分泌物直接涂片

取样可为阴道、宫颈管分泌物,或尿道分泌物,或腹腔液(经后穹隆、腹壁,或经腹腔镜获得),做直接薄层涂片,干燥后以亚甲蓝或革兰染色。凡在多形核白细胞内见到革兰阴性双球菌者,则为淋病感染。沙眼衣原体的镜检可采用荧光素单克隆抗体染料,凡在荧光显微镜下观察到一片星状闪烁的荧光点即为阳性。

2. 病原体培养

标本来源同上,应立即或在 30 秒内将其接种于 Thayer-Martin 培养基上,置 35℃温箱培养 48 小时,以糖酵解进行细菌鉴定。细菌学培养还可以得到其他需氧和厌氧菌株,并作为选择抗生素的依据。

3. 后穹穿刺

是妇科急腹症最常用且有价值的诊断方法之一。通过穿刺所得到的腹腔内容或子宫直肠窝内容,如正常腹腔液,血液(新鲜、陈旧、凝血丝等),脓性分泌物或脓汁,都可使诊断进一步明确,穿刺物的镜检和培养更有必要。

4. **超声波检查**

主要是 B 型或灰阶超声扫描、摄片,这一技术对于识别来自输卵管、卵巢及肠管粘连一起形成的包块或脓肿有 85% 的准确性。但轻度或中等度的盆腔炎很难在 B 型超声影像中显示出特征。

5. **腹腔镜检查**

可明确诊断和鉴别诊断,还可以对盆腔炎的病变程度进行初步判定。

6. **男性伴侣的检查**

有助于女性盆腔炎的诊断。可取其男性伴侣之尿道分泌物做直接涂片染色或培养淋病双球菌,如果发现阳性,则是有力的佐证,特别在无症状或症状轻者。或者可以发现有较多的白细胞。

【诊　　断】

1. 诊断标准

根据 2006 年美国 CDC 推荐的盆腔炎性疾病的诊断标准,出现宫颈举痛或宫体压痛或附件区压痛是最低诊断标准,即可临床诊断为盆腔炎。

2. 附加诊断标准

体温超过 38℃(口温);宫颈或阴道异常黏液脓性分泌物;阴道分泌物生理盐水涂片见到大量白细胞;红细胞沉降率升高;血 C 反应蛋白升高;实验室证实的宫颈淋病奈瑟菌阳性或沙眼衣原体阳性。

3. 特异诊断标准

子宫内膜活检组织学证实子宫内膜炎;阴道超声或 MRI 显示输卵管增粗、输卵管积液,伴或不伴有盆腔积液、输卵管卵巢肿块及腹腔镜检查发现盆腔炎阳性疾病征象,以及腹腔镜检查发现盆腔炎阳性疾病征象。

【治疗措施】

急性盆腔炎治疗主要为应用抗生素,必要时手术治疗。绝大多数盆腔炎患者经恰当的抗生素治疗能彻底治愈。根据药物敏感试验选用抗生素较为合理,但通常需在获得实验室结果前即给予抗生素治疗,初始治疗往往根据经验选择抗生素。在盆腔炎性疾病诊断48小时内及时用药将明显降低后遗症的发生。抗生素的治疗原则:经验性、广谱、及时及个体化。

1. 一般治疗

收入院,卧床休息。半卧位可以利于脓液积聚在直肠窝,使炎症局限。

2. 支持治疗

增加营养,补充液体,纠正水电解质紊乱,以增加抵抗力,疼痛剧烈时给予止痛药。高热用物理降温。尽量避免不必要的阴道检查,以免炎症扩散。

3. 病情观察

重症病例应严密观察血压、体温、脉搏、呼吸,以便及时发现感染性休克。

4. 抗生素应用

根据药敏试验选用抗生素较为合理,但通常需在获得实验室结果前即应给予抗生素治疗,因此初始治疗往往根据经验选用抗生素。由于急性盆腔炎的病原体多为需氧菌、厌氧菌及衣原体的混合感染,需氧菌及厌氧菌又有革兰阴性及革兰阳性之分,故抗生素多采用联合用药。

5. 手术治疗

抗生素等治疗48～72小时无效,或疑有盆腔脓肿,应行手术治疗。根据患者年龄、病灶范围,采用不同手术方式。年轻患者尽量保留生育能力,清除病灶。年龄较大,病灶范围大者,应行全子宫及双附件切除。术毕腹腔用抗生素,并放置引流。

第四节 妇科肿瘤

一、子宫颈癌

子宫颈癌是妇科常见的肿瘤之一,可表现为不规则阴道流血或阴道大量出血,引起生命危险。子宫颈癌是指发生在宫颈阴道部或移行带的鳞状上皮细胞、柱状上皮下的储备及宫颈管黏膜柱状上皮的恶性肿瘤。子宫颈癌是全球女性中仅次于乳腺癌的第二个最常见的妇科恶性肿瘤。在一些发展中国家其发病率仍居首位,我国女性生殖系统恶性肿瘤中子宫颈癌发病率居第一位。

【病因与发病机制】

病因为多种因素,如早婚、早孕、多产、慢性炎症、性生活紊乱、配偶的包皮垢等;人类乳头状瘤病毒 16、18 及 31 型,疱疹Ⅱ型病毒及尖锐湿疣等与该病发生也关系密切。宫颈糜烂者子宫颈癌的发生率较高。

【临床表现】

1. 症状

(1)子宫颈癌早期

早期多无症状。中期主要表现为阴道流血,有接触性出血,发生在性生活后或妇科检查后出血,出血量最初一般比较少。晚期病灶增大,阴道流血量多,还可有大出血。年轻患者表现为月经期延长、周期缩短、经量增多等,绝经后妇女表现为绝经后出血。白带增多,白带呈血性或稀薄似米汤样、米泔水样,有腥臭味,继发感染后白带呈脓性伴恶臭。

(2)子宫颈癌晚期

出现骨盆疼痛、尿频、尿急、血尿、肛门坠胀、大便秘结、里急后重、便血、下肢水肿和疼痛等,严重者导致输尿管梗阻、肾盂积水,最后导致尿毒症。疾病后期出现食欲差、消瘦、贫血、发热和全身各脏器功能衰竭的表现。

2. 体征

肉眼见肿物侵犯穹隆,使阴道变浅或消失,触之癌灶组织增厚、质脆硬,缺乏弹性,易接触性出血。宫颈光滑或者糜烂,也可见癌灶呈菜花样,组织质脆,触之易出血、结节状、溃疡或形成空洞,宫颈腺癌时宫颈可呈桶状,质地坚硬。子宫体一般正常大小,癌组织如果沿韧带浸润主韧带、子宫骶韧带,可使其增厚、缩短,呈结节状、质硬、不规则,形成团块状伸向盆壁或达盆壁并固定。

【辅助检查】

1. HPV 检测

HPV 感染是导致子宫颈癌的主要病因,目前国内外已经将检测 HPV 感染作为子宫颈癌的一种筛查手段。

2. B 型超声检查

高分辨阴道 B 型超声,可发现宫颈内形态不规则的低回声区,血流信号丰富,或者宫颈增粗,局部膨大,与周围组织无明显界限。此外,B 型超声尚可帮助了解子宫及附件有无包块及其大小、性状和包膜是否完整、属囊性或实性等。

3. 脱落细胞学检查

在除去宫颈表面分泌物后,以宫颈口为中心,用宫颈液基细胞学采集细胞的小刷子顺时针方向转 15 圈,做细胞学检查。阳性者必要时行阴道镜检查,宫颈行多点活检或宫颈锥形切除,连续切片病理检查。

4. 阴道镜检查

可发现醋白上皮及有异性血管区,并取活检。

5. 宫颈环形电切或锥形切除术

宫颈细胞学多次阳性,阴道镜检查阴性或镜下活检阴性,颈管刮除术阴性。宫颈细胞学诊断较阴道镜下活检重,或提示可疑浸润癌。CINⅡ－Ⅲ期病变或颈管刮除术阳性。宫颈细胞学提示腺上皮异常。阴道镜检查或镜下活检怀疑早期浸润癌或怀疑宫颈原位腺癌。

【诊　　断】

根据病史和临床表现,尤其有接触性出血者,首先应想到有子宫颈癌的可能,应做详细的全身检查及妇科检查进行诊断。

【治疗措施】

1. 止血

(1)流血多者可立即置妇科手术床,迅速检查阴道内癌瘤情况。如为大块癌灶崩脱,即可用于纱布按压止血,查看有无活动性动脉出血,可用小血管钳夹住血管结扎止血。

(2)由于癌组织不可轻易清除,可局部敷以云南白药、凝血酶粉等止血药敷压于出血面而止血,再逐层严密地用纱布填塞阴道。

(3)静脉输广谱抗生素预防感染,酌情输血、止血药,局部压迫止血时采用腔内放疗。

经以上处理多能止血。

2. 手术治疗

(1)主要类型

Ⅰ型为扩大子宫切除,即筋膜外全子宫术。

Ⅱ型为扩大子宫切除,即次广泛子宫切除术,切除1/2骶主韧带和部分阴道。

Ⅲ型为扩大子宫切除,即广泛性全子宫切除术,靠盆壁切除骶主韧带和上1/3阴道。

Ⅳ型为扩大子宫切除,即超广泛性全子宫切除术,从骶主韧带根部切除,阴道1/2~2/3。

Ⅴ型为扩大子宫切除,即盆腔脏器廓清术(前盆、后盆、全盆)。

(2)根治性宫颈切除术及盆腔淋巴结清扫术:人们称这种手术为根治性宫颈根治术,适合治疗菜花型ⅠA－ⅡA期子宫颈癌。根据报道可适用于:①年龄在40岁以下;②强烈要求保留生育功能;③临床分期ⅠA、ⅡA期;④肿瘤体积小于表浅浸润或 LEEP 锥切后示宫颈肿瘤体积小;⑤临床上无影响生育的证据;⑥无脉管内浸润;⑦阴道镜检查宫颈管侵犯少;⑧无盆腔淋巴结转移。

手术范围:基本手术包括切除盆腔淋巴结,80%宫颈及部分主韧带、宫骶韧带,阴道2～3 cm,切断子宫动脉(再吻合或不再吻合),或仅切断子宫动脉下行支。将阴道切缘与残留宫颈间质缝合。用可吸收缝线在内口水平做预防性环形缝合,防止怀孕时宫颈管功能不全,支持无力。

(3)保留神经的宫颈癌广泛手术:主要方法是在切除主韧带时识别并推开盆腔交感神经。在未保留神经的患者中,常有尿潴留;而保留了一侧或双侧神经的患者,尿潴留发生率明显下降。

3. 放射治疗

放射治疗适于各期子宫颈癌,ⅡB－ⅣB期以同步放化疗为主,放射治疗采用腔内照射与体外照射相结合的方法。FIGO 2006 年报道,按此治疗模式采用同步放化疗的各期子宫颈癌的 5 年生存率分别为:ⅡB 期 70.5%,ⅢA 期 48.2%,ⅢB 期 50.2%,ⅣA 期 36.2%,Ⅳ 期 84.6%;手术治疗效果Ⅰ期 86.3%,ⅡA 期 75.0%,Ⅰ－ⅡA 期子宫颈癌的根治性放射治疗效果与根治性手术治疗效果相当,ⅡB－Ⅲ期子宫颈癌的根治性放射治疗效果明显优于手术治疗。晚期子宫颈癌患者接受放射治疗,虽不能获得理想的根治疗效,但部分患者可能获得较好的姑息作用。放射治疗对ⅣA 期、部分ⅣB 期及手术后局部及区域复发的子宫颈癌患者,也有重要的治疗价值。

放射治疗照射的方法分为体外照射和腔内照射两种。两种照射方式采用不同的放射治疗设备。两种照射方式相结合可产生互补效果。

(1)体外照射:体外照射又称为远距离放射治疗。是子宫颈癌放射治疗的重要组成部分,除子宫颈原位癌和ⅠA期子宫颈癌患者可以单独用腔内照射外,其他各期子宫颈癌均应配合体外照射。

体外照射的靶区是盆腔,包括宫颈、子宫、宫颈及子宫旁组织、阴道上段、盆腔组织及盆腔淋巴结区。照射剂量:分次剂量1.8~2.0 Gy/次,每周 9~10 Gy。多野照射时,每天应该同时照射诸照射野,以减少晚期并发症。总剂量:全盆腔 40~ 50 Gy,ⅡB 至ⅢB 期宫旁>50 Gy。应该将照射范围内的剂量不均匀性控制在 10%以下。盆腔野的范围:ⅠB 期照射的上界位于第 5 腰椎下缘水平,ⅡA 期至Ⅳ期的上界位于第 4~5 腰椎的间隙水平;外界位于骨盆骨缘外 2 cm 处,相当于股骨头中线部位;阴道未受侵犯者的下界在骨盆闭孔下缘水平,约相当于耻骨联合上缘下 4~5 cm 处,阴道受侵犯者的下界视病变范围而下移。中挡块野照射用至少 5 个半价层厚,宽 4 cm 的挡铅。晚期及阴道下段受累者应考虑照射野包括腹股沟淋巴结。盒状技术的侧野(10~12) cm×16 cm 大小,包括髂外淋巴结,前界于耻骨联合,上界到骶$_{2~3}$交界水平,后界可以据直肠钡灌肠结果确定,如肿块大或子宫骶骨韧带受累,后界位于骶骨$_{3~4}$ 交界处。常规盆腔照射野ⅠB 期为 15 cm×15 cm,ⅡA、ⅡB、Ⅲ和Ⅳ期面积稍大些,约为 18 cm × 15 cm。

(2)腔内照射:腔内照射是近距离放射治疗的方式之一。近距离放射治疗在子宫颈癌放射治疗中具有举足轻重的作用。用于子宫颈癌腔内放射治疗的技术包括传统腔内照射技术、后装放射治疗技术、中子腔内照射技术。

4. 化学治疗

(1)适应证:局部肿块巨大(≥4 cm)或桶状宫颈,可在术前行化疗或放化疗联合应用。有预后不良因素者,如手术发现髂总动脉以上有淋巴结转移、盆腔淋巴结阳性、宫旁转移、切缘阳性、放疗不敏感或病理分级Ⅲ级以上者。中晚期患者综合治疗。不能控制的癌性出血。转移复发患者的姑息治疗。

(2)用药途径、方案及剂量

①全身用药：因单药的有效率低，缓解期短，全身化疗多采用联合化疗。联合化疗中含顺铂的化疗方案可达到 40％～75％的反应率。

②动脉灌注用药：通过选择性或超选择性动脉插管技术，在明确局部病灶的基础上，将化疗药物通过导管直接注入肿瘤供血动脉。一般来讲，动脉灌注化疗可使局部药物浓度提高，而使全身药物浓度减少。疗效和毒性反应则取决于肿瘤类型、肿瘤血供状态、药物的作用机制与代谢动力学。最常应用动脉灌注化疗的妇科恶性肿瘤是子宫颈癌。动脉插管灌注化疗适用于以下情况：术前辅助化疗，使部分手术切除有困难者或不能切除者的手术率提高。不能手术切除的中晚期肿瘤的姑息治疗。复发性肿瘤。难以控制的肿瘤出血。术后辅助治疗。配合放射治疗。

③腹腔内用药：腹腔化疗可取得与全身用药相似的疗效，其机制有待进一步探讨。其方法同卵巢癌腹腔化疗。

5. 综合治疗

所谓的综合治疗是指根据患者的机体状况、肿瘤的病理类型、播散及浸润的范围临床分期和发展趋向，有计划、合理地应用现有的治疗手段，尽可能地提高治愈率，改善患者的生存质量。综合治疗是现代肿瘤治疗的一个趋势，但并非全部子宫颈癌均需采用化疗与放疗的综合治疗。

二、子宫内膜癌

子宫内膜癌或其他恶性肿瘤引起的阴道出血一般不像子宫颈癌引起的出血那么严重。患者倾向于年龄较大的人群，子宫内膜癌患者的平均年龄为 60 岁，约有 5％的子宫内膜癌发生于 40 岁以下的年轻妇女。年龄较大的子宫内膜癌患者病史中的要点包括使用外源性雌激素及肥胖。对于年轻妇女，肥胖、未生育及不孕症可能是引起子宫内膜癌的易感因素。

【病因与发病机制】

子宫内膜癌的病因不十分清楚。多数作者认为,内膜癌有两种类型,可能有两种发病机制。一类较年轻些,在无孕酮拮抗的雌激素长期作用下,子宫内膜发生增生性改变,最后导致癌变,但肿瘤分化较好;另一类发病机制不清楚,可能与基因变异有关,多见于绝经后老年人,体型瘦,雌激素水平不高。在癌灶周围可以是萎缩的子宫内膜,肿瘤恶性度高,分化差,预后不良。

前一类占子宫内膜癌的大多数,长期的无孕酮拮抗的雌激素刺激可能是主要发病因素。许多年前,人们就知道给实验动物雌激素,观察到子宫内膜细胞有丝分裂增多,可引起子宫内膜由增生过度到内膜癌的演变,而给予孕激素则可减少内膜细胞的有丝分裂。

【临床表现】

1. 症状

阴道出血是子宫内膜癌患者最常出现的临床症状。但是一般出血量不大,不至于促使患者来急诊科就诊。绝经后妇女发生阴道出血在未确诊为其他疾病前,应怀疑为子宫内膜癌。

2. 体征

怀疑子宫内膜癌时,应仔细检查判断子宫的大小及是否有子宫外肿瘤。进行阴道窥器检查时,可见血液是从宫颈口内流出。少数情况下,子宫内膜癌可表现为宫颈处肉眼可见的病变。

【病理类型】

1. 腺癌

腺癌占 80％～90％。镜下见内膜腺体增多,大小不一,排列紊乱,呈明显背靠背现象。上皮有时呈乳头状,向宫腔内突出形成继发腺体,呈腺套腺现象。癌细胞较大、不规则,核大呈多形性改变、深染,细胞质少,分裂象多,间质少伴炎性细胞浸润。分化差的腺癌则见腺体少,结构消失,成为实性癌块。

国际妇产科协会(FIGO,1970)提出内膜癌组织学 3 级分类法:Ⅰ级(高度分化癌),常局限于子宫内膜,偶见单层或复层乳头状上皮,排列不整齐,间质少;Ⅱ级(中度分化癌),分化稍差,腺体轮廓欠清晰,部分为实性癌块,细胞失去极性,常见核分裂象;Ⅲ级(低度分化或未分化癌),分化极差,腺体结构消失,实性癌块为主。

2. 腺角化癌

又称腺棘皮癌。镜下特点是腺癌中含成团成熟分化好的良性鳞状上皮,可见细胞间桥及角化形象或形成角化珠。

3. 鳞腺癌

或称混合癌。癌组织中有腺癌和鳞癌两种成分。

4. 透明细胞癌

肿瘤呈管状结构,镜下见多量大小不等的背靠背排列的小管,内衬透明的鞋钉状细胞,表现为胞质稀少,核大并突入腔内,间质中有胶原纤维。

【辅助检查】

1. 分段诊刮

先用小刮匙环刮颈管,再进入宫腔依次刮取宫体、宫底部内膜。术时务须小心,慎防子宫穿孔。尤其当刮出多量豆渣样组织,高度怀疑为子宫内膜癌时,应立即停止手术。刮出物分别做好标记,送病理检查。

2. 宫腔镜检查

诊刮阴性,而病史有癌症可疑时可行宫腔镜检查,直视子宫内膜。如有癌灶,则可直接观察其部位、大小、生长形态,并可取材送病理检查。

3. 细胞学检查

宫腔细胞学采集后制片,阳性率很高。

4. B超检查

可了解子宫大小、宫腔内有无占位性病变、子宫内膜厚度、肌层浸润深度。极早期可见宫腔线紊乱、中断。典型声像图为子宫增大或绝经后子宫相对增大,宫腔内见实质不均匀回声区,形态不规则,宫腔线消失,有时见肌层内不规则回声紊乱区,边界不清,可做出肌层浸润的诊断。

5. 其他

常规做胸部 X 线、血生化和血细胞计数检查。

【诊　　断】

1. 病史

绝经前后有不规则阴道流血或排臭液。

2. 临床表现

绝经后妇女子宫不萎缩反而饱满、变硬。

3. 辅助检查

诊断性刮宫进行病理检查可以发现不同类型的癌细胞,其他辅助诊断方法:子宫内膜活检、宫腔镜检查、MRI、CT、CA125 等。

【治疗措施】

子宫内膜癌主要的治疗方法为手术、放疗、化疗及内分泌治疗。治疗应根据子宫大小、肌层是否被癌浸润、宫颈管是否累及、癌细胞分化程度及患者全身情况等而定。

1. 出血治疗

阴道流血一般不会很汹涌,患者失血或贫血程度较重者应配血以便必要时输血。同时给予止血及抗感染治疗。流血来自宫口,流量不猛者,可先以探针了解宫腔情况,诊断所需子宫内膜标本刮取或刷取后,用纱布撒上止血药粉填塞,填塞必须不留空隙,用力不可过猛,填满宫腔、宫颈、阴道。当子宫内膜癌穿透子宫浆膜层,引起腹腔内出血时应立即行剖腹探查止血。根据病灶范围及患者机体情况做相应范围的手术处理。

2. 手术治疗

手术治疗是首选的治疗方法。手术目的:一是进行手术病理分期,确定病变范围及预后相关因素;二是切除癌变的子宫及其他可能存在的转移病灶,是子宫内膜癌的主要治疗方法。

3. 放疗

放疗是治疗子宫内膜癌有效方法之一。单纯放疗仅用于有手术禁忌证或无法手术切除的晚期患者。术后放疗是子宫内膜癌最主要的术后辅助治疗,可明显降低局部复发,提高生存率。对已有深肌层浸润、淋巴结转移、盆腔及阴道残留病灶的患者,术后均需加用放疗。

已发表的资料提示,辅助放疗不是低或中度危险的Ⅰ期患者的指征。这包括所有无浆膜侵犯的 G1 级肿瘤和<1/2 肌层浸润的 G2 级肿瘤。对全面手术分期已经排除子宫外病变的较高危妇女,放疗的效果仍不肯定,但许多人仍保留外照射以减少盆腔复发。另外,有学者提倡对高危的病例,如 G3 级和>1/2 肌层浸润的肿瘤施以辅助放疗。对于淋巴结阴性的高危患者,多数选择单纯阴道内近距离照射。

4. 化疗

化疗为晚期或复发子宫内膜癌综合治疗措施之一,也可用于术后有复发高危因素患者的治疗,以期减少盆腔外的远处转移。常用的化疗药物有顺铂、阿霉素、氟尿嘧啶、环磷酰胺、丝裂霉素等;可以单独应用,也可几种药物联合应用,也可与孕激素合并应用。

5. 孕激素治疗

对晚期或复发癌可用孕激素治疗,也用于治疗子宫内膜不典型增生和试用于极早期要求保留生育功能的患者。孕激素以高效、大剂量、长期应用为宜,至少应用 12 周以上方可评定疗效。常用药物为醋酸甲羟孕酮每日 200～400 mg。

过去孕激素治疗得到广泛应用,但是近期研究表明辅助性孕激素治疗对提高子宫内膜癌患者的生存率没有好处。

三、妊娠滋养细胞疾病

妊娠滋养细胞疾病是由一组与妊娠相互关联的疾病组成,包括完全性葡萄胎、部分性葡萄胎、胎盘部位滋养细胞肿瘤及绒毛膜癌。妊娠滋养细胞肿瘤主要继发于葡萄胎妊娠,少数也可继发于其他任何类型的妊娠。滋养细胞肿瘤的治愈率可达 80％～90％,使其最早成为少数可治愈的实体肿瘤之一。葡萄胎亦称水泡状胎块是指妊娠后胎盘绒毛滋养细胞异常增生,终末绒毛转变成水泡,水泡间相连成串,形如葡萄得名。妊娠滋养细胞肿瘤60％继发于葡萄胎,30％继发于流产,10％继发于足月妊娠或异位妊娠。继发于葡萄胎排空后半年以内的妊娠滋养细胞肿瘤的组织学诊断多数为侵蚀性葡萄胎,1 年以上者多数为绒毛膜癌,半年至 1 年者绒毛膜癌和侵蚀性葡萄胎均有可能,时间间隔越长,绒毛膜癌可能性越大。继发于流产、足月妊娠、异位妊娠后者组织学诊断应为绒毛膜癌。

【病因与发病机制】

(1)营养不良,妇女在妊娠及备孕期间,要加强营养,加强营养不在于某些营养吸收过多,而在于营养的丰富性及适量性。

(2)遗传性的疾病。

(3)孕妇的内分泌失调,它是由临床工作者从发生妊娠滋养细胞疾病中孕妇的内分泌失调的占比来证明的。年龄越大的人,内分泌失调越严重,她们的妊娠滋养细胞疾病发生率也越高。

【临床表现】

1. 葡萄胎

完全性葡萄胎多数患者在停经 8～12 周发生不规则阴道流血,断续不止,且常反复大量流血,有时可自然排出水泡状组织,此时出血往往汹涌。流血时间长可导致贫血及继发感染。查体子宫异常增大或质地极软,妊娠呕吐较正常妊娠为早,持续时间长,且症状严重。在孕 24 周前即可发生高血压、水肿、蛋白尿等妊娠期高血压征象,约 10％患者合并轻度甲亢,表现心动过速、皮肤温热及震颤。部分性葡萄胎可有完全性葡萄胎表现的大多数症状,但程度轻,主要表现为停经后阴道流血,子宫小于停经月份,子宫大于停经月份少见,无黄素化囊肿出现,故易误诊为不全流产或过期流产。

2. 妊娠滋养细胞肿瘤

葡萄胎排空、流产或足月产后,有持续不规则阴道出血,量多少不定是妊娠滋养细胞肿瘤的主要表现,子宫不均匀增大、卵巢黄素化囊肿持续存在、急性腹痛及其他腹腔内出血症状。由于滋养细胞的生长特点是破坏血管,各转移灶的共同特点是局部出血。

(1)肺转移(80%):表现为胸痛、咳嗽、咯血及呼吸困难。早期靠胸片或 CT 诊断。

(2)阴道转移(30%):表现为阴道前壁紫蓝色结节,破溃后大量出血。

(3)肝转移(10%):穿破肝包膜可引起腹腔内大出血,导致死亡。

(4)脑转移(10%):出现头痛、呕吐、抽搐、偏瘫及昏迷。一旦发生,致死率高。

【辅助检查】

1. 绒毛膜促性腺激素测定

患葡萄胎时因滋养细胞高度增生,产生大量 hCG,血清中 hCG 浓度通常大大高于正常妊娠相应月份值,利用这种差别可作为辅助诊断。血 β-HCG 超过 100 kU/L,常高达 1 500～2 000 kU/L,且持续不降。由于正常妊娠时 hCG 分泌峰值在停经 60～70 日,可能与葡萄胎发病时间同期而造成诊断困难,应连续测定 hCG 或与 B 型超声检查同时进行,即可做出鉴别。

2. 超声检查

为重要的辅助诊断方法,B 型超声下葡萄胎时见明显增大的子宫腔内充满粗点状或落雪状图像,但无妊娠囊可见,也无胎儿结构及胎心搏动征。

3. X 线胸片或肺部 CT

肺部结节状阴影,棉球状或团块状。转移灶以右下肺多见。

4. 免疫组化

免疫组化发现 P57KIP2 在完全性葡萄胎的绒毛滋养细胞和绒毛间叶细胞中不表达,在绒毛间滋养细胞岛和蜕膜中表达,部分性葡萄胎则是正常表达。

5. 病理检查

清宫后将组织送病理,提示完全性及部分性两类。完全性葡萄胎表现为绒毛组织全部变为葡萄状组织,其特点是绒毛间质水肿变性、中心血管消失及滋养细胞增生活跃等,无胎儿、脐带或羊膜囊成分;而部分性葡萄胎则表现为胎盘绒毛部分发生水肿变性及局灶性滋养细胞增生活跃,并可见胎儿、脐带或羊膜囊等成分。

6. 血 hCG 连续测定

血 hCG 水平是葡萄胎后妊娠滋养细胞肿瘤主要的诊断依据,影像学证据不是必要的。

7. 胸部 X 线片

诊断肺转移有价值。最初 X 线征象为肺纹理增粗,以后发展为片状或小结节阴影,典型表现为棉球状或团块状阴影。转移灶以右侧肺及中下部较多见。

8. CT 和磁共振成像

主要用于脑、肝和盆腔病灶的诊断。

9. 超声检查

B 型超声可以早期发现、协助诊断子宫内滋养细胞肿瘤病灶。宫壁显示局灶性或弥漫性强光点或光团与暗区相间的蜂窝样病灶,彩色多普勒超声主要显示丰富的血流信号和低阻力型血流频谱。

【诊　　断】

根据妊娠滋养细胞肿瘤检查及组织学诊断。在子宫肌层或子宫外转移灶的切片中,见到绒毛结构或退变绒毛阴影,即可诊断为侵蚀性葡萄胎。若仅见大片分化不良的细胞滋养细胞和合体滋养细胞及出血坏死，而未见绒毛结构，即可诊断为绒癌。

【治疗措施】

1. 葡萄胎治疗

（1）清除宫腔内容物葡萄胎

确诊后应及时清除宫腔内容物。在输液、配血的条件下，一般采用吸宫术。充分扩张宫颈管，选用大号吸管，大部分内容物刮出后，轻柔刮宫，刮出物选取宫腔内及近种植部位组织送病理，在宫口充分扩张，大部分宫内物刮出后，才可使用缩宫素，以免滋养细胞进入宫壁血窦。子宫体积在 12 周妊娠大小者清宫一次即可，＞12 孕周者可考虑于第一次清宫后 1 周行第二次清宫，每次清宫刮出物均送病理。

（2）子宫切除术

年龄超过 40 岁者，葡萄胎恶变率较年轻妇女高 4～6 倍，处理时可直接切除子宫，保留附件；若子宫超过孕 14 周大小，应考虑先吸出葡萄胎组织再切除子宫。然而，单纯切除子宫只能去除病变侵入局部的危险，不能防止转移的发生。

（3）黄素化囊肿的处理

因囊肿可自行消退，一般不需处理。

（4）预防性化疗指征

对于年龄＞40 岁或＜18 岁；子宫明显大于孕周（比实际停经天数大 4 周）或并发黄素化囊肿（直径＞6 cm）；hCG 值＞100kU/L；随诊有困难，或曾有葡萄胎史等。预防性化疗的起始时间为清宫术前 3 日或清宫当时，多持续 1～2 个疗程，至 hCG 转阴性。

（5）定期随访

可早期发现持续性或转移性滋养细胞肿瘤。葡萄胎清除后每周做一次 hCG 定量测定，直到降低至正常水平。开始 3 个月内仍每周复查一次，此后 3 个月每半月一次，然后每月一次持续半年,第二年起改为每半年一次,其随访 2 年。随访内容除每次必须监测 hCG 外,应注意有无异常阴道流血、咳嗽、咯血及其他转移灶症状,并做妇科检查,盆腔 B 型超声及 X 线胸片检查也应重复进行。

葡萄胎处理后应避孕 1～2 年,最好用安全套;不宜使用宫内节育器,因可混淆子宫出血原因;含有雌激素的避孕药可能促进滋养细胞生长,以不用为妥。

2. 妊娠滋养细胞肿瘤治疗

(1)化疗:目前常用一线化疗药物有氟尿嘧啶(5-FU)、放线菌素 D(Act-D)、甲氨蝶呤(MTX)及其解救药亚叶酸钙(CF)、环磷酰胺(CTX)、长春新碱(VCR)、依托泊苷(VP-16)、顺铂(CDDP)等。

(2)手术:子宫切除术或子宫病灶切除术。

①适用范围

肿瘤实体破裂,发生大出血而难以控制,致命性的出血需要进行急诊子宫切除。

对于低危无转移且无生育要求的患者,为缩短化疗疗程,减少化疗的毒副反应,可选择切除子宫。

对于发生耐药及复发的 CTN 患者,如果耐药病灶局限于子宫,而其他部位转移灶明显吸收,可行子宫切除术。

耐药性 GTN 指化疗过程中血 hCG 下降不显著或呈平台状,甚至上升,其他检查提示肿瘤病灶不缩小或增大甚至出现新病灶者。经 2～3 个疗程化疗后出现血 hCG 下降在 1%～10% 范围,提示有耐药可能。

如果治疗后血 hCG 连续 3 周阴性,其他检查提示病灶消失 3 个月后,出现血 hCG 升高或其他检查发现新病灶则提示复发;若 1 年后出现上述情况为晚期复发。

若 3 个月内出现上述情况则为持续性 GTN。胎盘部位滋养细胞肿瘤(PSTT)对化疗不如其他 GTN 敏感,长期以来手术一直是治疗 PSTT 的首选方法。

②手术方式

全子宫切除：年轻患者无卵巢癌家族史的可予保留双侧卵巢。对于年轻、有生育要求的、局限性的子宫耐药病灶，可考虑行子宫病灶切除术。对于 PSTT，切除盆腔及腹主动脉旁淋巴结是有益的。

肺叶切除术：肺转移是 GTN 最常见的转移部位。绝大多数患者经化疗药物治疗后效果较好，少数疗效不好的，如病变局限于肺的一叶，可考虑肺叶切除。

肺叶切除的指征：可以耐受手术，原发灶已控制，无其他转移灶，肺转移局限于一侧，血 hCG＜1000 U/L。

（3）随访：治疗结束后应严密随访。第一次随访在出院后 3 个月，以后每 6 个月 1 次，直至 3 年；以后每年 1 次，直至 5 年，以后可每 2 年 1 次。

第五节　女性生殖器官损伤

一、外阴裂伤及血肿

外阴裂伤多发生于未成年少女，有时也可发生在青年女性。当骑车、跨越栏杆或座椅，沿楼梯扶手滑行，或由高处跌下，以致外阴部直接触及硬物时，均可引起外阴部软组织不同形式和不同程度的骑跨伤。受伤后患者当即感到外阴部疼痛，伴有外阴出血。检查可见外阴皮肤和皮下组织有明显裂口及活动出血。

【病因与发病机制】

由于外阴部富于血供，而皮下组织疏松，当局部受到硬物撞击，皮下血管破裂而皮肤无裂口时，极易形成外阴血肿。皮肤有明显裂口时有活动性出血，量大时可发生休克。

【临床表现】

1. 症状

患者多有外阴外伤史,受伤后感到外阴疼痛,皮肤无裂伤时形成外阴血肿,患者感到外阴肿胀、剧烈疼痛、行走不便。当皮肤有破裂时可有活动性出血,外阴血肿增大压迫尿道可引起尿潴留。

2. 体征

行妇科检查可见外阴部有紫蓝色块物隆起,压痛显著。如外阴为尖锐物体所伤,可引起外阴深部穿透伤,严重者可穿入膀胱、直肠或腹腔内。

【辅助检查】

(1)血常规检查:出血多时有血红蛋白下降,应注意血小板是否正常。

(2)出凝血时间检查:了解有无凝血功能异常。

(3)B型超声检查:注意观察盆腔脏器,了解盆腔脏器有无损伤。

【诊　　断】

一般有典型病史,诊断不难。有骑跨伤史,多发生在未成年女性或年轻女性。妇科检查可见外阴血肿或外阴裂伤伴活动性出血。

病情危重指标:外阴大出血,外阴巨大血肿。

【治疗措施】

血肿形成后最初 24 小时内避免抽吸血液,有活动性出血者应立即手术止血,术前详细检查,包括阴道检查、直肠指检,查明除血肿外有无阴道、尿道、膀胱、直肠、血管、腹腔脏器等损伤。

1. 保守治疗

嘱患者卧床休息,最初 24 小时内宜局部冷敷(冰敷),以降低局部血流量和减轻外阴疼痛。血肿小无增大趋势时,可保守治疗。外阴血肿直径＜5cm,可压迫止血,严密观察,24 小时内冷敷,24 小时后可改用热敷或超短波、远红外线等治疗,以促进血肿吸收。血肿形成 4～5 天后,可在严密消毒情况下抽出血液以加速血肿的消失。但在血肿形成的最初 24 小时内,特别是最初数小时内切忌抽吸血液,因渗出的血液有压迫出血点而达到防止继续出血的作用,早期抽吸可诱发再度出血。

2. 手术治疗

外阴血肿超过 5cm,血肿不易自行吸收。凡血肿巨大,特别是有继续出血者,应在良好的麻醉条件下(最好骶管麻醉或鞍麻)切开血肿,排出积血,结扎出血点后再予缝合。术毕应在外阴部和阴道内同时用纱布加压以防继续渗血。同时安置保留尿管开放引流。术前详细检查,包括阴道检查、直肠指检,查明除血肿外有无阴道、尿道、膀胱、直肠、血管、腹腔脏器等损伤。准备明胶蛋白海绵、止血粉、凡士林纱布。采用局麻或阴部神经阻滞麻醉,血肿较深或范围较大者,可采用硬膜外阻滞麻醉。患者取膀胱截石位,可疑尿潴留者,先导尿。在切口最薄弱处或者最突出的黏膜表面做纵向切口,直达血肿腔。用手指或纱布清除血肿腔内血块,并送细菌培养。以冷无菌生理盐水冲洗血肿腔。仔细检查血肿腔内有无活动性出血点,若有出血点以细丝线结扎止血,如为弥漫性渗血,看不清出血点时,可放置明胶蛋白海绵、止血粉,以纱布压迫片刻,然后缝合闭锁创腔。可吸收线自血肿腔底部开始做间断或荷包缝合,关闭血肿腔,不可遗留腔隙。如血肿较大,有少量渗血或可疑感染等情况,在缝合切口后放置橡皮引流条直达腔底。如已感染或化脓,清除血块、充分止血,放置引流,不做缝合。已缝合的伤口用无菌纱布覆盖,用"丁"字带压紧固定。抗生素预防感染,加用止血药物。术毕应在外阴或阴道内加压以防继续渗血。术后保留尿管 24 小时。

如果为新鲜裂伤,自破口可见活动性出血,可吸收线缝合止血,严密观察有无继续出血,术后给予抗生素预防感染、止血药物。

二、处女膜损伤

初次性交;性暴力;诱奸幼女;女性运动员、杂技演员、舞蹈演员因骑跨动作引起处女膜损伤;车祸或意外事故造成处女膜损伤;手淫;阴道放入异物等。

【病因与发病机制】

处女膜为坚韧的黏膜组织,表面为鳞状上皮覆盖,内含结缔组织、血管及神经末梢,结缔组织的多少、处女膜的厚薄与是否造成严重裂伤有关。一般裂伤伴少量出血,可自行止住。奸污或暴力性交时,偶尔导致处女膜过度裂伤至周围组织引起大出血。

【临床表现】

初次性交,处女膜破裂多在后半部,即 4～5 点或 7～8 点处,裂口多为对称的两条,深达膜的基底部。新鲜裂口的边缘可见出血或血凝块,轻度红肿,有触痛,3～4 天后可见少许脓性渗出物附着。

【诊   断】

有暴力性交史或初次性交史。妇科检查可见处女膜有裂伤,伤口新鲜伴活动性出血。血常规检查注意有无血红蛋白下降。病情危重指标阴道大出血。

【治疗措施】

(1)有少量出血时多可自行止血不必处理,出血较多需手术缝合。有处女膜损伤时一定要注意同时检查阴道、会阴、前庭,甚至肛门有无合并广泛的损伤。

(2)处女膜损伤伴有少量出血可自行停止,可嘱患者注意休息,严密观察,不必手术治疗。裂口较深,达处女膜基底部并伤至周围组织伴有活动性出血,应以可吸收线缝合止血。

三、阴道损伤

阴道裂伤多见于各年龄妇女暴力性交后,有阴道活动性出血,量多时可导致休克,甚至危及生命。当阴道用药不当导致药物作用引起的阴道损伤,可出现阴道出血、溃疡,药物被黏膜吸收后可引起全身中毒。

【病因与发病机制】

女性在妊娠期性交后阴道出血,产后或绝经后阴道萎缩,阴道手术瘢痕,阴道畸形狭窄,以及性交位置不当时均可引起出血,因后穹较薄弱、深,损伤多位于后穹,尤其易发生于宫颈有较深裂伤延及穹隆者。阴道血供丰富,性交撕裂后可立即发生活动性出血,流血过多时可发生休克;裂伤严重时往往延及盆底腹膜破裂,或穿破直肠或膀胱。

阴道内放入腐蚀性强的药物,可引起阴道黏膜坏死,以致阴道粘连、狭窄。

【临床表现】

1. 症状

(1)当暴力性交后阴道活动性出血,色鲜红,量较多。药物引起阴道损伤,开始时阴道流臭味白带,以后出现脓血性白带或鲜血。

(2)阴道损伤同时穿破腹膜时可引起腹痛、腹胀。损伤直肠时可有粪便自阴道排出。损伤膀胱时有清亮液体自阴道内流出。

(3)阴道内使用毒性或腐蚀性强的药物时,可被阴道黏膜吸收,引起全身中毒性反应,有时可发生肾功能衰竭。

2. 体征

(1)外力性阴道裂伤多发生于后穹隆部损伤,可为单发或多发,往往呈半月形裂伤环绕宫颈。

(2)药物性损伤致整个阴道壁广泛充血,并有散在大片溃疡。

(3)合并腹膜、直肠、膀胱损伤时,可在以上各部位有裂伤口。

【辅助检查】

(1)血常规检查:可有血红蛋白下降或白细胞升高等表现。

(2)B 型超声检查:了解盆腔脏器损伤情况。

（3）阴道分泌物检查：生理盐水悬滴检查滴虫、真菌。

（4）其他：必要时行阴道分泌物或血液细菌培养及药物敏感试验。

【诊　　断】

1. 病史

有暴力性交史或阴道放置腐蚀药史。

2. 体征

阴道有较多活动性出血，或脓血性白带。

3. 妇科检查

仔细检查出血来自何部位，尤其注意后穹部。此处是性交猛力冲撞处，最易破损，以窥器检查时易被遮盖，应转动窥器观察后穹隆，此处裂伤最易达腹腔，故应仔细注意其深度。产褥期阴道组织脆弱，性交时往往易在后穹部位发生损伤。检查时患者多不配合，可在麻醉下或肌内注射止痛药物后再进行检查。病情危重指标阴道大出血，休克；损伤腹膜、直肠和膀胱；全身药物中毒征。

【治疗措施】

暴力性交引起的阴道损伤可行手术治疗，阴道内上药引起阴道损伤需药物治疗。暴力性交引起的阴道损伤有阴道活动性出血，量多时可导致休克，甚至危及生命，需积极治疗休克。阴道裂伤先压迫止血，暂不处理，待全身情况好转，重要脏器损伤处理之后，才行阴道裂伤修补。药物引起的阴道损伤可出现全身中毒反应，需严密监测生命体征、重要脏器功能，积极纠正一般情况，尤其对老年人更为重要，切勿只治疗局部阴道损伤，忽视纠正全身中毒反应。

1. 药物治疗

适用于药物性阴道损伤。发现阴道内有药物时立即取出，用生理盐水或1:5 000高锰酸钾液或1:1 000苯扎溴铵（新洁尔灭）液外洗阴道，擦干后，局部喷敷金霉素粉，每日1次，直至溃疡及炎症消退。

2. 手术治疗

腰骶管。麻醉下仔细检查阴道裂伤部位、深浅、范围；导尿了解膀胱、尿道情况；再戴一双手套，指诊检查肛门、直肠情况。阴道侧壁或后穹隆裂伤时，以鼠齿钳夹住裂伤的边缘及断端的两末端，检查无活动性出血，用"0"号可吸收线连续缝合，如果有活动性出血，先用 4 号丝线缝扎出血点，然后再用可吸收线缝合裂口。如裂口波及直肠，应先用 3-0 肠线间断缝合裂伤处的黏膜下组织，注意勿穿过直肠黏膜，然后用 2-0 肠线间断缝合阴道黏膜层，或用 0-2 可吸收肠线连续锁边缝合，术后 3 天勿排便。如裂伤波及膀胱，则在导尿后用 3-0 可吸收线间断缝合膀胱壁或 1-0 丝线或肠线间断缝合。用 0 号肠线间断缝合阴道黏膜下结缔组织及阴道黏膜，术后放置导尿管 5～7 天。如裂伤延及腹膜并达腹腔，应立即开腹手术缝合裂伤。

四、阴道异物

阴道异物一般见于幼女及女童，成年人较少见。

【病　因】

(1)幼女等因无知或好奇、玩耍，自己或由他人将纽扣、笔帽、回形针、瓶盖、果核、豆子等放入阴道。

(2)猥亵或性侵害时，将物品塞入受害人阴道。

(3)偶有小虫会钻入阴道。

(4)精神病患者可将各种物品放入阴道。

(5)遗忘或难以自取的卫生棉条、宫颈帽、避孕套、性工具等。

(6)子宫托嵌顿，医源性纱布、棉球等遗留。

【临床表现】

(1)异物在阴道内嵌顿或处理不当会引发阴道炎、阴道流血、阴道粘连、阴道膀胱或直肠瘘，甚至盆腔炎等并发症。

(2)阴道分泌物增多，呈水样、血性、脓性，伴有或不伴有臭味；有阴道膀胱或直肠瘘时，则有尿液或粪便排出。

(3)异物损伤阴道黏膜可导致阴道流血,一般为少量、不规则出血。

(4)阴道分泌物刺激外阴可造成外阴瘙痒。

(5)严重者可表现为下腹痛及盆腔炎等症状。

【辅助检查】

(1)阴道分泌物检查:查滴虫、真菌、细菌等,明确感染的病原体。

(2)阴道及宫颈脱落细胞学检查:排除恶性肿瘤;如婴幼儿应排除宫颈、阴道葡萄状肉瘤。

(3)探针探查:可用子宫探针试探阴道内有无异物。

(4)超声检查:B型超声检查对阴道上段异物有参考价值。

(5)X线检查:对于金属等不透光异物,有一定诊断价值。

(6)鼻窥器检查:麻醉下,用一个小鼻窥器轻轻扩开阴道进行检查。

(7)宫腔镜检查:宫腔镜管径细小并配有照明系统,可以不损伤处女膜。操作时边注水充盈,边缓慢进镜。直视下明确诊断,并可直接或协助取出异物。

【诊　　断】

1. 询问病史

对幼女应详细询问有无异物放入及受虐史;对成年女性应了解其精神状况,询问有无近期阴道手术史。

2. 妇科检查

对于幼女等无性生活史者进行肛诊;对有性生活史者做阴道检查。

3. 辅助检查

如有必要,可采用宫腔探针、窥器、宫腔镜等检查。

【处理措施】

1. 异物取出

根据患者年龄、性生活情况、异物大小形状及位置,分别采取不同的方法完整取出异物。注意术中的镇痛处理。阴道异物留存时间较长者,往往与周围阴道组织粘连,注意取物时手法轻巧,勿造成阴道穿孔。

(1)经阴道直接取物:有性生活者,通过阴道窥诊直接取出;幼女等无性生活者,可用长钳轻轻夹出,或用鼻窥器扩开阴道夹取,注意避免损伤处女膜。

(2)低压冲洗:对于病程短、异物小、出血少者,可予阴道内插入导尿管,略加压注入碘伏等溶液冲洗,异物或可随消毒液流出。注意勿用力过大,使液体逆行流入宫腔或腹腔。

(3)宫腔镜或膀胱镜、鼻窥镜下取物:用于幼女等无性生活者,直视下确诊并直接取物或辅助取物。注意镇痛。

(4)肛诊推移法:可尝试通过直肠将异物推移出来。

2. 粘连分解与预防

对于异物造成阴道粘连者,应予充分分离,术后留置并定期调换皮片或凡士林纱布,防止再次粘连。对于阴道炎症较重者,亦应注意预防粘连。

3. 抗感染治疗

异物取出后按阴道感染常规处理。

五、阴道膀胱瘘

阴道膀胱瘘为阴道与膀胱之间有异常通道,患者无法自主排尿,表现为尿液不断自阴道外流。

【病　　因】

绝大多数阴道膀胱瘘为损伤所致,以产伤和盆腔手术损伤多见。此外,膀胱结核、放射治疗、晚期生殖道或膀胱癌肿、膀胱结石、先天畸形也可发生阴道膀胱瘘。

【临床表现】

(1)患者可有漏尿表现,可因瘘孔的部位和大小不同而异。因不能自主排尿,尿液不断经阴道流出。

(2)因长期尿液浸渍可导致外阴皮炎。

(3)如有膀胱结石,患者多伴尿路感染,出现尿痛症状。

(4)10%～15%患者有长期闭经或月经稀少,其原因不明,可能与精神创伤有关。

(5)妇科检查时可见阴道壁上有瘘孔。

【辅助检查】

1. 亚甲蓝试验

从导尿管注入 200ml 稀释亚甲蓝溶液入膀胱内,将阴道内纱布染成蓝色。

2. 膀胱镜检查

可窥见瘘口大小、位置。镜检时从阴道内塞入纱布堵塞瘘孔,以利于检查。

【治疗措施】

1. 保守治疗

个别情况可先保守治疗,如结核、癌肿所致阴道膀胱瘘,应先针对病因进行治疗。产后和妇科手术后 7 日左右发生者,经安置膀胱内保留尿管,偶可自行愈合。年老体弱不能耐受手术者,可采用尿收集器保守治疗。

2. 手术治疗

(1)经阴道阴道膀胱瘘修补术:适用于阴道瘘口较低,经阴道暴露良好者。

(2)经膀胱阴道膀胱瘘修补术:适用于瘘孔位置较高,较难修补的瘘孔。

(3)尿流改道:适于膀胱阴道瘘过大,不能修补者。

六、阴道直肠瘘

阴道直肠瘘多因产伤引起,也可由手术损伤、肿瘤侵蚀、放射性损伤、外伤、药物损伤等引起。

【病因与发病机制】

(1)阴道直肠瘘是由于难产时胎头压迫阴道后壁及直肠过久所致,由于骶骨凹陷缓解了胎头对软组织的压迫,所以发生机会少,粪瘘发生也低于尿瘘。

(2)会阴Ⅲ度裂伤未缝合或缝合未愈,也可引起粪瘘。

(3)会阴修补时肠线穿透直肠黏膜感染后形成瘘管。

(4)由于晚期癌症或癌症放疗后引起。

【临床表现】

患者多有滞产、第二产程延长史,会阴Ⅲ度裂伤未缝合,缝合未愈,或会阴修补时肠线穿透直肠黏膜感染后形成阴道直肠瘘,或者有晚期妇科肿瘤放疗史,患者出现自阴道排出稀薄粪便,自阴道内排气,妇科检查可见大便积于阴道内。

【诊　　断】

阴道内可见粪便,瘘孔位于阴道后壁。瘘孔小时仅于阴道后壁见鲜红肉芽组织,子宫探针可通过此处到达直肠,肛诊时在直肠内可触及探针。

【治疗措施】

治疗先天性阴道直肠瘘一般于幼儿期在小儿外科已得到诊治,凡损伤性、陈旧性直阴道肠瘘均由妇科修补。手术最好在清除局部炎症后月经干净5天左右进行,术前充分准备,术前3天口服肠道抗生素,无渣饮食;术前2天每晚灌肠1次,每天冲洗阴道、坐浴10次;术晨灌肠1次,或术前1天清洁灌肠。充分术前准备将感染的危险性降到最低。

(1)采用阴部神经阻滞麻醉、硬膜外麻醉、骶管麻醉均可。

(2)取膀胱截石位,用阴道拉钩置阴道前壁扩开阴道暴露术野,在瘘孔周围瘢痕外方做一环形切口切开阴道黏膜全层,向周围剥离2cm宽,修剪瘘孔周围瘢痕,充分游离瘘孔周围、直肠前壁。

(3)术后给予抗生素预防感染,无渣饮食,3天内口服复方樟脑酊 4ml,3 天后改为液状石蜡 15ml 口服,早、晚各 1 次,第 5 天若未自行排便,可用液状石蜡油保留灌肠,促使排便。

(4)术后 7 天停服液状石蜡,同时逐渐恢复正常饮食。若能控制稀便及排气,表示手术成功,若不能恢复,需观察 6 个月,无改善者再次修补。

(5)巨大的阴道直肠瘘常伴有部分或完全性肛门括约肌损伤,瘢痕范围宽厚,须将瘘孔及周围的会阴部瘢痕清理,重新理清组织层次,做细微的修补,切不可勉强缝合,需将会阴至瘘孔的瘢痕做一正中切口,清理干净瘢痕后,依组织层次按会阴Ⅲ度裂伤修补法进行彻底修复。

七、会阴裂伤

会阴裂伤是常见的分娩并发症,几乎每例足月初产妇都会有不同程度的会阴裂伤,它不仅可以引起产时较多的出血,也可使盆底组织失去正常的支持功能。会阴裂伤若不及时修补,近期可造成感染、出血;远期可发生子宫脱垂、直肠、膀胱脱垂或压力性尿失禁,并易引起泌尿生殖系感染,Ⅲ度裂伤者出现大便失禁。

【临床表现】

当存在以下因素时要提前警惕会阴裂伤发生:产妇年龄过小或过大、骨盆发育不良、外阴异常、阴道异常;胎儿发育异常、胎方位异常、接产技术不当或不熟练、手术助产不当、急产或胎儿娩出过快、滞产。会阴裂伤多在分娩后检查软产道发现,裂伤分为四度。

(1)Ⅰ度裂伤:仅累及会阴皮肤、黏膜和会阴浅筋膜,未达肌层,会阴体完整。

(2)Ⅱ度裂伤:不同程度地累及肌层,会阴体撕裂,肛门括约肌完整。

(3)Ⅲ度裂伤:延及肛门括约肌。

(4)Ⅳ度裂伤:深至直肠。

【辅助检查】

血常规检查：当出血较多时，可伴有不同程度的贫血。

【治疗措施】

原则上发生裂伤都应及时修补。修补之前，仔细检查有无阴道、穹隆裂伤，修补最好在 24 小时内完成，若合并感染或产妇病情紧急，需抢救生命时，可行局部冲洗，待感染控制或病情好转后再予修补。

1. 会阴Ⅰ度裂伤

裂伤浅，能自然对合者可不缝；有出血或深及黏膜下、皮下组织者皆需缝合。用无菌盐水冲洗外阴，检查裂伤的部位及深度，常规消毒，局部浸润麻醉，用可吸收线连续缝合黏膜，第一针于裂伤顶端以上 0.5～1cm 处进针，至伤口底部露针 2mm 再刺入对侧组织相应处出针。术后会阴清洗每日 2 次。

2.Ⅱ度裂伤修补术

(1)术前准备同Ⅰ度裂伤，一般先缝合黏膜，再缝肌肉，最后缝皮肤，裂伤深者先缝肌肉。有活动性出血点应先用丝线缝扎。

(2)阴道裂伤深的，用扩张器撑起前壁，术者用可吸收线连续缝合伤口，第一针于裂伤顶端以上 0.5cm 处进针，以防漏缝退缩的小动脉断端，引起术后血肿，用可吸收线间断缝合肛提肌和会阴中心腱。裂伤深者，做肛门指诊检查有无缝线穿透直肠，若有，应予以拆除，清洗伤口、消毒后重缝。

(3)术后会阴清洗每天 2 次，术后 3～5 天拆线。

(4)观察会阴局部疼痛、红肿，伤口疼痛加重，肛门坠胀并伴局部肿胀者应及时肛门及阴道检查有无血肿，排除血肿后可给予热敷、理疗或热水坐浴。

3.Ⅲ度裂伤

(1)肛门括约肌断裂，检查可见肛门皮肤裂开，裂口两侧皮肤可见 0.5cm 直径隐窝，即为退缩的肛门外括约肌断裂端所在，有时可见一侧断裂端露出于皮下裂口处。

（2）裂口常不整齐，致括约肌不易辨认。术前反复用生理盐水冲洗伤口，盐水纱布探入肛门裂口至裂口上端以上 2～3cm 处，擦净肛门及直肠内的黏液及粪便，再消毒，换无菌巾、单、手套，重铺无菌台，换消毒器械。

（3）肛门裂口内塞一块无菌纱布，3-0 可吸收线自裂口顶端开始间断缝合直肠的黏膜下组织及基层组织，两侧各宽约 0.5cm，针距＜1cm；直至肛门皮肤处，使黏膜对合，边缝边退出肛门内纱布。

（4）用组织钳沿肛门裂口皮下达隐窝处，夹取肛门括约肌断端。10 号丝线间断缝合肛门括约肌断端 2 针，务必使肌纤维全部扎入。组织钳向伤口两侧深部抓取肛提肌的耻骨直肠肌部，10 号丝线间断缝合 2 针是关键。

（5）术后肛门指诊检查直肠肌肛管的黏膜对合是否平整，肛门有无收缩感。术后给予抗生素预防感染，无渣饮食，术后 3 天内口服复方樟脑酊，3 天后改服液状石蜡油，术后 5 天未自行排便，可用液状石蜡保留灌肠，促使排便。

（6）术后 7 天拆线，视伤口愈合情况停服液状石蜡，同时逐渐恢复正常饮食。若能控制稀便及排气，表示肛门功能恢复，否则需观察 6 个月，无改善者再次手术修补。

第三章

产科急危重症

第一节 病理妊娠

一、羊水过多

羊水过多是指妊娠期间羊水量超过 2000ml,分为慢性和急性两种。慢性羊水过多是指羊水在数周内增多缓慢,数周内形成羊水过多,通常症状轻微;急性羊水过多是指羊水在数日内迅速增加而使子宫明显膨胀,并且压迫症状严重。

【病因与发病机制】

1. 胎儿畸形

羊水过多患者中 22%～43%合并胎儿畸形。胎儿畸形以中枢神经系统和消化道畸形为主,与脑脊膜外露渗出液增多、吞咽障碍、抗利尿激素缺乏有关。

羊水过多伴有以下高危因素时,胎儿畸形率明显升高:①胎儿发育迟缓;②早产;③发病早,特别是发生在 32 周之前;④无法用其他高危因素解释。

2. 多胎妊娠

单卵单绒毛膜双羊膜囊时,两个胎盘动静脉吻合,易并发双胎输血综合征,受血儿循环血量增多、胎儿尿量增加,引起羊水过多。另外,双胎妊娠中一胎为无心脏畸形者必有羊水过多。

3. 孕妇或胎儿的各种疾病

约占 20%,如孕母合并有糖尿病,母儿 Rh 血型不合,妊娠期高血压疾病,孕妇严重贫血时亦可合并羊水过多。可能孕妇有糖尿病时血糖过高,胎儿血糖亦会增高,引起多尿而排入羊水中。母儿血型不合时由于绒毛水肿,影响母体交换,以致羊水过多。

4. 原因不明的羊水过多

占 30％～40％。临床上常见羊水在 2500ml 以上而母儿未合并任何异常。

【临床表现】

1. 症状

(1)急性羊水过多:较少见,多发生在妊娠 20～24 周。羊水突然增多,数日内子宫明显增大,产生一系列压迫症状。患者感到腹部胀痛、腰酸、行动不便,因横膈抬高可引起呼吸困难,甚至发绀,不能平卧。子宫压迫下腔静脉,引起血液回流受阻,下腹部、外阴、下肢严重水肿。检查可见腹部高度膨隆,皮肤张力大、变薄,腹壁下静脉扩张,可伴外阴部静脉曲张及水肿;子宫大于妊娠月份、张力大,胎位检查不清,胎心音遥远或听不清。

(2)慢性羊水过多:较少见,多发生在妊娠 28～32 周。羊水在数周内缓慢增多,出现较轻微的压迫症状或无症状,仅腹部增大较快,临床上无明显不适或仅出现轻微压迫症状,如胸闷、气急,但能忍受。检查可见宫高及腹围增加过快,测量子宫底高度及腹围大于同期孕周,腹壁皮肤发亮、变薄;触诊时感觉子宫张力大,有液体震颤感,胎位不清,胎心遥远。

2. 体征

检查见腹部皮肤紧绷发亮,巨大的子宫压迫下腔静脉,影响静脉回流,会出现下肢及外阴部水肿及静脉曲张。因子宫张力大,胎位不易扪清,胎心遥远。但大多数患者羊水缓慢增加,逐渐适应,症状多不明显,仅感腹部增大较快。

评估羊水量需要依赖 B 型超声检查、腹部查体及患者的某些症状来判断。

【辅助检查】

1. B型超声检查

B型超声是重要的辅助检查方法,不仅能测量羊水量,还可了解胎儿情况,如无脑儿、脊柱裂、胎儿水肿及双胎等。B型超声诊断羊水过多的标准有:①羊水最大暗区垂直深度(AFV):≥8cm诊断为羊水过多,其中AFV 8～11cm为轻度羊水过多,12～15cm为中度羊水过多,＞15cm为重度羊水过多。②羊水指数(AFI):≥25cm诊断为羊水过多,其中AFI 25～35cm为轻度羊水过多,36～45cm为中度羊水过多,＞45cm为重度羊水过多。也有认为,以AFI大于该孕周的3个标准差或大于第97.5百分位较为恰当。经比较,判断羊水量,羊水指数明显优于羊水水平段。

2. 羊水甲胎蛋白测定(AFP)

开放性神经管缺陷时,羊水中AFP明显增高,超过同期正常妊娠平均值加3个标准差以上。

3. 孕妇血糖检查

尤其慢性羊水过多者,应排除糖尿病。

4. 孕妇血型检查

如胎儿水肿者应检查孕妇Rh、ABO血型,排除母儿血型不合溶血引起的胎儿水肿。

5. 胎儿染色体检查

羊水细胞培养或采集胎儿血培养做染色体核型分析,或应用染色体探针对羊水或胎儿血间期细胞真核直接原位杂交,了解染色体数目、结构异常。

【诊　　断】

见表3-1。

表 3-1　羊水过多的诊断

病史	现病史	子宫明显大于妊娠月份,常于产前检查时发现宫高、腹围均明显大于同期妊娠子宫,妊娠图可见宫高曲线超出正常百分位数
		呼吸困难多见于急性羊水过多,常于孕 20～24 周发生,不能平卧,甚至出现发绀。慢性羊水过多多发生在妊娠 28～32 周,数周内羊水缓慢增多,能被适应,无明显自觉症状,多于产前检查时发现
	生育史	既往有不良生育史,如不明原因的流产、死胎、死产及新生儿畸形
	家族史	家族中可能有多胎、胎儿畸形等生育史
体格检查		腹部明显膨隆,宫高、腹围均明显大于妊娠月份,腹壁皮肤发亮、变薄
		触诊时感到皮肤张力大,有液体震颤感,胎位不清,有时扣及胎儿部分有浮沉感,胎心遥远或听不到
		如为急性羊水过多,则可有发绀、下肢及外阴水肿及静脉曲张

【鉴别诊断】

诊断羊水过多时需与双胎、葡萄胎、巨大儿、胎儿水肿等相鉴别。见表 3-2。

表 3-2　羊水过多的鉴别诊断

双胎妊娠	宫高、腹围明显大于妊娠月份,产科检查时可触及两个胎头,可于不同部位闻及两个频率不同的胎心音,B 型超声可见两个胎头光环及两个胎心搏动
葡萄胎	停经后有不规则阴道出血史,有时阴道可排出葡萄串样组织,早孕反应较剧。体检时子宫明显大于妊娠月份,但宫体较软,不能触及胎体,不能闻及胎心音

(续　表)

葡萄胎	B 型超声可见增大的宫腔内充满弥散分布的光点和小囊样无回声区,呈落雪状图像,无胎儿结构及胎心搏动征,血 β-hCG 明显高于同期妊娠	
巨大儿	孕妇常合并有糖尿病史及巨大儿分娩史。产科检查发现宫高、腹围大于正常妊娠月份,先露高浮	
	B 型超声提示胎头双顶径>10cm,胎儿腹围及股骨长径均大于同期胎儿	

【治疗措施】

羊水过多的围产儿死亡率为 28%,其处理主要取决于胎儿有无畸形和孕妇自觉症状的严重程度。见表 3-3。

表 3-3　羊水过多的治疗措施

无胎儿畸形的羊水过多	胎龄不足 37 周、胎肺不成熟,应尽量延长孕周	自觉症状较轻:注意休息,低盐饮食,左侧卧位。酌情使用镇静药和利尿药,每周超声监测羊水量变化及胎儿发育情况
		自觉症状严重:可穿刺放羊水。超声定位穿刺点,或在超声引导下,用 15~18 号腰椎穿刺针经腹穿刺羊膜腔缓慢放羊水,速度约每小时 500ml,一次放羊水量不超过 1500ml。穿刺放羊水时,监测胎心,给予镇静药预防早产。根据羊水消长的情况,必要时 3~4 周后可重复进行
		使用前列腺素合成酶抑制药:吲哚美辛 2.2~2.4mg/(kg·d),分 3 次口服。用药期间,动态监测羊水量变化(每周 1 次超声检测)及胎儿超声心动图变化(用药后 24 小时 1 次,以后每周 1 次)。吲哚美辛有使胎儿动脉导管闭合的作用,不应长期应用。发现羊水量明显减少或动脉导管狭窄及时停药

（续　表）

无胎儿畸形的羊水过多	积极治疗原发疾病	若为妊娠期糖尿病或糖尿病合并妊娠,需严格控制血糖；母儿血型不合溶血,胎儿尚未成熟,而 B 型超声检查发现胎儿水肿,或脐血显示血红蛋白<60g/L,应考虑胎儿宫内输血
	破膜时应注意脐带脱垂、胎盘早剥	妊娠足月或自然临产,可行人工破膜。破膜时应警惕脐带脱垂、胎盘早剥,破膜后子宫收缩乏力可静脉滴注缩宫素。胎儿娩出后及时应用宫缩药预防产后出血
有胎儿畸形的羊水过多	羊水过多合并胎儿畸形一经确诊胎儿畸形、胎儿染色体异常,应及时终止妊娠	孕妇无明显心肺压迫症状,一般情况尚好,可经腹羊膜腔穿刺放出适量羊水后,注入依沙吖啶 50～100mg 引产
		人工破膜引产:应行高位破膜,用高位破膜器自宫口沿胎膜向上送入 15～16cm,刺破胎膜,使羊水以 500ml/h 的速度缓慢流出,并于羊水流出后腹部放置沙袋,注意严格无菌操作和生命体征监测,预防腹压骤降引起胎盘早剥、回心血量骤减等。破膜后 12 小时无宫缩,可促宫颈成熟或用缩宫素等引产。可预防性应用抗生素

二、羊水过少

妊娠晚期羊水量少于 300ml,称为羊水过少。羊水过少的发生率为 0.5%～4%,早中期的羊水过少容易发生流产;晚期妊娠出现羊水过少时常伴有胎盘功能减退,严重影响妊娠结局,增加围产儿的死亡率。羊水过少严重影响围产儿预后,羊水量少于 50ml,围产儿病死率高达 88%。

【病　因】

1. 胎儿畸形

以胎儿泌尿系统畸形为主,引起少尿或无尿,导致羊水过少。

染色体异常、脐膨出、膈疝、法洛四联症、水囊状淋巴管瘤、小头畸形、甲状腺功能减低等也可引起羊水过少。

2. 胎盘功能减退

过期妊娠、胎儿生长受限和胎盘退行性变均能导致胎盘功能减退。胎儿慢性缺氧引起胎儿血液重新分配,为保障胎儿脑和心脏血供,肾血流量降低,胎儿尿生成减少,导致羊水过少。

3. 胎膜病变

某些原因不明的羊水过少与羊膜通透性改变,以及炎症、宫内感染有关。胎膜早破,羊水外漏速度超过羊水生成速度,可导致继发性羊水过少。

4. 孕妇血容量改变

妊娠期高血压疾病可致胎盘血流减少。孕妇脱水、血容量不足时,孕妇血浆渗透压增高,使胎儿血浆渗透压相应增高,尿液形成减少。

5. 药物影响

孕妇服用某些药物,如前列腺素合成酶抑制药、血管紧张素转化酶抑制药等有抗利尿作用,使用时间过长,可发生羊水过少。

【临床表现】

羊水过少的临床症状多不典型。孕妇于胎动时感到腹痛,胎盘功能减退时常有胎动减少。检查见宫高腹围较同期孕周小,合并胎儿生长受限更明显,有子宫紧裹胎儿感。子宫敏感,轻微刺激易出现激惹性宫缩。临产后阵痛明显,且宫缩多不协调。阴道检查时,发现前羊膜囊不明显,胎膜紧贴胎儿先露部,人工破膜时羊水流出极少。

【辅助检查】

见表3-4。

表 3-4　羊水过少的辅助检查

B 型超声检查	是最重要的辅助检查方法。妊娠晚期羊水最大暗区垂直深度(AFV)≤2cm 为羊水过少,≤1cm 为严重羊水过少。羊水指数(AFI)≤5cm 诊断为羊水过少,≤8cm 为羊水偏少。B 型超声检查还能及时发现胎儿生长受限,以及胎儿肾缺如、肾发育不全、输尿管或尿道梗阻等畸形
羊水量直接测量	破膜时以容器置于外阴收集羊水,或刮宫产时用吸引器收集羊水。本方法缺点是不能早期诊断
电子胎儿监护	羊水过少胎儿的胎盘储备功能减低,无应激试验(NST)可呈无反应型。分娩时主要威胁胎儿,子宫收缩致脐带受压加重,可出现胎心变异减速和晚期减速
胎儿染色体检查	需排除胎儿染色体异常时可做羊水细胞培养,或采集胎儿脐带血细胞培养,做染色体核型分析,荧光定量 PCR 法快速诊断

【诊　　断】

见表 3-5。

表 3-5　羊水过少的诊断

病史	现病史	孕妇可能存在引起胎盘功能减退的妊娠期高血压病、过期妊娠等产科并发症,但一般无因羊水过少引起的特殊不适。有的孕妇诉腹痛,特别是胎动时明显。临产后往往宫缩不协调,产程进展缓慢
	既往史	可能有导致羊水过少的疾病,如胎儿发育迟缓等
	生育史	既往有不良生育史,如不明原因的流产、死胎、死产及新生儿畸形
体格检查		子宫可较相同孕龄者小,比较敏感,易出现不规则宫缩。扪诊时胎体清楚,无羊水漂浮感。人工破膜时发现几乎无羊水流出

【鉴别诊断】

羊水过少应与胎儿生长受限、死胎等鉴别,主要依靠 B 型超声的检查。

1. 死胎

子宫小于停经孕周或等于停经孕周,无自觉胎动,B 型超声检查可见胎儿死亡,无心搏。

2. 胎儿生长受限

子宫小于停经孕周,B 型超声检查可见胎儿小于停经孕周,羊水量通常在正常范围之内。

【治疗措施】

1. 无胎儿畸形的羊水过少

羊水过少合并正常胎儿的处理方法是寻找与去除病因。增加补液量,改善胎盘功能,抗感染。嘱孕妇自行计数胎动,进行胎儿生物物理评分,B 型超声动态监测羊水量及脐动脉收缩期最高血流速度与舒张期最低血流速度(S/D)的比值,胎儿电子监护,严密监测胎儿宫内情况,具体的处理措施有以下几种。

(1)终止妊娠:对妊娠已足月、胎儿可宫外存活者,应及时终止妊娠。合并胎盘功能不良、胎儿窘迫,或破膜时羊水少且胎粪严重污染者,估计短时间不能结束分娩的,应采用剖宫产术终止妊娠,以降低围产儿病死率。对胎儿储备功能尚好,无明显宫内缺氧,人工破膜羊水清亮者,可以阴道试产。若选择阴道试产,需密切观察产程进展,连续监测胎心变化。

(2)增加羊水量期待治疗:对妊娠未足月,胎肺不成熟者,可行增加羊水量延长妊娠期。可选用羊膜腔输液补充羊水,尽量延长孕周。有以下两种方法。①经腹羊膜腔输液:常在中期妊娠羊水过少时采用。主要有帮助诊断和预防胎肺发育不良两个目的。具体方法:常规消毒腹部皮肤,在 B 型超声引导下避开胎盘行羊膜穿刺,以 10ml/min 速度输入 37℃ 的 0.9%氯化钠液 200ml 左右,若未发现明显胎儿畸形,应用宫缩抑制药预防流产或早产。

②经宫颈羊膜腔输液:常在产程中或胎膜早破时使用。适合于羊水过少伴频繁胎心变异减速或羊水Ⅲ度粪染者。主要目的是缓解脐带受压,提高阴道安全分娩的可能性,以及稀释粪染的羊水,减少胎粪吸入综合征的发生。具体方法:常规消毒外阴、阴道,经宫颈放置宫腔压力导管进羊膜腔,输入加温至37℃的0.9%氯化钠液300ml,输液速度为10ml/min。如羊水指数达8cm,并解除胎心变异减速,则停止输液,否则再输250ml。若输液后AFI已≥8cm,但胎心减速不能改善亦应停止输液,按胎儿窘迫处理。输液过程中B型超声监测AFI、间断测量宫内压,可同时胎心内监护,注意无菌操作。

2. 有胎儿畸形的羊水过少

羊水过少合并胎儿畸形确诊后应尽早终止妊娠。

三、胎儿窘迫

胎儿在子宫内因急性或慢性缺氧而危及其健康和生命的综合症状,称为胎儿窘迫。胎儿窘迫是一种综合症状,是当前剖宫产的主要适应证之一,主要表现为低氧血症及酸中毒引起的症状,它是围生儿死亡及智力低下的主要原因之一。急性胎儿窘迫多见于分娩期,慢性胎儿窘迫多见于妊娠晚期,与胎盘功能及母体并发症相关,临产后易合并急性胎儿窘迫。

【病　　因】

胎儿能够获取充分的氧气取决于以下环节:母血含氧量充足、子宫血液循环良好、胎盘绒毛功能健全、胎儿脐带血循环通畅、胎儿血循环正常。引起上述环节中任何一环节失常,均可导致胎儿窘迫。常见原因可分为以下三大类。

1. 母体因素

母体血液含氧量不足是重要原因,轻度缺氧时母体多无明显症状,但对胎儿则会有影响。导致胎儿缺氧的母体因素有以下几种。

(1)微小动脉供血不足:如高血压、慢性肾炎和妊娠期高血压疾病等。

(2)红细胞携氧量不足:如重度贫血、心脏病心力衰竭和肺心病等。

(3)急性失血:如产前出血性疾病和创伤等。

(4)子宫胎盘血供受阻:急产或子宫不协调性收缩等;催产素使用不当,引起过强宫缩;产程延长,特别是第二产程延长;子宫过度膨胀,如羊水过多和多胎妊娠;胎膜早破,脐带可能受压等。

2. 胎儿因素

(1)胎儿心血管系统功能障碍,如严重的先天性心血管疾病的颅内出血等。

(2)胎儿畸形。

3. 脐带、胎盘因素

脐带和胎盘是母体与胎儿间氧及营养物质的输送传递通道,其功能障碍必然影响胎儿不能获得所需氧及营养物质。

(1)脐带血供受阻。

(2)胎盘功能低下,如过期妊娠、胎盘发育障碍(过小或过大),胎盘形状异常(膜状胎盘、轮廓胎盘等)和胎盘感染等。

【临床表现】

1. 急性胎儿窘迫

主要发生于分娩期,多因脐带因素(如脱垂、绕颈、打结、过短等),胎盘早剥,宫缩过强且持续时间过长,以及产妇处于低血压、休克等而引起。

(1)胎心率异常:胎心率是了解胎儿是否正常的一个重要标志,胎儿的正常心率为 110~160/min。胎心率>160/min,尤其是>180/min,为胎儿缺氧的初期表现(孕妇心率不快的情况下);胎心率<110/min,尤其是<100/min,为胎儿危险征;胎儿电子监护出现胎心频繁晚期减速、重度变异减速和(或)基线变异<5bpm 表示胎儿窘迫。胎心率异常时需详细检查原因。胎心改变

不能只凭一次听诊而确定,应多次检查并改变体位为侧卧位后再持续检查数分钟。

(2)羊水胎粪污染:胎儿缺氧引起迷走神经兴奋,肠蠕动亢进,肛门括约肌松弛,使胎粪排入羊水中,污染羊水。根据程度不同,羊水污染分三度。Ⅰ度羊水污染呈浅绿色。Ⅱ度羊水污染呈深绿色或黄绿色。Ⅲ度羊水污染呈浑浊的棕黄色,稠厚。

破膜后羊水流出,可直接观察羊水的性状。若未破膜可经羊膜镜窥视,透过胎膜以了解羊水的性状。若胎先露部已固定,前羊水囊所反映的可以不同于胎先露部以上后羊水的情况。前羊水囊清而胎心率$<100/min$时,应在无菌条件下,在宫缩间歇时稍向上推胎先露部,了解后羊水性状。

羊水中胎粪污染不是胎儿窘迫征象,出现羊水胎粪污染时,如果胎心监护正常,不需要进行特殊处理;如果胎心监护异常,存在宫内缺氧情况,会引起胎粪吸入综合征,造成不良胎儿结局。

(3)胎动异常:胎动是胎儿生命体征之一,可用以了解胎儿在宫内的安危,同时也是孕妇自我监护的好方法,可靠性达80%以上。①正常情况下,胎动每小时不少于3~5次,12小时应不低于30次;急性胎儿窘迫初期,先表现为胎动过频,继而转弱及次数减少,进而消失;如果临产后胎动突然急剧增加,变得频繁而强烈,则提示胎儿可能出现急性窘迫,大多是脐带受压、胎盘早剥等造成胎儿急性缺氧所致。②胎动减少,当天的胎动次数较以往减少30%甚至更多。③胎动消失,胎儿随时可能发生死亡,死亡时间大多在胎动消失后12~72小时。

(4)酸中毒:随着胎儿窘迫加重,胎儿会出现酸中毒,通过检测胎儿头皮血液的酸碱度判断是否已经出现酸中毒,从而用于帮助确定如何处理。破膜后,采集胎儿头皮血进行血气分析。诊断胎儿窘迫的指标有血 $pH<7.20$(正常值 $7.25\sim7.35$),$PO_2<10mmHg$(正常值 $15\sim30mmHg$),$PCO_2>60mmHg$(正常值 $35\sim55mmHg$)。

2. 慢性胎儿窘迫

多发生在妊娠晚期，多因孕妇全身性疾病或妊娠期疾病，如妊娠期高血压疾病、慢性肾炎、糖尿病等所致。

(1)胎动减少或消失：胎动每 12 小时＜10 次为胎动减少，是胎儿窘迫的一个重要指标，每日监测胎动可预知胎儿的安危。临床常见胎动消失 24 小时后胎心消失，故应注意这点，以免贻误抢救时机。胎动过频则往往是胎动消失的前驱症状，也应予以重视。

(2)胎心监测异常：胎儿缺氧时，胎心率可出现下述异常情况。

①NST 无反应型：连续描记孕妇胎心率 20～40 分钟，胎动＜1 次，胎动时胎心率加速≤15bpm，持续时间≤15 秒。胎心率＞160/min 或＜110/min 持续 30 分钟以上。基线变异率＜5bpm，25bpm＞10 分钟；正弦波型。变异减速持续时间超过 60 秒，晚期减速。②CST/OCT Ⅱ类，应结合临床，持续胎儿监护，同时采取其他评估方法判定胎儿有无缺氧，可能需要宫内复苏以改善胎儿状况。③CST/OCT Ⅲ类：胎心率基线无变异且存在下面之一：复发性晚期减速；复发性变异减速；胎心过缓。正弦波型。提示胎儿缺氧，应立即行宫内复苏纠正胎儿缺氧。

(3)胎盘功能低下：测定 24 小时尿 E_3 值并动态连续观察，若24 小时尿 E_3＜10mg 或急剧减少 30％，尿雌激素/肌酐比值＜10。妊娠特异 β_1 糖蛋白＜100mg/L；胎盘生乳素＜4mg/L，表示胎儿胎盘功能减退。

(4)胎儿生物物理评分低下：根据胎儿 B 型超声监测胎动、胎儿呼吸运动、胎儿肌张力、羊水量及胎心监护 NST 结果进行综合评分(每项 2 分)。10～8 分无急慢性缺氧；8～6 分可能有急慢性缺氧；6～4 分有急或慢性缺氧；4～2 分有急性缺氧伴慢性缺氧；0分有急慢性缺氧。

(5)羊膜镜检查：见羊水呈浅绿色、深绿色或棕黄色。

【诊　　断】

见表 3-6。

表 3-6　胎儿窘迫的诊断

急性胎儿窘迫	多发生在分娩期,伴有脐带脱垂、前置胎盘、胎盘早剥、产程延长或宫缩过强、休克等病理因素
	胎心率异常:缺氧早期,无宫缩时胎心率增快达 160/min 以上。严重缺氧时胎心率减慢达 110/min 以下。胎心率减慢至 100/min 以下、基线变异低于 5/min,伴频繁晚期减速或重度变异减速,提示胎儿严重缺氧,随时可能胎死宫内
	羊水胎粪污染:Ⅰ度污染呈浅绿色,多见于慢性胎儿窘迫。Ⅱ度污染呈黄绿色、浑浊,多见于急性胎儿窘迫。Ⅲ度污染呈棕黄色、稠厚,提示胎儿严重缺氧。当胎心率<120/min、胎先露部固定、前羊水清时,应在无菌条件下宫缩间歇期轻轻上推胎先露部,使后羊水流出,观察后羊水性状
	胎动异常:初期时胎动频繁,继而胎动减少、减弱,甚至消失
	酸中毒:正常胎儿头皮血 pH 为 7.25～7.35、PO_2 15～30mmHg、PCO_2 35～55mmHg,当 pH<7.2、PO_2<10mmHg、CO_2>60mmHg 诊断胎儿酸中毒
慢性胎儿窘迫	慢性胎儿窘迫多发生在妊娠晚期,因妊娠期高血压疾病、慢性肾炎、糖尿病、严重贫血、妊娠期肝内胆汁淤积症、过期妊娠等引起,可伴有胎儿宫内发育迟缓
	胎动异常:每日早、中、晚各计数 1 小时胎动次数,3 个小时胎动次数之和乘以 4,结果约为 12 小时的胎动总次数。正常情况下,足月妊娠时胎动次数每 24 小时>20 次。胎动减少,尤其是进行性减少,提示胎儿窘迫
	胎儿电子监护异常:①NST 无反应型(连续监测胎心率 20～40 分钟,胎动时胎心率加速<15/min、持续时间<15 秒)。②无胎动或宫缩时胎心率>180/min 或<110/min。③基线变异<5/min。④OCT 频繁重度变异减速或晚期减速

（续　表）

慢性胎儿窘迫	胎儿生物物理评分低:对 NST 及 B 型超声获得的胎动、胎儿呼吸运动、胎儿肌张力、羊水量进行综合评分,每项 2 分,总分 4～7 分可疑缺氧、不足 3 分提示胎儿窘迫
	胎盘激素下降:①24 小时尿 E_3 <10mg 或连续下降>30%,随意尿 E/C 比值<10。②妊娠特异 β_1 糖蛋白<100mg/L。③胎盘生乳素<4mg/L
	羊膜镜检查:羊水胎粪污染

【治疗措施】

见表 3-7。

表 3-7　胎儿窘迫的治疗措施

急性胎儿窘迫	一般处理	左侧卧位,吸氧(10L/min,每次 30 分钟、间隔 5 分钟以上,纠正酸中毒、水电解质紊乱),停用催产素,静脉补液,阴道检查除外脐带脱垂并评估产程进展。纠正脱水、酸中毒、低血压及电解质紊乱。对于可疑胎儿窘迫者行连续胎心监护或胎儿头皮血 pH 测定
	病因治疗	若为不协调性子宫收缩过强,或因缩宫素使用不当引起宫缩过频过强,应给予单次静脉或皮下注射特布他林,也可给予硫酸镁或其他 β 受体兴奋药抑制宫缩。若为羊水过少,有脐带受压现象,可经腹羊膜腔输液
	尽快终止妊娠	如无法即刻阴道自娩,且有进行性胎儿缺氧和酸中毒的证据,一般于预后无法纠正者,均应尽快手术终止妊娠
		宫口未开全、出现以下任何一项临床表现均应立即剖宫产:①胎心率持续<120/min 或>180/min,伴羊水Ⅱ—Ⅲ度污染;②羊水Ⅲ度污染,B 型超声显示羊水池<2cm;③持续胎心缓慢达 100/min 以下;④胎心监护出现频繁晚期减速或出现重度可变减速,胎心<60/min 持续 60 秒以上;⑤胎心图基线变异消失伴晚期减速
		宫口开全、骨盆各径线正常、胎头双顶径已达坐骨棘平面以下 3cm,吸氧同时尽快助产经阴道娩出胎儿

（续　表）

慢性胎儿窘迫	一般处理	应嘱孕妇取侧卧位减少下腔静脉受压；每日定时低流量吸氧，每日 2～3 次，每次 30 分钟，提高母血氧分压；积极治疗妊娠并发症；胎动计数，加强胎儿监护
	终止妊娠	近足月妊娠，胎动减少或 CST/OCT 评估为Ⅲ类，或胎儿生物物理评分≤4 分，应行剖宫产
	期待疗法	孕周小、新生儿存活可能性小，应根据当地医疗条件，尽量采取非手术治疗，促胎肺成熟，以尽量延长孕周，并与家属沟通，做到知情选择

【预防措施】

见表 3-8。

表 3-8　胎儿窘迫的预防措施

定期产检	胎儿宫内窘迫可直接危及胎儿健康和生命。因此，产前定期检查非常重要，可及时发现母亲或胎儿异常情况的出现，如妊娠期高血压疾病、慢性肾炎、过期妊娠、胎盘老化、贫血、胎儿发育迟缓、前置胎盘、合并心脏病等，从而判断出对胎儿的危害程度，制定相应的治疗方案而预防或治疗之
孕期保健	孕期注意自我保健，增加营养，劳逸结合，避免不良生活习惯，预防胎盘早剥
	自觉身体不适、胎动减少及时就医。对治疗无效的胎儿宫内窘迫，如已近足月，未临产，宫外环境优于子宫内，及早终止妊娠

第二节 妊娠合并急腹症

一、妊娠合并急性阑尾炎

妊娠期急性阑尾炎的发病率与非妊娠期相同,约为1%,可发生在妊娠各期,以妊娠中期最常见。妊娠期急性阑尾炎孕妇和胎儿的并发症多,死亡率大大增加。故掌握妊娠期急性阑尾炎的特点,早期诊断和及时处理对改善母儿预后极为重要。

【病　　因】

妊娠期随着子宫的增大,盲肠和阑尾向上向外移位,阑尾炎临床表现不典型,不易诊断;又因增大的子宫把大网膜向上推,不能包围感染病源,炎症不易局限而扩散,病程进展快,易形成穿孔和腹膜炎。当炎症波及子宫浆膜层时,可刺激子宫收缩,发生流产或早产或刺激子宫强直性收缩,胎儿缺氧而死亡。

【临床表现】

1. 症状

(1)妊娠早期:妊娠早期阑尾的位置与非孕期相似,故妊娠早期患阑尾炎的症状和体征与非孕期相同,可有典型的转移性右下腹痛及消化道症状,包括恶心、呕吐、食欲缺乏、便秘和腹泻,急性阑尾炎早期体温正常或轻度升高(通常体温<38℃);若体温明显升高(>39℃)或脉率增快,提示有阑尾穿孔或合并腹膜炎。

(2)妊娠中、晚期:盲肠和阑尾的位置向上、向外、向后移位,发生急性阑尾炎后,与非孕期表现不同。常无明显的转移性右下腹痛,腹痛和压痛的位置随妊娠周数的增加逐渐上移,甚至可达右肋下肝区。阑尾位于子宫后方时,疼痛可位于右侧腰部。增大的子宫常掩盖阑尾,使压痛、反跳痛、肌紧张不典型。

2.体征

(1)妊娠早期:右下腹麦氏点或稍高处压痛、反跳痛及肌紧张。妊娠早期急性阑尾炎需与右侧卵巢囊肿蒂扭转及右侧输卵管妊娠相鉴别。

(2)妊娠中、晚期:妊娠期有生理性白细胞增加,故白细胞计数对诊断帮助不大,但白细胞计数>15×10⁹/L时有诊断意义。

【辅助检查】

1.血常规检查

妊娠期白细胞计数生理性增加,妊娠晚期至分娩时白细胞可升至 $20×10^9/L$,因此白细胞计数对诊断帮助不大,但白细胞计数持续≥ $18×10^9/L$ 或中性粒细胞升高超过 80%,则有诊断意义,也有白细胞无明显升高者。

2.CT检查

妊娠期慎用。可发现阑尾区气影,阑尾壁和管腔内改变,结石及脓肿等,亦可用于排除其他急腹症,有一定辅助诊断价值。

【诊断与鉴别诊断】

临床医师在对妊娠期急腹痛的患者进行诊断时,必须掌握妊娠期阑尾炎临床表现的特点,并与妇产科疾病,如早产、临产时的宫缩痛、附件扭转、黄体破裂、异位妊娠、胎盘早剥、子宫破裂、子宫肌瘤变性、圆韧带综合征等相鉴别;在孕妇有上消化道症状及上腹痛时尚须与上腹部内外科急诊相鉴别,如急性胃肠炎、胆囊炎、胆石症、胰腺炎、肠梗阻、右侧输尿管结石、肠系膜淋巴结炎等。

1.卵巢肿瘤蒂扭转

多见于妊娠早、中期及产后,常有下腹部包块史,表现为突发性、持续性下腹痛,如肿瘤血供受阻,肿瘤坏死,可有局限性腹膜炎表现。双合诊检查可触及囊性或囊实性包块,有触痛,B型超声可明确诊断。

2.异位妊娠破裂

应与妊娠早期急性阑尾炎鉴别。患者停经后可有小量不规则阴道出血,持续性下腹痛和肛门坠胀感。双合诊检查,宫颈举痛明显,后穹隆可饱满、触痛,右附件区可触及包块,B型超声显示盆腔内有液性暗区,如后穹隆穿刺抽出不凝血即可确诊。

3. 右侧急性肾盂肾炎

起病急骤,一般寒战后出现高热,疼痛始于腰胁部,沿输尿管向膀胱部位放射,同时伴有尿痛、尿频、尿急等膀胱刺激症状。查体右侧肾区叩击痛明显,上输尿管点和腰肋点有压痛,无腹膜刺激症状。尿常规镜下可见大量脓细胞和白细胞管型。

4. 右侧输尿管结石

绞痛剧烈,疼痛部位在腰胁部,向大腿内侧和外生殖器放射。实验室检查尿中可见红细胞,X线片或B型超声显示尿路结石即可确诊。

5. 胆绞痛

多见于急性胆囊炎和胆石症。疼痛多见于右上腹肋缘下,阵发性绞痛,夜间多发,可向右肩部、右肩胛下角或右腰部放射。80%的患者可有寒战、发热、恶心、呕吐,亦可有阻塞性黄疸。X线片、B型超声或胆囊造影可协助诊断。

6. 上消化道溃疡急性穿孔

常有溃疡病史,一般为全腹疼痛,查体腹肌紧张,压痛反跳痛明显。X线片立位检查多有膈下游离气体,可协助诊断。

7. 胎盘早剥

应与妊娠晚期急性阑尾炎鉴别。胎盘早剥常有妊高征和外伤史,腹痛剧烈,检查子宫坚硬,僵直性收缩,胎心变慢或消失,产妇可有急性失血及休克症状。腹部B型超声显示胎盘后血肿,可明确诊断。

8. 子宫破裂

应与中期妊娠或晚期妊娠子宫破裂鉴别。子宫破裂分为瘢痕子宫破裂及无瘢痕子宫破裂,常有子宫肌瘤剔除术等子宫手术史,多次人工流产或宫腔镜下子宫内膜息肉电切术等宫腔操作史,或异位妊娠腹腔镜下患侧输卵管切除术手术史,常伴有胎盘植入,需注意有无盆腹腔积血。如腹腔内出血速度缓慢则腹膜刺激征常不明显,白细胞、中性粒细胞等升高可不明显。结合病史、查体或盆腹腔超声、腹腔穿刺等辅助检查可予鉴别。

【治疗措施】

妊娠期急性阑尾炎确诊后首选手术治疗。如一时难以明确诊断,又高度怀疑阑尾炎时,应积极剖腹探查,以免延误病情。见表 3-9。

表 3-9　妊娠合并急性阑尾炎的治疗措施

麻醉	以连续硬膜外麻醉为宜,病情危重合并休克者,采用全身麻醉
体位	妊娠早期采取仰卧位,妊娠中、晚期采取左侧卧位或右侧臀部垫高 30°～45°,使子宫移向左侧,便于暴露阑尾,减少术中对子宫的刺激,并有利于防止仰卧位低血压综合征的发生
手术切口	妊娠早期可采取麦氏切口;妊娠中、晚期采取右侧腹直肌旁切口,高度相当于宫体上 1/3 部位;如妊娠晚期准备同时行剖宫产,可采用平时剖宫产切口;诊断不能肯定时行正中切口,有利于术中操作和探查
术中操作	避开子宫找到盲肠和阑尾,在基底部结扎、切除阑尾,内翻缝合。最好不放置腹腔引流,以减少对子宫的刺激引起早产或流产。若阑尾已穿孔,切除阑尾后尽量吸净脓液,并放腹腔引流,术后脓汁细菌培养并做药物敏感试验,给予大剂量广谱抗生素抗感染
以下情况应先行剖宫产	妊娠已足月或胎儿基本成熟,已经具备宫外生存能力
	阑尾穿孔并发弥漫性腹膜炎,盆腔严重感染,子宫已有感染征象
	术中暴露阑尾困难
腹腔镜	随着腹腔镜的迅速发展,妊娠早期可用腹腔镜诊断和治疗,妊娠晚期应慎用

二、妊娠合并急性胆囊炎

妊娠合并急性胆囊炎可发生于妊娠各期,妊娠晚期和产褥期多见,发生率约为 0.8%,仅次于妊娠合并阑尾炎的患者。胆囊炎合并有胆囊结石,称为结石性胆囊炎;未合并胆囊结石的称为非结石性胆囊炎,致病原因主要为胆管梗阻,胆汁引流不畅,细菌易繁殖而导致感染,常见细菌为革兰阴性杆菌,其中以大肠埃希菌最常见,占 70% 以上,其次有葡萄球菌、链球菌及厌氧菌等。

【病　　因】

胆囊炎病变开始时胆囊管梗阻,胆囊肿大,压力升高,黏膜充血、水肿、渗出,称为急性单纯性胆囊炎;如梗阻未解除,炎症未控制,病变可发展至胆囊壁全层,出现囊壁增厚、脓性渗出物,称为化脓性胆囊炎;若病变更进一步发展,胆囊内压力继续升高,胆囊壁张力增高导致血液循环障碍,出现坏疽、穿孔等并发症,脓液进入胆管、胰管,可导致化脓性胆管炎和胰腺炎;若病变过程中胆管梗阻解除,炎症可逐渐消退。

妊娠期雌激素、孕激素大量增加,胆囊壁肌层肥厚,胆囊平滑肌松弛,胆囊收缩力下降,致使胆囊排空缓慢及胆汁淤积,胆囊容量增大 2 倍。加之胆汁中胆固醇含量增高,胆汁酸盐及磷脂分泌减少,胆固醇和胆盐的比例改变,有利于形成胆结石。妊娠子宫增大压迫胆囊也可引起胆囊炎。急性胆囊炎可单独存在或为急性化脓性胆管炎的一部分。急性胆囊炎由胆管结石梗阻胆囊管引起;胆总管结石或胆管蛔虫常是急性化脓性胆管炎的病因。

【临床表现】

1. 症状

常于脂肪餐、饱餐或过度疲劳后突发性上腹疼痛,发生在夜间多见,疼痛多见于右上腹部,少数见于上腹部正中或剑突下,呈阵发性绞痛,系因胆囊剧烈收缩所致,可放射至右肩部、右肩胛下角或右腰部,少数患者可放射至左肩部。疼痛逐渐加重至难以忍受的程度,令患者坐立不安,面色苍白,待结石退回或排出后可稍缓解。化脓性胆囊炎累及浆膜层和腹膜后,疼痛呈持续性加剧。

70%～90%的患者可有恶心和呕吐,呕吐物可含胆汁,由结石或蛔虫梗阻所引起者,呕吐更频繁;80%左右的患者出现发热,轻型患者可有畏寒、发热,重者则有寒战与高热,并出现谵妄等精神症状。由于呕吐、进食少和发热,可引起脱水与电解质紊乱。由于肝脏感染和胆管炎,25%左右的患者合并黄疸,一般为轻度黄疸,当出现严重黄疸时,提示胆总管结石性梗阻。严重感染时可出现休克。

2. 体征

患者右上腹胆囊区有压痛,腹式呼吸受限,右肋缘下可触及随呼吸运动触痛的肿大胆囊,墨菲征可阳性。胆囊坏死、穿孔、并发腹膜炎或坏死性胰腺炎时,有腹肌紧张、全腹压痛及反跳痛等腹膜刺激症状。妊娠晚期,病变部位受增大的子宫及子宫收缩所掩盖,腹部体征可不典型。腹腔内的炎症刺激,可引起子宫收缩,导致早产或流产。高热及感染可致胎儿缺氧,发生胎儿窘迫,甚至胎死宫内。

【辅助检查】

1. 血常规检查

查外周血白细胞及中性粒细胞计数升高,伴核左移,如有化脓或胆囊坏疽、穿孔时,白细胞计数可达 20×10^9/L 以上。基于孕期有生理性白细胞升高,故白细胞升高不是特异的指标。

2. 肝功能检查

血清丙氨酸氨基转移酶(ALT)及天冬氨酸氨基转移酶(AST)轻度升高,胆总管有梗阻时,胆红素升高。碱性磷酸酶(ALP)轻度升高,因妊娠期受雌激素的影响,后者帮助不大。

3. 超声检查

超声检查是孕期诊断急性胆囊炎最好的检查手段。超声下可见胆囊增大,囊壁不规则增厚、分层。如合并胆囊结石,可见胆石光团和声影,胆汁内沉淀物及胆囊收缩不良。胆总管梗阻时,可见胆总管扩张,直径>0.8 cm。有时还可见到胆总管内的结石或蛔虫的回声。

【诊　　断】

根据典型病史,突发性右上腹绞痛,阵发性加重,右上腹胆囊区压痛、肌紧张,体温升高等,即可做出初步诊断。

【治疗措施】

见表3-10。

表3-10　妊娠合并急性胆囊炎的治疗措施

保守治疗	饮食控制	饮食控制:应禁食,必要时胃肠减压,缓解期给予低脂肪、低胆固醇、高糖、高蛋白流质饮食
	支持治疗	静脉输液纠正水电解质紊乱,补充足量维生素,尤其有黄疸时必须给予大量维生素 K 肌内注射
	镇静、解痉、止痛	阿托品 0.5～1.0mg,肌内注射;必要时可加用哌替啶 50～100 mg,肌内注射。硝酸甘油、吲哚美辛、美沙酮也有良好解痉镇痛作用
	抗感染治疗	应用高效、广谱,且对胎儿无不良影响的抗生素,如氨苄西林、头孢类抗生素。头孢菌素类在胆汁中浓度高于血中浓度 4～12 倍,毒性低,是治疗重症胆管感染的有效药物,可作为首选。如有胆汁培养及药物敏感试验的结果,则选用敏感抗生素应用
手术治疗	手术治疗的指征	保守治疗失败,急性胆囊炎反复发作或症状逐渐加重;出现严重的并发症,如梗阻性黄疸,胆囊坏死、穿孔,出现腹膜炎体征,合并胆源性胰腺炎,应做胆囊切除术。有急性化脓性胆管炎者,应同时探查胆总管并引流

（续　表）

手术治疗	手术时机选择	妊娠早期手术易导致流产,同时麻醉药物可能影响发育中的胚胎;妊娠晚期手术又因子宫增大影响手术操作;妊娠中期子宫尚未增大到影响手术野,术后流产的机会较小,故目前认为妊娠早期的最佳手术时机,术后使妊娠可继续,对母儿患病率及死亡率影响均小
		于妊娠晚期手术时,应行术式简单的胆囊造瘘,保持引流通畅,伴胆管结石者,行切开取石及引流术。术后注意有无宫缩,及时给予黄体酮、硫酸镁等保胎治疗

三、妊娠合并急性胰腺炎

妊娠期间并发急性胰腺炎并不常见,具有发病急、并发症多、病死率高等特点,是妊娠并发外科急腹症的首要致死性病因,严重威胁孕妇和胎儿健康。急性胰腺炎可发生在妊娠各期及产褥期,但妊娠晚期最为多见。随着近年对妊娠期胰腺炎认识的逐步加深及治疗策略的改变,孕产妇及围生儿死亡逐渐减少。

【病　　因】

妊娠合并急性胰腺炎的病因很多,近年来研究表明,胆管疾病最为多见,约占 50%,其中胆石症占 67%～100%。其他原因可能与妊娠剧吐、增大的子宫机械性压迫致胰管内压增高、妊娠高血压综合征先兆子痫、胰腺血管长期痉挛、感染、甲状旁腺功能亢进诱发高钙血症、噻嗪类利尿药及四环素等药物的应用、酒精中毒等有关。加之妊娠期神经内分泌的影响,胆管平滑肌松弛,Oddis 括约肌痉挛,胰液反流入胰管,胰酶原被激活,胰液分泌增多,胰管内压力增高,胰组织发生出血水肿,更易导致胰腺炎的发生。妊娠期脂质代谢异常,三酰甘油升高,血清脂质颗粒栓塞胰腺血管,可造成急性胰腺炎,引起不良后果。

【临床表现】

1. **症状**

(1)腹痛:起病急骤,突发性上腹剧烈疼痛,为持续性,刀割样,一般镇痛药不能缓解。腹痛的位置与病变的部位有关,若病变主要在胰尾部,腹痛以左上腹为主,并向左肩放射;若病变主要在胰体部,腹痛以上腹正中为主;若病变主要在胰头部,腹痛以右上腹为主,并向右肩放射。随着炎症的扩散和渗出液扩散到腹腔,腹痛可波及全腹。

(2)恶心、呕吐:发病初期恶心、呕吐频繁,以后逐渐减轻,呕吐物为胃内容物。

(3)发热:发热是急性出血坏死型胰腺炎的特点之一。发热是由于组织坏死损伤的产物所引起。体温一般不超过39℃,常于发病3～7日恢复正常。如体温持续不降或降至正常后又升高,多为感染所致。恶心、呕吐与腹痛、发热合称急性胰腺炎的三大症状。

(4)其他症状:如手足抽搐、休克、黄疸等。伴急性肺功能衰竭者有呼吸急促、困难和发绀。也可有精神症状、胃肠道出血(呕血和便血),重症胰腺炎多有水电解质紊乱及酸碱平衡失调和多器官功能衰竭、DIC等表现。

2. **体征**

常有上腹部压痛,无明显肌紧张,妊娠期宫底升高,胰腺位置相对较深,使腹膜炎体征出现迟且常不明显;出血坏死型胰腺炎压痛明显并有肌紧张和反跳痛,范围较广且延及全腹。重症胰腺炎者,可在腰部两侧或脐部出现瘀斑,但瘀斑在起病4～5日后才出现,无助于早期诊断。位于腹膜后的胰腺炎体征可不典型。

【辅助检查】

1. **血淀粉酶、尿淀粉酶测定**

血淀粉酶和尿淀粉酶升高是诊断急性胰腺炎的主要依据之一。血淀粉酶通常于发病后2～12小时增高,48～72小时后恢复正常。因此,如患者在发病后48小时内就诊,血清淀粉酶>500

U/L,结合临床表现即可诊断为急性胰腺炎。尿淀粉酶>300 U/L 提示本病。另外,血清淀粉酶与肌酐清除率的比值(ACCR)对急性胰腺炎诊断有价值,且对鉴别胰腺炎和引起腹痛的胰腺外疾病有很大的参考价值,当 ACCR>6％时提示急性胰腺炎。但当血清淀粉酶正常时,ACCR 无诊断意义。应引起注意的是,血淀粉酶、尿淀粉酶值的高低并不与病变的严重程度呈正比,当胰腺广泛坏死时,血清淀粉酶不但不升高反而下降。

2. 血常规检查

外周血白细胞及中性粒细胞升高,重症胰腺炎患者的白细胞计数在 $20 \times 10^9/L$ 以上,并且有明显核左移。血液浓缩,血细胞比容增加 50％以上,血红蛋白低于正常。

3. 血脂肪酶测定

对于妊娠期急性胰腺炎的诊断,血清脂肪酶比血清淀粉酶更敏感,因为妊娠期高三酰甘油血症可能导致血清淀粉酶升高,而对脂肪酶没有影响。血脂肪酶在发病 24 小时后升高,可持续 5～10 日,超过 1 康氏单位即有诊断价值。

4. 血糖测定

发病早期血糖常升高,尿糖阳性。急性期过后,血糖降至正常。即使胰腺组织有大量坏死,恢复后也不出现糖尿病。

5. 血气分析

急性胰腺炎容易合并呼吸窘迫综合征,血气分析能帮助及早发现血氧分压降低,采取措施改善缺氧。

6. 腹部 B 型超声检查

可见胰腺弥漫性增大,胰内均应低回声区;出血坏死时可出现粗大强回声;胰腺周围渗液积聚呈无回声区。大多数妊娠合并急性胰腺炎患者可有多发性胆结石,胆汁淤积及胆囊壁增厚等。

7. 腹部 CT 检查

见胰腺肿大,有明显的密度减低区,以体、尾部为多,周围有不同程度的渗出。CT 检查使胎儿暴露于 X 线下,如通过其他检查可以确诊,不必再行 CT 检查。如确有必要行 CT 检查,一定要征得患者及家属同意。

【诊　断】

根据患者以上病史、症状和体征,可初步疑诊急性胰腺炎。确诊需结合实验室及影像学检查。需要强调的是,妊娠期急性胰腺炎的诊断较非孕期困难。

【治疗措施】

见表 3-11。

表 3-11　妊娠合并急性胰腺炎的治疗措施

一般治疗	禁食、胃肠减压	可以减少消化液对胰腺外分泌的刺激,减少胰酶的分泌,从而降低胰酶对胰腺的自溶作用
	补充液体防治休克	因腹腔有大量的渗出液,容易发生低血容量性休克,应补充足够的液体,维持血容量,每日补液 3000～4000 ml,其中 1/4～1/3 是胶体液,以提高血液胶体渗透压。同时纠正电解质紊乱,依靠完全肠外营养补充热量
	解痉镇痛	首选哌替啶,并加用阿托品。哌替啶 50～100 mg,阿托品 0.5 mg,肌内注射,每 6 小时 1 次。禁用吗啡,以免引起 Oddi 括约肌痉挛
	抗生素预防继发感染	一般应用广谱抗生素,如头孢类抗生素,对肾脏有损害的药物避免使用
	抑制胰腺外分泌	①H_2 受体拮抗药:可减低胃酸的分泌,并能抑制胰酶的分泌。如西咪替丁(甲氰咪胍)400 mg,静脉滴注,每 6 小时 1 次。②抑肽酶:除了能抑制胰蛋白酶分泌以外,并能抑制激肽酶、纤维蛋白溶酶的分泌。药物虽能通过胎盘,但病情危重时仍须权衡利弊使用

（续 表）

手术治疗		适用于诊断不确定、继发性胰腺感染合并胆管疾病、虽经合理支持治疗而临床症状继续恶化者。重症胆源性胰腺炎伴壶腹部嵌顿结石，合并胆管梗阻感染者应急诊手术或早期手术解除梗阻。其外科处理包括两方面：对胰腺本身的处理；对胰腺炎相关胆管疾病的处理。最佳手术时机在妊娠中期或产褥期
产科处理	妊娠早、中期	在治疗胰腺炎的同时，预防流产或早产发生。由于炎症刺激宫缩使妊娠期急性胰腺炎早产率可达 60%，故在治疗同时须用宫缩抑制药进行保胎治疗。急性胰腺炎继发细菌感染时细菌毒素、孕妇低氧血症等均可致胎儿宫内缺氧甚至死亡，故诊治期间应密切监护胎儿宫内情况
	妊娠晚期	胎儿有生存能力，应及时终止妊娠，特别是对已有胎儿窘迫者，应立即剖宫产分娩，避免胎死宫内

四、妊娠合并肠梗阻

肠梗阻是由于肠内容物在肠道内通过受到障碍时而出现的一种常见的急腹症。妊娠期肠梗阻发病率较低，为 0.018% ～ 0.160%，多发生于妊娠晚期。主要表现为腹痛、腹胀、呕吐、排气及排便停止，严重者可发生肠穿孔、坏死，电解质紊乱及休克等，对母儿危害极大。肠梗阻不但可引起肠管本身解剖与功能的改变，而且导致全身生理上的紊乱，由于妊娠期子宫增大，使孕期肠梗阻的诊断有一定难度，再加上医患双方对放射线检查、麻醉、手术的顾虑，常延误诊断和手术而导致孕产妇及围生儿死亡率增加。

【病　因】

肠梗阻多与既往手术粘连有关，也可由肠扭转、肠套叠、肿瘤、饮食不当等引起，但更少见。妊娠期肠梗阻较非孕期病情重，母儿死亡率高,主要与诊断、治疗不及时及术前准备不充分有关。

【临床表现】

1. 症状

(1)腹痛:腹痛为肠梗阻的主要症状。由于肠内容物通过受阻,引起平滑肌强烈的收缩和痉挛,产生阵发性的剧烈绞痛,伴呕吐。机械性肠梗阻的特点是阵发性腹痛,发作时可出现肠型和蠕动波,有时伴肠鸣,这是由于梗阻近端肠段强烈蠕动的结果。单纯的阵发性绞痛,多提示单纯肠梗阻;持续性腹痛,阵发性加剧提示绞窄性梗阻。疼痛程度加剧、范围扩大、发作频繁、发作时间延长,表明梗阻程度加重或肠管缺血坏死严重。有上述腹痛的特征并以脐周为主多为小肠梗阻,右下腹为主多为回肠末端或回盲部梗阻,左下腹多为乙状结肠梗阻。麻痹性肠梗阻腹痛多不明显,只有肠管极度扩张时才出现持续性腹痛。

(2)呕吐:梗阻早期便可出现呕吐,此时多为反射性呕吐,呕吐物为所食食物和胃液。后期肠梗阻近端肠管膨胀,内压达到一定程度后开始呕吐。呕吐的早晚、频率、内容物与梗阻的部位有一定的关系。高位小肠梗阻时,呕吐出现早而频繁,呕吐物为胃或十二指肠内容物及胆汁;若起始的呕吐过后,停止呕吐,间隔一定时间后再出现呕吐,且呕吐物有臭味,提示低位或结肠梗阻。若呕吐物呈棕黄色或血性提示绞窄性肠梗阻。

(3)腹胀:腹胀为梗阻的近端肠管膨胀所致,出现一般晚于腹痛、呕吐,腹胀程度与梗阻的部位有关。高位肠梗阻腹胀不明显,但有时可见肠型;小肠低位梗阻或麻痹性肠梗阻可出现全腹均匀腹胀,可见肠型。局部膨胀或一侧腹部膨胀为主多为结肠梗阻、闭襻式肠梗阻(如肠扭转)。

(4)停止排便、排气:急性完全性肠梗阻发生后不再排气、排便,但高位肠梗阻或不完全性肠梗阻仍有少量排便及排气,不能以此排除肠梗阻的诊断。如果梗阻发生后肛门有少量血性黏液流出提示绞窄性肠梗阻,如肠套叠、肠系膜血管血栓形成,或提示肿瘤堵塞肠管并有破溃。

2. 体征

妊娠期肠梗阻的体征基本上与非孕期肠梗阻相似。但妊娠晚期子宫增大占据腹腔,肠襻移向子宫的后方或两侧,或因产后腹壁松弛,使体征不明显、不典型,应予以警惕。腹部可见肠型及蠕动波;腹部压痛,严重者可有反跳痛及肌紧张,有的可摸到肿块;叩诊呈鼓音,有腹部振水音;听诊肠鸣音亢进,呈高调金属音,与阵发性腹痛的出现相一致,可闻及气过水音。

【辅助检查】

1. X线检查

腹部平片简单易行,迅速安全,出现肠管扩张并有气液平面的肠襻有利于诊断。怀疑孕妇有肠梗阻时,一定要做 X 线检查,因为权衡孕妇由于误诊带来的危害远大于胎儿暴露于 X 线下的影响。

2. 血液分析

白细胞总数及中性粒细胞升高,核左移。血液浓缩,血红蛋白、红细胞及血细胞比容升高。

3. 电解质检查

血清钾、钠、氯均降低。

4. 血气分析

低位肠梗阻表现为二氧化碳结合力及血 pH 降低等代谢性酸中毒表现,高位肠梗阻多为二氧化碳结合力及血 pH 升高等代谢性碱中毒的表现。

5. 肝肾功能

严重的全身感染,可引起肝酶升高,肌酐、尿素氮升高或尿检可见白细胞、红细胞及管型。

6. 潜血试验

呕吐物及粪潜血阳性时,表明肠管已有血运障碍,急需处理。

【治疗措施】

1. 保守治疗

非绞窄性肠梗阻可在严密观察下保守治疗,包括禁食及胃肠减压,根据脱水的程度、尿量、尿比重、血清离子及血气分析结果,相应补充液体及电解质;应用广谱抗生素防治感染,首选氨苄西林或头孢菌素,并加用甲硝唑。

2. 手术治疗

是否手术根据肠梗阻的类型及严重程度而定。单纯性粘连性肠梗阻、不完全性肠梗阻及麻痹性肠梗阻,保守治疗 12～24 小时不缓解,应尽快手术,否则容易发生低血容量性休克、肾衰竭等严重后果。绞窄性肠梗阻无论发生在任何时期,均应尽早手术,同时采用上述各种非手术治疗措施。Ogilvie 综合征结肠扩张到 9～12 cm(临界值)时,易发生穿孔而致感染、休克、死亡,也应手术治疗。

手术一般采用连续硬膜外麻醉,切口一般多选用正中纵切口。妊娠中期手术应尽量避免干扰子宫,术后保胎治疗。如妊娠已达 34 周以上,胎儿已具备宫外生存能力,应积极促胎肺成熟,手术时先做剖宫产取出胎儿,然后再探查腹腔。应请有经验的高年资外科医师检查所有肠管,因可能存在多处粘连梗阻。如系肠粘连,行肠粘连松解术;如系粪块等异物梗阻,肠管未坏死,行肠管切开取出异物,再行肠管缝合术。如肠管坏死,需行肠管切除吻合术。死亡病例均系误诊,延误了手术时机,以致发展到肠坏死、肠穿孔、腹膜炎、中毒性休克、DIC 及肾衰竭等。

3. 产科处理

处理妊娠合并肠梗阻的同时,需监测宫缩和胎儿状况,行保胎治疗。肠梗阻经保守治疗缓解者,可继续妊娠。肠梗阻发生于妊娠早期(孕 12 周前)而需手术治疗者,应先行人工流产,部分患者流产后梗阻可自行缓解。梗阻发生于妊娠中期,如无产科指征可不必终止妊娠,术前术后应积极保胎治疗。妊娠晚期尤其妊娠

34 周以后,估计胎儿肺已成熟,具备宫外生存能力,可先行剖宫产术,再行肠梗阻手术。

五、妊娠合并卵巢肿瘤蒂扭转

卵巢肿瘤蒂扭转是常见的妇产科急腹症,是卵巢肿瘤的并发症之一,约 10% 卵巢肿瘤并发蒂扭转。妊娠期腹部增大,卵巢肿瘤在腹腔内的活动余地增加,蒂扭转发生较非孕期多 2～3 倍,其危害较非孕期更大。

【病　因】

蒂扭转发生的时间多在孕 3～4 个月子宫超出盆腔及产后子宫迅速缩小时。发生扭转的肿瘤一般中等大小,光滑,与周围组织无粘连,瘤蒂较长,肿瘤内部密度不均,重心常偏向一侧。肿瘤被妊娠子宫上推,受肠蠕动或体位急骤改变或向同一方向转动等影响,即可发生蒂扭转。

发生急性蒂扭转后,静脉回流受阻,囊肿内高度瘀血或血管破裂,导致肿瘤急剧增大,瘤内出血,发生坏死、破裂。

【临床表现】

1. 症状

典型的症状是突然发生一侧下腹剧烈疼痛,渐进性加剧,常伴有恶心、呕吐、肛门下坠感或腹泻。早期一般无发热,晚期可有低热。如扭转自行复位,则腹痛可随之消失。

2. 体征

下腹部一侧可有压痛、反跳痛及肌紧张,有时腹部可触及一有压痛的包块。妇科检查于子宫的一侧可触及肿瘤,张力大,蒂部有压痛。

【辅助检查】

1. 血常规检查

外周血白细胞计数早期正常,晚期可升高,中性粒细胞也升高。

2. B 型超声检查

可见一侧附件无回声区或低回声区肿物,边缘清晰,有条索状蒂。

【诊　　断】

根据以上症状和体征可初步诊断卵巢肿瘤蒂扭转。

【治疗措施】

卵巢肿瘤蒂扭转救治关键是及时诊断,尽早手术治疗。

术中应在肿瘤蒂根部最下端钳夹,将肿瘤和扭转的瘤蒂一并切除。钳夹前切勿将扭转复位,以免栓子脱落造成栓塞。切下的肿瘤应在台下剖开,可疑恶性者应做冷冻病理切片检查。如有破裂,应吸净腹腔内积血、积液,并冲净手术切口。如果手术及时,扭转不严重或不完全扭转者,卵巢无出血及坏死,除外恶性的情况下,可考虑行卵巢肿瘤剔除术。术后标本常规送病理检查。如果妊娠已足月或近足月,胎儿具备宫外生存能力,可同时行剖宫产娩出胎儿。

术后继续给予保胎治疗。早期妊娠术后立即给予黄体酮 20mg,肌内注射,每日 1 次,应持续给药至孕 13～14 周胎盘形成后,以免因体内激素水平波动,孕激素不足而引起流产。同时给予镇静药地西泮 2.5～5 mg,口服,每日 3 次;或苯巴比妥 30 mg,口服,每日 3 次。中晚期妊娠术后给予宫缩抑制药以免子宫收缩引起流产或早产。

六、妊娠合并子宫肌瘤红色变性

子宫肌瘤发生于卵巢功能旺盛的生育年龄妇女,因此子宫肌瘤合并妊娠并不少见,发病率为 0.3%～0.8%。但其实际发病率远高于此,因为很多患者的肌瘤小且无症状,容易被忽略。子宫肌瘤合并妊娠时,是否相互产生影响,取决于子宫肌瘤的大小、位置、类型及有关并发症等因素。

【病　　因】

子宫肌瘤患者妊娠后,受高水平雌激素、孕激素的影响,引起子宫平滑肌瘤细胞肥大水肿,肌瘤随妊娠子宫的增大而增大,分娩后增大的肌瘤大多可以缩小。妊娠期由于肌瘤增长迅速,导致供血相对不足,从而引起肌瘤退行性变。除透明变性及囊性变退行性变外,最常见而又具有临床意义的为肌瘤的红色变性。子宫肌瘤的红色变性一般发生于妊娠中、晚期,偶尔也发生于产褥早期。发生子宫肌瘤红色变性后,如处理不当,易导致流产、早产。

【临床表现】

1. 症状

突然发生剧烈疼痛,呈持续性疼痛,进行性加剧,拒按,伴恶心、呕吐,体温上升,一般在 38℃ 左右,甚至可有高热。

2. 体征

子宫局部可有丘状突起的硬块,压痛明显,一般无肌紧张及反跳痛。除局部硬块外,妊娠子宫其余部分仍松软。发生于妊娠期的子宫肌瘤红色变性症状一般较非妊娠期严重。此外,腹痛及高热常可诱发子宫收缩,有时可触及阵发性宫缩。

【辅助检查】

1. 血常规检查

白细胞计数升高,中性粒细胞明显升高。

2. B 型超声检查

B 型超声提示有子宫肌瘤可协助诊断。但妊娠晚期,受增大子宫的影响,如果子宫肌瘤较小,可能不易发现,给诊断造成困难。

【诊 断】

根据子宫肌瘤病史,结合患者症状、体征可做出诊断。诊断妊娠合并子宫肌瘤红色变性,必须首先确定是否为妊娠合并子宫肌瘤。如果妊娠前已发现子宫肌瘤,这种情况诊断一般不困难;如果患者妊娠前并不知道患有子宫肌瘤,诊断则有一定困难。困难程度往往取决于肌瘤大小、部位、类型及妊娠月份等。

【治疗措施】

1. 保守治疗

(1)一般治疗:卧床休息;可给予镇静药,如地西泮 5mg,口

服,每日 2～3 次;或 10mg 肌内注射。苯巴比妥 30mg,口服,每日
3 次。疼痛剧烈者,可给予哌替啶 50mg,肌内注射,缓解症状。局
部冰袋冷敷有助于减轻疼痛。

(2)支持治疗:静脉输液补足液体。

(3)保胎治疗:有流产或早产征象者给予保胎治疗。妊娠早
期可给予维生素 E 30mg,口服,每日 3 次;黄体酮 20mg,肌内注
射,每日 1 次。妊娠中、晚期如有宫缩,可给予硫酸镁、利托君等
抑制宫缩药物。

(4)预防性应用抗生素:一般抗生素对子宫肌瘤红色变性的
治疗无效,因为症状并非感染所致。但红色变性时常伴肿瘤中心
坏死,在此基础上易继发感染,故一般主张预防性应用抗生素。
青霉素不过敏者以青霉素为宜。青霉素 800 万 U,静脉滴注,每
日 1 次。青霉素过敏者可应用头孢类抗生素。治疗过程中应严
密观察,绝大多数经上述保守治疗后,症状可逐渐缓解,妊娠得以
继续。尽可能避免手术剔除肌瘤,因为考虑到:妊娠期行肌瘤剔
除术出血多、止血难;手术可能导致流产或早产;术后子宫壁切口
可能在妊娠晚期破裂。

2. 手术治疗

经充分保守治疗无效,临床症状加剧,高热不退,疼痛剧烈,
或诊断不明确时,应考虑手术治疗。

(1)妊娠早期:原则上行人工流产术终止妊娠,然后行子宫肌
瘤剔除术。如患者保留胎儿的愿望强烈,可先行子宫肌瘤剔除
术,然后给予保胎治疗,但事先充分告知术后流产的可能性很大。

(2)妊娠中、晚期:行肌瘤剔除术,仅仅摘除变性的肌瘤,应紧
贴肌瘤壁剥离,尽可能不切开宫腔,不碰破胎膜,手术宜轻柔,减
少对胎儿的刺激。因妊娠子宫充血、水肿,术中往往出血较多,术
前应备足血源。如术中发现摘除子宫肌瘤后宫壁缺损较大而缝
合困难时,可根据妊娠月份及胎儿情况做剖宫产取胎术或剖宫产
术。如妊娠晚期,估计胎儿体重接近 2 500g 或胎儿肺已近成熟,

胎儿已具备宫外生存能力,充分保守治疗无效时,可于术前向患者及家属交代病情,征得同意后行剖宫产术+子宫肌瘤剔除术或子宫切除术。术后流产、早产的发生率极高,应加强保胎治疗,并给予大量广谱抗生素预防感染。

子宫肌瘤在妊娠期增大迅速,对母儿均可能造成不良影响,从预防观点出发,对年轻要求生育的妇女,如果孕前发现患有子宫肌瘤,应根据肌瘤大小及部位考虑是否需要治疗。较小的浆膜下肌瘤对妊娠期及分娩期影响不大,但较大的浆膜下肌瘤,特别是有蒂的肌瘤宜在孕前行腹腔镜手术摘除,以免妊娠期发生肌瘤蒂扭转。黏膜下肌瘤影响受孕,妊娠后流产率高,应在宫腔镜下切除。较大的壁间肌瘤影响胎儿发育,妊娠期及分娩期并发症多,也应在孕前行肌瘤剔除术。至于壁间肌瘤,一般认为肌瘤直径<3cm 者对妊娠影响不大,而肌瘤直径>3cm 时,应考虑最好于妊娠前行肌瘤剔除术,以免妊娠后肌瘤迅速增大而发生肌瘤红色变性等并发症。

第三节　妊娠期出血

一、流产

凡妊娠不足 28 周、胎儿体重<1000g 终止妊娠者,称为流产。非人为目的造成的自然状态发生的流产称为自然流产。发生在妊娠 12 周以前的流产称为早期流产,妊娠 12 周至不足 28 周的流产为晚期流产。前者较为多见。流产又分为自然流产和人工流产两类。应用人工方法,使妊娠终止者为人工流产。自然流产的发生率占全部妊娠的 15% 左右。

【病　　因】

1. 遗传因素

50%～60% 的自然流产胚胎有染色体异常,多发生在早期妊娠,以孕母年龄过小或过大者。流产时妊娠产物有时仅为一空孕囊或已退化的胚胎。

2. 母体因素

(1)全身性疾病:母体患有严重中毒性感染疾病,如肺炎或伤寒。高热和细菌毒素对胚胎有致命的影响。

(2)病毒感染:母体感染风疹、生殖道疱疹、巨细胞病毒等疾病,病毒可通过胎盘传染胚胎及胎儿。

(3)生殖器官疾病:孕妇可因纵隔子宫及子宫发育不良等子宫畸形、多发性子宫肌瘤影响胎儿的生长发育导致流产。宫颈内口松弛或损伤可导致妊娠时胎膜破裂发生晚期流产。

(4)母体内分泌功能失调:黄体功能不足、甲状腺功能低下者往往影响蜕膜、胎盘,或引起胚胎发育不良而流产。

(5)创伤:妊娠期外伤或施行卵巢肿瘤和阑尾手术等,特别是在妊娠早期,可刺激子宫收缩而引起流产。

(6)不良习惯:过量吸烟、酗酒,过量饮用咖啡或海洛因等毒品亦可致胎儿先天性畸形或流产。

3. 胎盘内分泌功能不足

胎儿在母体内生长发育,主要通过胎盘将母体的营养物质和氧输送到胎儿,当胎盘内分泌功能不足时,上述激素值下降,妊娠将难以继续。

4. 免疫因素

母儿免疫系统相互影响,若互不适应,则可引起排斥而致流产。母体有抗精抗体则多为早期流产,如母儿 Rh 血型不合、ABO 血型不合,可引起死胎,多为晚期流产。

5. 环境因素

某些有害的化学物质(如铅、有机汞、镉、DDT、乙醇及烟草等)和物理因素(如噪声、放射线、高温等)可直接或间接对胚胎或胎儿造成损害而致流产。

6. 男性因素

据临床观察,男性菌精症占 10％～15％。男性生殖道内无症状的感染精液中,即含有一定数量的细菌、病毒、沙眼衣原体、脲原支原体等,可削弱受孕妇女的孕育能力,而致胚胎流产。活动的精子在受精时也会将细菌带去,这就会干扰精卵结合与着床。所带细菌多为粪链球菌、白色葡萄球菌、大肠埃希菌、厌氧性细菌等。

【临床表现】

流产的主要症状为停经后出现阴道流血和腹痛。

1. 停经

大多数流产患者有明显的停经史,根据停经时间的长短可将流产分为早期流产和晚期流产。

2. 阴道流血

发生在妊娠 12 周以内流产者,开始时绒毛与蜕膜分离,血窦开放,即开始出血。当胚胎完全分离排出后,由于子宫收缩,出血停止。早期流产的全过程均伴有阴道流血,而且出血量往往较多。晚期流产者,胎盘已形成,流产过程与早产相似,胎盘继胎儿分娩后排出,一般出血量不多。

3. 腹痛

早期流产开始阴道流血后宫腔内存有血液,特别是血块,刺激子宫收缩,呈阵发性下腹痛,特点是阴道流血往往出现在腹痛之前。晚期流产则先有阵发性的子宫收缩,然后胎儿胎盘排出,特点是往往先有腹痛,然后出现阴道流血。

【临床类型】

1. 自然流产

按发展的不同阶段,分为以下几种临床类型。

(1)先兆流产:指妊娠 28 周前,先出现少量阴道流血,常为暗红色或血性白带无妊娠物排出,相继出现阵发性下腹痛或腰背痛。妇科检查宫颈口未开,胎膜未破,子宫大小与停经周数相符。经休息及治疗,症状消失,可继续妊娠;若阴道流血量增多或下腹痛加剧,可发展为难免流产。

(2)难免流产:指流产不可避免。在先兆流产基础上,阴道流血量增多,阵发性下腹痛加剧,或出现阴道流液(胎膜破裂)。妇科检查宫颈口已扩张,有时可见胚胎组织或胎囊堵塞于宫颈口内,子宫大小与停经周数相符或略小。

(3)不全流产:难免流产继续发展,部分妊娠物排出体外,尚有部分残留于宫腔内或嵌顿于宫颈口处,影响子宫收缩,导致大量出血,甚至发生失血性休克。妇科检查见宫颈口已扩张,宫颈口有妊娠物堵塞及持续性血液流出,子宫小于停经周数。

(4)完全流产:指妊娠物已全部排出,阴道流血逐渐停止,腹痛逐渐消失。妇科检查宫颈口已关闭,子宫接近正常大小。

2. 特殊流产

(1)稽留流产:指胚胎或胎儿已死亡,滞留宫腔内尚未自然排出者。胚胎或胎儿死亡后子宫不再增大反而缩小,早孕反应消失。若已到中期妊娠,孕妇腹部不见增大,胎动消失。妇科检查宫颈口未开,子宫较停经周数小,质地不软,未闻及胎心。

(2)复发性流产:同一性伴侣连续自然流产 2 次或以上者。每次流产多发生于同一妊娠月份,其临床经过与一般流产相同。早期流产常见原因为胚胎染色体异常、免疫因素异常、黄体功能不足、甲状腺功能低下。晚期流产常见原因为子宫畸形或发育不良、宫颈内口松弛、子宫肌瘤等。宫颈内口松弛者于妊娠后,常于妊娠中期,胎儿长大,羊水增多,宫腔内压力增加,胎囊自宫颈内口突出,宫颈管逐渐缩短、扩张。患者多无自觉症状,一旦胎膜破裂,胎儿迅速排出。

(3)流产合并感染:流产过程中,若阴道流血时间长,有组织残留于宫腔内或非法堕胎等,有可能引起宫腔感染。严重时感染可扩展到盆腔、腹腔,甚至全身,并发盆腔炎、腹膜炎、败血症及感染性休克等。

【辅助检查】

1. B 型超声检查

对疑为先兆流产者,可根据妊娠囊的形态、有无胎心反射及胎动,确定胚胎或胎儿是否存活,以指导正确的治疗方法。不全流产及稽留流产等均可借助 B 型超声检查加以确定。

2. 激素测定

血孕酮水平及绒毛膜促性腺激素动态测定可协助判断先兆流产的预后。早期自然流产应与异位妊娠及葡萄胎、功能失调性子宫出血及子宫肌瘤等鉴别。给予抗生素预防感染。

【诊　　断】

自然流产诊断多无困难。根据病史及临床表现多可确诊,仅少数需行辅助检查。确定流产后,还应确定自然流产的临床类型及有无流产并发症,以决定处理方法。

1. 病史

应询问患者有无停经史和反复流产史,有无早孕反应、阴道流血,应询问阴道流血量及持续时间,有无腹痛,腹痛部位、性质、程度,有无阴道排液及妊娠物排出。了解有无发热、阴道分泌物有无臭味,以协助诊断有无流产感染。

2. 查体

有无贫血外观,测量体温、血压、脉搏,在消毒情况下进行妇科检查,注意子宫的位置、大小、形态、硬度;注意宫颈口是否扩张,羊膜囊是否膨出,宫颈口内有无妊娠物;子宫大小与停经周数的符合度;双侧附件有无压痛、增厚或包块。子宫颈口有无糜烂、出血,有无子宫颈息肉,并需鉴别流血是否来自宫腔。

【治疗措施】

根据流产的不同类型给予相应处理。对于阴道大量出血,难以判断流产类型的,应立即在输液条件下行清宫术,清除宫腔内胚胎组织,促进子宫收缩。见表 3-12。

表 3-12　流产的治疗措施

先兆流产	一旦出现停经后阴道流血,建议卧床休息,不要过度紧张,保持情绪稳定,禁止性生活。黄体功能不足者给予黄体酮 10～20mg,每日 1 次或隔日 1 次,肌内注射;或口服地屈孕酮,起始剂量为 40mg,随后每 8 小时口服 10mg 至症状消失;也可口服天然维生素 E 保胎。甲状腺功能减退患者口服小剂量甲状腺素片,好转可继续妊娠,否则流产不可避免,应尽早终止妊娠
难免流产	一旦确诊,应尽早使胚胎及胎盘组织完全排出。早期妊娠发生难免流产时,应及时行负压吸宫术。认真检查流产组织,并送病理检查。晚期流产,需促进宫缩,等胎儿及胎盘完全娩出后,检查胎盘胎膜是否完全,必要时行刮宫术以清除宫内组织,刮宫术后 1 周左右进行 B 型超声检查,以便了解有无妊娠物在宫腔内残留。行刮宫术时,要同时给予抗生素预防感染
不全流产	发生不全流产时,部分组织会在宫腔内残留或阻塞宫颈口,容易引起大出血。一旦确诊,应在输液、输血同时行刮宫术或钳刮术,并给予抗生素预防感染
完全流产	如腹痛、阴道流血症状消失、B 型超声检查提示宫腔内未见妊娠物或残留物,即为完全流产,此时如无感染,可不给予特殊处理
稽留流产	发生稽留流产时,死亡的胚胎及胚胎组织在宫腔内稽留时间过长,可能会导致严重的凝血功能障碍及弥散性血管内凝血的发生,所以要先进行凝血功能检查,在备血、输液条件下行刮宫术。子宫＜12 孕周者,行刮宫术,术中肌内注射缩宫素,术中操作仔细,防止子宫穿孔;也可应用米非司酮加米索前列醇促使胎儿、胎盘排出
	子宫＞12 孕周者,静脉滴注缩宫素、依沙吖啶或者前列腺素引产。有凝血功能障碍者,先用肝素、纤维蛋白原及输新鲜血,凝血功能好转后再引产。术后常规进行 B 型超声检查,确认宫腔内无异物残留。应给予抗生素预防感染

(续 表)

复发性流产	应积极查找病因,针对性治疗。孕前检查包括遗传咨询,确定染色体异常夫妇能否怀孕、血型鉴定、精液检查、女方生殖系统有无肿瘤、宫腔粘连、卵巢功能、子宫有无畸形、有无宫颈内口松弛。宫颈内口松弛者,于孕 14～16 周行宫颈内口环扎术,若环扎后有流产征象,及时拆除缝线。原因不明的复发性流产妇女,可给予黄体酮 10～20mg,肌内注射;或每日口服地屈孕酮 2 次,每次 10mg,至妊娠 12 周或超过以往流产的月份。补充维生素 E 及心理疗法
流产合并感染	治疗原则为积极控制感染、尽快清除宫内残留物。若出血不多,应用广谱抗生素 2～3 天,感染控制后再刮宫。若出血多,静脉滴注抗生素及输血的同时将宫腔残留物清出。术后给予广谱抗生素,待感染控制后彻底刮宫。若合并感染性休克,应先抢救休克。刮宫时可用卵圆钳夹出残留组织,忌用刮匙全面搔刮宫腔,以免感染扩散。严重的感染性流产可并发盆腔脓肿、血栓性静脉炎、感染性休克、急性肾衰竭及弥散性血管内凝血等,所以要及时就诊并积极预防,必要时应切除子宫去除感染源

【预防措施】

(1)进行孕前查体,医学咨询,请求优生指导。

(2)孕期应注意避免过度劳累,防止腹部外伤,保持心情愉快,在妊娠前 3 个月及最后 1 个月禁止性生活。

(3)孕妇患某些疾病,如急性传染病可使胎儿死亡、流产,黄体功能不全、甲状腺功能低下或亢进、糖尿病等,可影响蜕膜、胎盘、胎儿的发育而致流产,孕前应积极治疗原发病,或妊娠期间用药控制病情使之稳定。

(4)妊娠后由于母儿双方免疫不适应而导致母体排斥胎儿以致流产。临床上常检查的有血型抗体、抗心磷脂抗体、抗卵巢抗体、抗子宫内膜抗体、抗精子抗体等。如有此类免疫因素存在,应针对病因治疗。

(5)能够引起自然流产的环境因素有物理性的、化学性的和生物性的,如放射性物质、重金属、滴滴涕(DDT)、农药等孕期应避免接触。

(6)基因异常是自然流产最常见的原因,自然流产后的妇女应和丈夫一起做染色体检查,以了解是否存在染色体异常。

二、前置胎盘

正常情况下,胎盘附着于子宫体的后壁、前壁或侧壁。如果妊娠 28 周后,胎盘附着于子宫下段、下缘达到或覆盖子宫颈内口,位置低于胎儿先露部,即为前置胎盘。前置胎盘是妊娠晚期的严重并发症,是妊娠晚期出血的常见原因,如处理不当可威胁孕妇及胎儿安全。胎盘位于子宫下段,胎盘边缘极为接近但未达到宫颈内口,称为低置胎盘。妊娠中期(妊娠 28 周前)B 型超声发现胎盘前置者,称为胎盘前置状态。

【病　　因】

发病原因尚不清楚,可能与下列因素有关。

1. 子宫内膜病变或损伤

多次流产及刮宫、产褥感染、剖宫产、子宫手术史、盆腔炎等为子宫内膜损伤引发前置胎盘的常见因素。上述情况可引起子宫内膜炎或萎缩性病变,再次受孕时子宫蜕膜血管形成不良,胎盘血供不足,为摄取足够营养而增大胎盘面积,延伸到子宫下段。前次剖宫产手术瘢痕可妨碍胎盘在妊娠晚期向上迁移,增加前置胎盘可能性。辅助生殖技术,促排卵药物改变了体内性激素水平,使子宫内膜与胚胎发育不同步等,导致前置胎盘的发生。

2. 胎盘异常

胎盘大小和形态异常,均可发生前置胎盘。胎盘面积过大而延伸至子宫下段,前置胎盘发生率双胎较单胎妊娠高 1 倍;胎盘位置正常而副胎盘位于子宫下段接近宫颈内口;膜状胎盘大而薄扩展到子宫下段。

3. 受精卵滋养层发育迟缓

受精卵到达子宫腔后,滋养层尚未发育到可以着床的阶段,继续向下移,着床于子宫下段而发育成前置胎盘。

【分　类】

以胎盘边缘与宫颈内口的关系,将前置胎盘分为3种类型。

(1)完全性前置胎盘:又称为中央性前置胎盘,子宫颈内口完全被胎盘组织覆盖。

(2)部分性前置胎盘:子宫颈内口部分被胎盘组织覆盖。

(3)边缘性前置胎盘:胎盘附着于子宫下段,其下缘到达宫颈口,但未超越宫颈内口。

【临床表现】

1. 症状

(1)妊娠晚期或临产时:发生无诱因的无痛性反复阴道流血是前置胎盘的主要症状,偶有发生于妊娠20周左右者。出血是由于妊娠晚期或临产后子宫下段逐渐伸展,宫颈管消失或宫颈扩张时,附着于子宫下段或宫颈内口的胎盘不能相应地伸展,导致前置部分的胎盘自其附着处剥离,使血窦破裂而出血。

初次流血量一般不多,剥离处血液凝固后,出血可暂时停止。随着子宫下段不断伸展,出血往往反复发生,且出血量也越来越多。阴道流血发生时间的早晚、反复发生的次数、出血量的多少与前置胎盘类型有很大关系。

完全性前置胎盘往往初次出血的时间早,约在妊娠28周,反复出血的次数频繁,量较多,有时一次大量出血即可使患者陷入休克状态。边缘性前置胎盘初次出血发生较晚,多在妊娠37~40周或临产后,量也较少。部分性前置胎盘初次出血时间和出血量介于上述两者之间。

(2)贫血、休克:因反复多次或大量阴道流血,患者可出现贫血,程度与出血量成正比。出血严重者可发生休克,胎儿发生缺氧、窘迫,甚至死亡。值得注意的是,少数完全性前置胎盘合并胎盘植入的患者,反而无阴道出血发生。

2. 体征

(1)一般情况:与出血量有关,大量出血呈现面色苍白、脉搏增快微弱、血压下降等休克表现。

(2)腹部检查:子宫软,无压痛,大小与妊娠周数相符。由于子宫下段有胎盘占据,影响胎先露部入盆,故胎先露高浮,常并发胎位异常。反复出血或一次出血量过多可使胎儿宫内缺氧,严重者胎死宫内。当前置胎盘附着于子宫前壁时,可在耻骨联合上方闻及胎盘杂音。临产时检查见宫缩为阵发性,间歇期子宫完全松弛。

【诊　　断】

见表 3-13。

表 3-13　前置胎盘的诊断

病史	通过询问病史、妊娠晚期无痛性阴道出血的临床表现,本次妊娠中期超声诊断胎盘覆盖宫颈内口,查体检查同上,基本可以初步诊断
	诊断前置胎盘禁止行阴道检查或肛查,尤其不应行宫颈管内指诊,以免使附着该处的胎盘剥离引起大出血。如果必须进行阴道或肛指检查需要在输液、备血或输血条件下小心进行
超声检查	B 型超声检查确定胎盘位置的准确率达 95%,B 型超声断层显像可以清楚显示子宫壁、胎先露、胎盘和子宫颈关系,并根据胎盘边缘与宫颈内口的关系进一步明确前置胎盘的类型,以明确诊断
产后检查胎盘及胎膜	用以核实诊断。胎盘边缘或部分胎盘有黑紫色陈旧血凝块附着,表明为胎盘的前置部分,诊断可确立。自然破膜者,破口距胎盘边缘<7cm,为部分或边缘性前置胎盘。若行剖宫产术,术中能直接了解胎盘位置

【鉴别诊断】

妊娠晚期出血主要应与胎盘早剥鉴别；其他原因发生的产前出血，如帆状胎盘前置血管破裂、胎盘边缘血窦破裂及宫颈病变如息肉、糜烂、宫颈癌等，结合病史，通过阴道检查、B型超声检查及分娩后胎盘检查可以确诊。

【对母儿的影响】

见表 3-14。

表 3-14　前置胎盘对母儿的影响

对母体的影响	失血	妊娠晚期由于子宫下段逐渐伸展，附着于子宫下段或子宫内口的胎盘组织不能相应地伸展，两者发生错位而剥离，以至该处宫壁血窦破裂而出血。产后由于子宫下段肌层菲薄、收缩力差，附着于此处的胎盘剥离后血窦一时不易缩紧闭合，故出血量多且难以制止，有时需切除子宫才能挽救产妇的生命
	植入性胎盘	子宫下段的蜕膜较薄，胎盘绒毛穿透底蜕膜深入子宫下段肌层，而形成植入性胎盘。此种情况产前无出血，胎儿娩出后，胎盘不剥离，亦不引起出血。如果胎盘部分植入，可因胎盘剥离不全而发生难以控制的大出血
	产褥感染	由于前置胎盘的胎盘剥离面位置低，接近子宫颈外口，细菌易从阴道上行入侵。患者反复出血而贫血，机体抵抗力大大降低，而且阴道内血液又有助于细菌的滋生，故产褥期间易于发生感染
	羊水栓塞	前置胎盘是羊水栓塞的诱因之一
对胎儿的影响	早产发生率高	前置胎盘的出血多发生于妊娠晚期，而且往往反复出血。完全性的前置胎盘和部分性的前置胎盘出血量、次数较多，甚至大量出血，期待疗法效果不佳，为保证孕妇安全必须紧急终止妊娠，故早产发生率高

（续　表）

对胎儿的影响	围生儿的病死率增高	因孕晚期由于孕妇反复阴道出血或突然大出血,孕妇失血过多可致胎儿宫内缺氧,甚至死亡
	胎儿生长发育受限,新生儿存活力降低	由于胎盘附着处的子宫肌层薄弱,使胎盘功能受影响所致

【治疗措施】

前置胎盘处理原则是抑制宫缩、止血、纠正贫血和预防感染。根据阴道流血量、妊娠周数、胎儿是否存活、前置胎盘的类型、产次、胎位及是否临产等综合判断制定治疗方案。如患者阴道出血量多,甚至出现休克表现,应立即在积极抗休克的同时行剖宫产结束妊娠。对于出现胎心异常的患者,也应立即剖宫产分娩。注意术前备血,做好处理产后出血和抢救新生儿的准备。见表3-15。

表 3-15　前置胎盘的治疗措施

期待疗法	符合的条件	期待疗法是为了延长胎龄,减少早产儿,降低围生儿的死亡率和发病率。符合以下条件可采用期待疗法:①孕妇一般情况好。②阴道出血不多。③孕龄<34周。④胎儿体重<2 000g。⑤胎儿存活
	绝对卧床休息	左侧卧位,定时吸氧(每日吸氧3次,每次20～30分钟),禁止性生活、阴道检查、肛门检查、灌肠及任何刺激,保持孕妇良好情绪,可应用镇静药地西泮5mg,口服,每日3次

期待疗法	抑制宫缩	是期待治疗成功与否的重要措施,子宫收缩可致胎盘剥离而引起出血增多。镇静药和宫缩抑制药有:①25％硫酸镁20～40ml 溶于 5％葡萄糖液 250～500ml,静脉滴注(1g/h);②利托君(安宝)100～150mg 溶于 5％葡萄糖液 500ml,静脉滴注(初始剂量为 0.05mg/min,最大剂量为0.35mg/min,停止静脉滴注 30 分钟前改为口服 10mg,每4～6 小时 1 次);③沙丁胺醇 2.4～4.8mg,每日 3 次
	纠正贫血	视贫血严重程度补充铁剂,或少量多次输血
	预防感染	可用广谱抗生素预防感染
	促胎儿生长及肺成熟	密切监护胎儿宫内生长情况,适当使用能量等支持药物促胎儿宫内生长,＞32 孕周妊娠者,可给予地塞米松10mg,静脉或肌内注射,每日 1～2 次。连用 2～3 日,以促进胎儿肺成熟;急需时可羊膜腔内一次性注射
	终止妊娠	严密观察病情,期待治疗一般至 36 周,各项指标提示胎儿已成熟者,可适时终止妊娠,避免在出现危险时再处理及急诊终止妊娠。对无反复出血者可延长至足月
终止妊娠	剖宫产术	剖宫产术是处理前置胎盘的主要手段。剖宫产指征:①完全性前置胎盘,持续大量阴道流血;②部分性和边缘性前置胎盘出血量较多,先露高浮,胎龄达妊娠 36周以上,短时间内不能结束分娩,有胎心、胎位异常。手术多选择子宫下段切口,适当选择切口的位置,尽可能避开胎盘。若切口无法避开胎盘,应推开胎盘破膜,迅速娩出胎儿,加强子宫收缩,减少产后出血
	阴道分娩	适用于边缘性前置胎盘、枕先露、阴道流血不多、无头盆不称和胎位异常,估计在短时间内能结束分娩者。可在备血、输液条件下人工破膜,破膜后胎头下降压迫胎盘前置部位而止血,并可促进子宫收缩加快产程。若破膜后胎先露部下降不理想,仍有出血或分娩进展不顺利,立即改行剖宫产术

【预防措施】

(1)搞好计划生育,推广避孕。

(2)防止多产,避免多次刮宫或宫内感染,以免发生子宫内膜损伤或子宫内膜炎。

(3)加强产前检查及宣教,对妊娠期出血,无论出血量多少均需及时就医,以做到早期诊断,正确处理。

(4)严格掌握剖宫产指征。

三、胎盘早剥

胎盘早剥是指妊娠20周后或分娩期。正常位置的胎盘在胎儿娩出前,部分或全部从子宫壁剥离。胎盘早剥起病急,进展快。轻型胎盘早剥主要症状为阴道流血,出血量一般较多,色暗红,可伴有轻度腹痛或腹痛不明显,贫血体征不显著。重型胎盘早剥主要症状为突然发生的持续性腹痛和(或)腰酸、腰痛,其程度因剥离面大小及胎盘后积血多少而不同,积血越多疼痛越剧烈。若处理不当,可危及母儿生命。

【病　　因】

1. 血管病变

胎盘早剥多发生于子痫前期、子痫、慢性高血压及慢性肾脏疾病的孕妇。当这类疾病引起全身血管痉挛及硬化时,子宫底蜕膜也可发生螺旋小动脉痉挛或硬化,引起远端毛细血管缺血坏死而破裂出血,血液流至底蜕膜层与胎盘之间,并形成血肿,导致胎盘从子宫壁剥离。

2. 机械因素

腹部外伤或直接被撞击、性交、外倒转术等都可诱发胎盘早剥。羊水过多时突然破膜,羊水流出过快,或双胎分娩时第一胎儿娩出过快,使宫内压骤减,子宫突然收缩而导致胎盘早剥。临产后胎儿下降,脐带过短使胎盘自子宫壁剥离。

3. 子宫静脉压突然升高

妊娠晚期或临产后,孕产妇长时间仰卧位时,可发生仰卧位低血压综合征。此时由于巨大的妊娠子宫压迫下腔静脉,回心血量减少,血压下降,而子宫静脉却瘀血,静脉压升高,导致蜕膜静脉床瘀血或破裂,导致部分或全部胎盘自子宫壁剥离。

4. 其他

高龄孕妇、经产妇易发生胎盘早剥;不良生活习惯(如吸烟、酗酒及吸食可卡因等)也是国外发生率增高的原因;孕妇有子宫肌瘤,特别是胎盘附着部位有子宫肌瘤者,易发生早剥。

【分度分型分级】

1. 分度

(1)Ⅰ度:以外出血为主,多见于分娩期,胎盘剥离面积小,患者常无腹痛或腹痛轻微,贫血体征不明显。腹部检查:子宫软,子宫大小与妊娠周数相符,胎位清楚,胎心多正常,产后检查见胎盘母体面有凝血块及压迹即可诊断。

(2)Ⅱ度:胎盘剥离1/3左右,主要症状为突然发生的持续性腹痛、腰酸或腰背痛,疼痛程度与胎盘后积血多少成正比。无阴道流血或仅有少量阴道流血,贫血程度与外出血量不符。腹部检查:子宫大于妊娠周数,宫底随胎盘后血肿增大而升高。胎盘附着处压痛明显,宫缩有间歇,胎位可扪及,胎儿存活。

(3)Ⅲ度:胎盘剥离超过胎盘面积1/2,临床表现较Ⅱ度加重。患者可出现恶心、呕吐、面色苍白、四肢湿冷、脉搏细数、血压下降等休克症状。腹部检查:子宫硬如板状,宫缩间歇期不能放松,胎位触不清,胎心消失。Ⅲa:患者无凝血功能障碍;Ⅲb:患者有凝血功能障碍。

2. 分型

(1)轻型:相当于 Sher Ⅰ度。以外出血为主。胎盘剥离面不超过胎盘面积的1/3,体征不明显。主要症状为较多量的阴道流血,色暗红,无腹痛或伴轻微腹痛,贫血体征不明显。检查:子宫软,无压痛或胎盘剥离处有轻压痛,宫缩有间歇。子宫大小与妊娠月份相符,胎位清楚,胎心率多正常。部分病例仅靠产后检查胎盘,发现胎盘母体面有陈旧凝血块及压迹而得以确诊。

(2)重型:包括 Sher Ⅱ度、Sher Ⅲ度。常为内出血或混合性出血,胎盘剥离面一般超过胎盘面积的 1/3,伴有较大的胎盘后血肿,多见于子痫前期、子痫,主要症状为突发的持续性腹痛,腰酸及腰背痛。疼痛程度与胎盘后积血多少呈正相关,严重时可出现恶心、呕吐、出汗、面色苍白、脉搏细弱、血压下降等休克征象。临床表现的严重程度与阴道流血量不相符。检查:子宫硬如板状,压痛,尤以胎盘剥离处最明显,但子宫后壁胎盘早剥时压痛可不明显。子宫往往大于妊娠月份,宫底随胎盘后血肿的增大而增高,子宫多处于高张状态,如有宫缩则间歇期不能放松,故胎位触不清楚。如剥离面超过胎盘面积的 1/2,由于缺氧,常常胎心消失,胎儿死亡。重型患者病情凶险,可很快出现严重休克、肾功能异常及凝血功能障碍。

3. 分级

(1)0 级:胎盘后有小血凝块,无临床症状。

(2)Ⅰ级:阴道流血;可有子宫强直性收缩和子宫压痛;产妇无休克,胎儿无窘迫。

(3)Ⅱ级:有或无阴道流血;产妇无休克,有胎儿窘迫。

(4)Ⅲ级:有或无阴道流血;子宫强直性收缩明显,触诊呈板状腹;产妇出现休克症状,胎儿死亡;部分产妇出现凝血功能异常。

【临床表现】

1. 症状

(1)阴道出血:轻型以外出血为主,重型以内出血为主。阴道出血量与休克程度不成比例。

(2)腹痛:突然发作的持续性腹痛,程度与胎盘后积血多少有关,积血越多,疼痛越剧烈。

2. 体征

子宫硬如板状,压痛明显,子宫间歇期不放松。随着胎盘后血肿增大,宫底升高,胎位不清,胎心不清或消失。

【辅助检查】

1. 实验室检查

了解贫血程度及凝血功能。可行血常规、尿常规及肝、肾功能等检查。重症患者应做以下试验。

(1)弥散性血管内凝血(DIC)筛选试验:血小板计数、血浆凝血酶原时间、血浆纤维蛋白原定量。

(2)纤溶确诊试验:凝血酶时间、副凝试验和优球蛋白溶解时间。

(3)情况紧急:可行血小板计数,并用全血凝块试验监测凝血功能,可粗略估计血纤维蛋白原含量。

2. B型超声检查

可协助了解胎盘附着部位及胎盘早剥的程度,并可明确胎儿大小及存活情况,超声声像图显示胎盘与子宫壁间有边缘不清楚的液性暗区即为胎盘后血肿,血块机化时,暗区内可见光点反射。如胎盘绒毛膜板凸入羊膜腔,表明血肿较大。

【诊　　断】

胎盘早剥依据病史、症状、体征,结合实验室检查结果做出临床诊断并不困难。

怀疑有胎盘早剥时,应在腹部体表画出子宫底高度,以便观察。

【鉴别诊断】

Ⅰ度临床表现不典型,依据B型超声检查确诊,并与前置胎盘相鉴别。Ⅱ度及Ⅲ度胎盘早剥症状与体征比较典型,诊断多无困难,主要与先兆子宫破裂相鉴别。见表3-16。

表 3-16 胎盘早剥与前置胎盘、先兆子宫破裂的鉴别

	胎盘早剥	前置胎盘	先兆子宫破裂
病史	妊娠高血压综合征、外伤	宫腔操作	剖宫产、梗阻性分娩
腹痛	剧烈	无	强烈子宫收缩，烦躁不安
阴道出血	有内出血、外出血，出血量与全身失血症状不成正比	外出血与全身失血症状成正比	少量出血，可有血尿
子宫	子宫硬如板，压痛，胎心不清或消失异常	子宫软、无压痛，先露高浮、胎位异常	子宫下段压痛，可有病理性收缩环
超声检查	胎盘后血肿，胎盘增厚	胎盘位于子宫下段或覆盖宫颈口	无特殊变化

【并发症】

1. 弥散性血管内凝血（DIC）

胎盘早剥是妊娠期发生凝血功能障碍最常见的原因。主要表现为皮肤、黏膜出血，以及咯血、呕血、血尿及产后出血。一旦发生 DIC，病死率较高，应积极预防。

2. 出血性休克

无论显性及隐性出血，量多时可致休克；子宫胎盘卒中者产后因宫缩乏力可致严重的产后出血；凝血功能障碍也是导致出血的重要原因。大量出血使全身重要器官缺血缺氧，导致心、肝、肾衰竭，脑垂体及肾上腺皮质坏死。

3. 羊水栓塞

胎盘早剥时，剥离面子宫血管开放，破膜后羊水可沿开放的血管进入母体血液循环，导致羊水栓塞。

4. 胎儿宫内死亡

胎盘早剥面积大、出血多,胎儿可因缺血缺氧而死亡。

5. 急性肾衰竭

重型胎盘早剥常由严重妊娠期高血压疾病等引起。子痫前期或子痫时,肾内小动脉痉挛,肾小球前小动脉极度狭窄,导致肾脏缺血。而胎盘早剥出血、休克及 DIC 等,可在其基础上更加减少肾血流量,导致肾皮质或肾小管缺血坏死,出现急性肾衰竭。

【治疗措施】

胎盘早剥处理不及时,严重危及母儿生命,应及时诊断,积极治疗。

1. 纠正休克

对处于休克状态的危重患者,积极建立静脉通道,迅速补充血容量,改善血液循环。根据血红蛋白的多少,输注红细胞、血浆、血小板、冷沉淀等。最好输新鲜血,既可补充血容量又能补充凝血因子,应使血细胞比容提高到 0.30 以上,尿量>30ml/h。

2. 及时终止妊娠

胎盘早剥危及母儿生命,其预后与处理的及时性密切相关。胎儿娩出前胎盘剥离可能继续加重,难以控制出血,时间越长,病情越重,因此一旦确诊重型胎盘早剥,必须及时终止妊娠。

(1)剖宫产:适用于:①Ⅱ度胎盘早剥,不能在短时间内结束分娩者;②Ⅰ度胎盘早剥,出现胎儿窘迫征象者;③Ⅲ度胎盘早剥,产妇病情恶化,胎儿已死,不能立即分娩者;④破膜后产程无进展者。剖宫产取出胎儿与胎盘后,立即注射宫缩药,并按摩子宫促进子宫收缩。发现有子宫胎盘卒中时,在按摩子宫同时,可以用热盐水纱垫湿热敷子宫,多数子宫收缩转佳。若发生难以控制的大量出血,应快速输入新鲜血、凝血因子,并行子宫切除术。

(2)阴道分娩:产妇一般情况好,宫颈口已开大,估计短时间内可结束分娩,尤其对于胎儿死于宫内者,可行人工破膜、缩宫素静脉滴注让其从阴道分娩。但必须严密观察母胎的情况。

3. 并发症处理

(1)凝血功能障碍:迅速终止妊娠,阻断促凝物质继续进入母体血液循环;及时输新鲜血,补充血容量,有条件可输血小板浓缩液,输纤维蛋白原。如无新鲜血时,可选用新鲜冷冻血浆作为应急措施。抗凝首选肝素,适用于 DIC 高凝阶段及未去除病因之前。可阻断 DIC 的发展。DIC 的晚期应用肝素可加重出血,一般不主张用肝素治疗。抗纤溶药物:如氨基己酸 4～6g,氨甲环酸(止血环酸)0.25～0.5g,氨甲苯酸(对羧基苄胺)0.1～0.2g 溶于 5％葡萄糖液 500ml 内静脉滴注。

(2)急性肾衰竭:胎盘早剥出血过多致休克及发生 DIC 均影响肾脏血流量,严重时可使双肾皮质或肾小管缺血坏死,临床上出现少尿无尿,如每小时尿量＜30ml 应补充血容量。如每小时＜17ml 或无尿时应考虑肾衰竭,立即静注呋塞米 40～80mg。以上治疗无效,应控制液体入量,积极采取透析疗法进行抢救。

(3)产后出血:分娩后及时应用宫缩药,按摩子宫等加强子宫收缩,防止产后出血。剖宫产时发现子宫胎盘卒中,用热盐水纱布热敷及按摩子宫等各种治疗后无效,可行子宫动脉上行支结扎,也可用肠线 8 字缝合卒中部位的浆肌层。上述处理仍无效,出血不能控制者,应及时行子宫切除术。

【预防措施】

(1)做好产前检查,防治妊娠期高血压疾病,加强高危妊娠管理,对合并高血压或慢性肾炎者,应积极治疗,加强监护。

(2)妊娠晚期,避免外伤,孕中、晚期应左侧卧位,以增加子宫胎盘血液灌注量。

(3)行外倒转术时,操作轻柔。避免宫腔内压力骤降,如羊水过多,破膜时应使羊水缓慢流出。

(4)双胎分娩时避免第一胎儿娩出过快。

四、前置血管破裂

血管前置是指脐带帆状附着（又称脐带胎膜附着）时，脐带管在羊膜和绒毛之间进入胎盘，此种血管通过子宫下段或跨越子宫颈内口，处于胎先露之下时。前置血管是一种十分少见的产科疾病，多见于双胎妊娠，也常见于流产。其表现是妊娠中、晚期无痛性的阴道出血，易误诊为前置胎盘或胎盘早期剥离延误处理而使胎儿死亡。

【病因与发病机制】

与前置血管相伴的危险因素与胎盘异常的关系较多，在前置胎盘、双叶胎盘、副胎盘、多胎妊娠中易发生前置血管，特别是在双胎中脐带帆状附着者约占 10％，故易伴发前置血管。

分娩时，先露的脐血管经常随羊膜破裂而致血管撕裂引起产前出血。破膜前血管破裂者极少见。脐血管的血来源于胎儿，破裂后导致胎儿急性失血，发生急性胎儿窘迫，可造成胎儿迅速死亡。

【临床表现】

血管前置的临床特征是在分娩前或分娩中，人工或自然破膜后，立即发生阴道流血，伴有急剧的胎儿窘迫。有的孕妇在破膜时，血管受压，但并不同时发生阴道流血，而待子宫颈扩张到一定程度致血管断裂时，才出现阴道出血。阴道流血一般出现突然，量不很多，多在 300ml 以内，随着胎儿先露下降压迫血管或胎盘娩出，多可自然止血，孕妇失血症状多不显著。

前置血管的表现并非一成不变，有一些前置血管的血管破裂发生在胎膜破裂之前，可以在产前或产程中发生，有时在血管破裂处发生凝血块，可能是小支静脉破裂，由于出血后，胎儿出现低血压，血流减缓而出现凝血块，于是出血停止。但以后可以再次出血，如 1 次出血量较少，胎心率可以无改变，但出血量稍多，胎心率往往有改变。此时应怀疑前置血管，若抓紧时机证实为本病,立即处理还有拯救胎儿的可能。

在人工破膜时突然发现出血应怀疑前置血管的可能,有时人工破膜后当时并无出血,但以后又发生出血,出血时间长达数小时,但胎儿仍有存活者。

先露部下降压迫帆状附着的血管也是导致胎儿宫内窘迫和死亡的一个原因。这一点常常易被忽略。胎心率改变并不是前置血管的特异性变化,但它的出现应使医生考虑到前置血管的可能性,应尽快地做出诊断,立即处理。

【诊　　断】

应用彩色多普勒超声(经阴道)产前诊断前置血管可降低胎儿死亡率。若产前疏漏,临产后识别前置血管的要点有以下几点。

(1)阴道检查时,通过已扩张的子宫颈,在胎先露部前的胎膜上扪及索状、有搏动的动脉。

(2)当产程中出现胎心不规则时,在破膜前做羊膜镜检查有诊断价值。

(3)胎膜破裂时,阴道流血,伴胎心率变化,不规则甚至消失。

(4)取阴道血涂片检查,找到有核红细胞或幼红细胞,未成熟或即将成熟的红细胞仅能来自胎儿血液。取阴道血做蛋白电泳,发现胎儿血红蛋白亦可证明为前置血管破裂。

【鉴别诊断】

1. 前置胎盘

前置胎盘典型的症状是在妊娠中、晚期无明显原因的无痛性阴道流血。腹部检查时胎先露高浮,B 型超声检查可明确诊断。阴道血的检查为母血,可与血管前置的胎儿相区别。若出血已达400ml 以上而胎心尚好者,血管前置可能性不大。

2. 脐带隐性脱垂

盆腔检查及 B 型超声检查时可见索状物,有与胎心一致的搏动,但位置不固定,可随体位改变,上推胎儿先露部时有移动,触诊时有弹力,具韧性。

【治疗措施】

血管前置一般对母体危险不大,救治措施主要针对胎儿及新生儿,以减少围生儿死亡。

1. 防止前置血管受压或血管断裂

在孕 37 周前,宜卧床休息,抬高臀部,向胎盘对侧取仰卧位,避免腹部用力,避免性生活及粗暴阴道检查,慎行人工破膜。严密观察胎先露高低、胎动及胎心变化。若明确诊断为血管前置,胎心尚好,估计生后可存活者,宜立即行剖宫手术;若胎儿已死,可取自然分娩。

2. 胎儿娩出后的处理

胎儿娩出后,继续给予吸氧、输血、输液、纠正酸中毒等治疗。延续断脐,尽量将脐带挤向新生儿或抽脐血回输,是简便易行的补血方法。复苏后应继续进行监护。

【预防措施】

(1)定期做产前检查,及早发现病情,如在妊娠中、晚期时减少活动,防止便秘,不做阴道检查、肛查,胎儿成熟后行选择性剖宫产。

(2)若在产程中肯定诊断,胎儿仍存活,应立即行剖宫产术抢救。

第四节　妊娠期并发症

一、妊娠合并心脏病

妊娠合并心脏病是孕产妇死亡的重要原因,在我国占孕产妇死亡原因第二位,位居非直接产科死因的首位。

由于妊娠子宫增大,血容量增多,加重了心脏负担,分娩时子宫及全身骨骼肌收缩使大量血液涌向心脏,产后循环血量的增加,均易使有病变的心脏发生心力衰竭。同时,由于长期慢性缺氧,致胎儿宫内发育不良和胎儿窘迫。目前,在妊娠合并心脏病患者中,先天性心脏病占 35%～50%,位居第一,其余依次为风湿性心脏病、妊娠期高血压疾病性心脏病、围产期心肌病、贫血性心脏病及心肌炎等。

【病因与发病机制】

1. 妊娠期

随着妊娠进展,胎盘循环建立,母体代谢增高,内分泌系统发生许多变化,母体对氧和循环血液的需求大大增加,在血容量、血流动力学等方面均发生一系列变化:孕妇的总血容量较非妊娠期增加,一般自妊娠第六周开始,32～34 周达高峰,较妊娠前增加30%～45%。此后维持在较高水平,产后 2～6 周逐渐恢复正常,血容量增加引起心排血量增加和心率加快。妊娠早期即有心排血量增加,妊娠 4～6 个月时增加最多,平均较妊娠前增加 30%～50%。心排血量受孕妇体位影响极大,约 5%孕妇可因体位改变使心排血量减少出现不适。红细胞数及血红蛋白的浓度均因稀释而相对减少,形成"生理性贫血"。

妊娠中、晚期需增加心率以适应血容量增多,分娩前 1～2 个月心率每分钟平均约增加 10 次。血流限制性损害的心脏病,如二尖瓣狭窄及肥厚性心肌病患者,可能会出现明显症状,甚至发生心力衰竭。

妊娠晚期子宫增大、膈肌上升,使心脏向左向上移位,心尖冲动向左移位 2.5～3.0cm。由于心排血量增加和心率加快,心脏工作量增大,导致心肌轻度肥大。心尖第一心音和肺动脉瓣第二心音增强,并可有轻度收缩期杂音,这种妊娠期心脏生理性改变有时与器质性心脏病难以区别,增加了妊娠期心脏病诊断的难度。

2. 分娩期

分娩期为心脏负担最重的时期,子宫收缩使孕妇动脉压与子宫内压间压力差减小,且每次宫缩时有 250～500ml 液体被挤入体循环,因此全身血容量增加;每次宫缩时心排血量约增加 24%,同时有血压增高、脉压增宽及中心静脉压升高,第二产程时由于孕妇屏气,先天性心脏病孕妇有时可因肺循环压力增加,使原来左向右分流转为右向左分流而出现发绀。

胎儿胎盘娩出后,子宫突然缩小,胎盘循环停止,回心量增加。另外,腹腔内压骤减,大量血液向内脏灌注,造成血流动力学急剧变化。此时,患心脏病孕妇极易发生心力衰竭。

3. 产褥期

产后 3 日内仍是心脏负担较重的时期。除子宫收缩使一部分血液进入体循环外,妊娠期组织间潴留的液体也开始回到体循环,妊娠期出现的一系列心血管变化,在产褥期尚不能立即恢复到妊娠前状态。心脏病孕妇此时仍应警惕心力衰竭的发生。

从妊娠、分娩及产褥期对心脏的影响看,妊娠 32~34 周后、分娩期(第一产程末、第二产程),产后 3 日内心脏负担最重,是心脏病孕妇的危险时刻,极易发生心力衰竭。

【妊娠合并心脏病类型】

1. 先天性心脏病

(1)左向右分流型先天性心脏病

①房间隔缺损:是最常见的先天性心脏病,其对妊娠的影响,取决于缺损的大小。缺损面积<1cm^2 者多无症状,仅在体检时被发现,多能耐受妊娠及分娩。若缺损面积较大,妊娠期及分娩期由于肺循环阻力增加、肺动脉高压、右心房压力增加,妊娠期体循环阻力下降、分娩期失血、血容量减少,可引起右至左的分流出现发绀,极有可能发生心力衰竭。房间隔缺损面积>2cm^2 者,最好手术矫治后再妊娠。

②室间隔缺损:可以单独存在,或与其他心脏畸形合并存在。缺损大小及肺动脉压力的改变,直接影响血流动力学变化。缺损面积<1.25cm^2,既往无心衰史,也无其他并发症者,较少发生肺动脉高压和心力衰竭,一般能顺利度过妊娠与分娩期。室间隔缺

损较大,常较早出现症状,多在儿童期肺动脉高压出现前已行手术修补,若缺损较大且未修补的成年人,易出现肺动脉高压和心力衰竭,且细菌性心内膜炎的发生率也较高。妊娠能耐受轻、中度的左向右分流,当肺动脉压接近或超过体循环水平时,将发展为右向左分流或艾森曼格综合征,孕产妇死亡率将高达 30%～50%。后者应禁止妊娠,如果避孕失败,应于妊娠早期行治疗性人工流产。

③动脉导管未闭:是较多见的先天性心脏病。儿童期可手术治愈,故妊娠合并动脉导管未闭者并不多见。与其他分流一样,妊娠结局与动脉导管未闭部分的管径大小有关,较大分流的动脉导管未闭,妊娠前未行手术矫治者,肺动脉高压使血流逆转可出现发绀和心力衰竭。若妊娠早期已有肺动脉高压或有右向左分流者,建议终止妊娠。未闭动脉导管口径较小、肺动脉压正常者,妊娠期一般无症状,可继续至妊娠足月。

(2)右向左分流型先天性心脏病:临床上最常见的是法洛四联症及艾森曼格综合征。一般多有复杂的心血管畸形,未行手术矫治者很少存活至生育年龄。此类患者对妊娠期血容量增加和血流动力学改变的耐受力极差,孕妇和胎儿死亡率可高达 30%～50%。若发绀严重,自然流产率可高达 80%。故这类心脏病妇女不宜妊娠,若已妊娠也应尽早终止。经手术治疗后心功能为Ⅰ～Ⅱ级者,可在严密观察下继续妊娠。

(3)无分流型先天性心脏病

①肺动脉口狭窄:单纯肺动脉口狭窄的预后一般较好,多数可存活至生育期。轻度狭窄者,能度过妊娠及分娩期。重度狭窄(瓣口面积减少 60%以上)者,由于妊娠期及分娩期血容量及心排血量增加,加重右心室负荷,严重时可发生右心衰竭。因此,严重肺动脉口狭窄宜于妊娠前行手术矫治。

②主动脉缩窄:妊娠合并主动脉缩窄较少见。此病常伴其他心血管畸形,预后较差,合并妊娠时 20%会发生各种并发症,围产

儿预后也较差,胎儿死亡率 10%～20%。轻度主动脉缩窄,心脏代偿功能良好,患者可在严密观察下继续妊娠。中、重度狭窄者即使经手术矫治,也应避孕或在孕早期终止妊娠。

③马方综合征:为结缔组织遗传性缺陷导致主动脉中层囊性退变。本病死亡原因多为血管破裂。患本病妇女应避孕,妊娠者若 B 型超声心动图发现主动脉根部直径＞40mm 时,应终止妊娠。妊娠时应严格限制活动,控制血压,必要时使用 β 受体阻滞药以降低心肌收缩力。

2. 风湿性心脏病

以单纯性二尖瓣狭窄最多见,部分为二尖瓣狭窄合并关闭不全。主动脉瓣病变少见。心功能Ⅰ～Ⅱ级,从未发生过心力衰竭及并发症的轻度二尖瓣狭窄孕妇,无明显血流动力学改变,孕期进行严密监护,可耐受妊娠。二尖瓣狭窄越严重,血流动力学改变越明显,妊娠的危险性越大,肺水肿和低排量性心力衰竭的发生率越高,母体与胎儿的死亡率越高,尤其在分娩和产后死亡率更高。病变严重伴有肺动脉高压的患者,应在妊娠前纠正二尖瓣狭窄,已妊娠者应在孕早期终止。

3. 妊娠期高血压疾病性心脏病

妊娠期高血压疾病性心脏病是指既往无心脏疾病史,在妊娠期高血压疾病的基础上,突然发生以左心衰竭为主的全心衰竭。妊娠期高血压疾病并发肺水肿的发生率为 3%,这是由于冠状动脉痉挛,心肌缺血,周围小动脉阻力增加,水、钠潴留及血黏度增加等,加重了心脏负担而诱发急性心力衰竭。妊娠期高血压疾病合并中、重度贫血时更易引起心肌受累。这类心脏病在发生心力衰竭之前,常有干咳,夜间更明显,易被误诊为上呼吸道感染或支气管炎而延误诊疗时机。产后病因消除,病情会逐渐缓解,多不遗留器质性心脏病变。

4. 围产期心肌病

发生于妊娠晚期至产后 6 个月内的扩张型心肌病为围产期

心肌病。特征为既往无心血管疾病病史的孕妇,出现心肌收缩功能障碍和充血性心力衰竭。本病主要临床表现为呼吸困难、心悸、咳嗽、咯血、端坐呼吸、胸痛、肝大、水肿等心力衰竭的症状。25%～40%的患者出现相应器官栓塞症状。轻者仅有心电图 T 波改变而无症状。胸部 X 线摄片见心脏普遍增大、肺瘀血。心电图示左室肥大、ST 段及 T 波异常改变,可伴有各种心律失常。B 型超声心动图显示心腔扩大,以左室、左房大为主,室壁运动普遍减弱,射血分数减少。一部分患者可因发生心力衰竭、肺梗死或心律失常而死亡。初次心力衰竭经早期治疗后,1/3～1/2 患者可以完全康复,再次妊娠可能复发。目前,围产期心肌病缺乏特异性的诊断手段,主要根据病史、症状体征及辅助检查,心内膜或心肌活检可见心肌细胞变性、坏死伴炎性细胞浸润,对鉴别诊断有意义。

5. 心肌炎

近年来,病毒性心肌炎呈增多趋势,急慢性心肌炎合并妊娠的比例在增加。妊娠期合并心肌炎的诊断较困难。主要表现为既往无心瓣膜病、冠心病或先天性心脏病,在病毒感染后 1～3 周出现乏力、心悸、呼吸困难和心前区不适。检查可见心脏扩大,持续性心动过速、心律失常和心电图 ST 段及 T 波异常改变等。急性心肌炎病情控制良好者,可在密切监护下继续妊娠。

【心脏病孕妇心功能分级】

1. 纽约心脏病协会(NYHA)

依据患者生活能力状况,将心脏病孕妇心功能分为 4 级。

(1)Ⅰ级:一般体力劳动不受限制。

(2)Ⅱ级:一般体力劳动略受限制,日常劳动后有疲劳、心悸、轻度气短或胸闷等不适,休息时无症状。

(3)Ⅲ级:一般体力劳动显著受限,休息时无不适,轻微日常工作即感不适、心悸、呼吸困难,或既往有心力衰竭史者,不管目前疾病是否有症状均属Ⅲ级。

(4)Ⅳ级:一般体力活动严重受限制,不能进行任何活动,休息时有心悸、呼吸困难等心力衰竭征象。

2. 根据心电图、负荷试验、X 线、超声心动图等客观检查结果,评估心脏病的严重程度

此方案将心脏功能分为 A~D 级。

(1)A 级:无心血管病的客观依据。

(2)B 级:客观检查表明属于轻度心血管病患者。

(3)C 级:属于中度心血管病患者。

(4)D 级:属于重度心血管病患者。

其中轻、中、重没有做出明确规定,由医生根据检查进行判断。

以上两种方案可单独应用,也可联合应用,如心功能Ⅱ级 C、Ⅰ级 B 等。

【心脏病患者对妊娠耐受能力的判断】

能否安全度过妊娠期、分娩期及产褥期,取决于心脏病的种类、病变程度、是否手术矫治、心功能级别及具体医疗条件等因素。

1. 可以妊娠

心脏病变较轻,心功能Ⅰ-Ⅱ级,既往无心力衰竭史,亦无其他并发症者,妊娠后经密切监护,适当治疗多能耐受妊娠和分娩。

2. 不宜妊娠

心脏病变较重、心功能Ⅲ-Ⅳ级、既往有心力衰竭史、有肺动脉高压、右向左分流型先天性心脏病、严重心律失常、风湿热活动期、心脏病并发细菌性心内膜炎、急性心肌炎等,妊娠期极易发生心力衰竭,不宜妊娠。年龄在 35 岁以上,心脏病病程较长者,发生心力衰竭的可能性极大,不宜妊娠。若已妊娠,应在妊娠早期行治疗性人工流产。

【临床表现】

1. 病史

患者妊娠前有心悸、气短、心力衰竭病史,或曾有风湿热病史,体检、X线、心电图检查曾诊断有器质性心脏病。部分患者已明确自己患有心脏病及心脏病的类型。

2. 症状

患者有劳力性呼吸困难,经常夜间端坐呼吸、咯血,经常胸闷等不适。甚至严重者已有心力衰竭的表现。由于正常妊娠存在生理性变化,如心悸、气短、乏力等类似心脏病的症状,要注意进行鉴别。

3. 体征

患者可有发绀、杵状指(趾)、持续性颈静脉怒张等体征。心脏听诊,如发现舒张期杂音,一般提示有器质性病变。Ⅲ级或Ⅲ级以上收缩期杂音,性质粗糙而时限较长者应考虑心脏病的诊断。有时诊断比较困难,须待产后随访再确诊。严重的心律失常,如心房扑动、心房颤动、房室传导阻滞、舒张期奔马律出现,均提示有心肌病变。而期前收缩和阵发性室上性心动过速有时可在无心脏病的孕妇中发现,应注意识别。

【辅助检查】

1. X线检查

X线提示心脏显著扩大。

2. 心电图

可有严重的心律失常,如心房颤动、心房扑动、三度房室传导阻滞、ST段及T波异常等改变。

3. 超声心动图

显示心腔扩大、心肌肥厚、瓣膜运动异常、心内结构异常。

【妊娠合并心脏病的并发症】

1. 心力衰竭

妊娠期加重心脏负担,容易发生心力衰竭。心力衰竭最容易发生在妊娠 32～34 周、分娩期及产褥早期。若出现下述症状与体征,应考虑为早期心力衰竭。

(1)轻微活动后即出现胸闷、心悸、气短。

(2)休息时心率每分钟超过 110 次,呼吸每分钟超过 20 次。

(3)夜间常因胸闷而坐起呼吸,或到窗口呼吸新鲜空气。

(4)肺底部出现少量持续性湿啰音,咳嗽后消失。

2. 亚急性感染性心内膜炎

妊娠期、分娩期及产褥期易发生菌血症,如泌尿生殖道感染,已有缺损或病变的心脏易发生感染性心内膜炎。若不及时控制,可诱发心力衰竭。

3. 缺氧和发绀

(1)妊娠时外周血管阻力降低,使发绀型先天性心脏病的发绀加重。

(2)非发绀型左至右分流的先天性心脏病,可因肺动脉高压及分娩失血,发生暂时性右至左分流引起缺氧和发绀。

4. 静脉栓塞和肺栓塞

妊娠时血液呈高凝状态,若合并心脏病伴静脉压增高及静脉淤滞者,有时可发生深部静脉血栓。虽不常见,可一旦栓子脱落有可能诱发肺栓塞,是孕产妇的重要死亡原因之一。

【治疗措施】

心脏病孕产妇的主要死亡原因是心力衰竭和严重感染。对于有心脏病的育龄妇女,一定进行孕前咨询,明确心脏病的类型、程度、心功能状态,确定是否能妊娠。允许妊娠者一定从孕早期即开始系统的产前检查,防治心力衰竭和感染,降低孕产妇死亡率。

1. 孕前咨询

心脏病患者一定要进行孕前咨询,由心内科及产科医师根据患者心脏病种类、病变程度、是否需手术矫治、心功能分级及医疗条件等,综合判断能否耐受妊娠。在评估心脏病孕妇耐受妊娠的能力时,既需慎重思考妊娠可能加重心脏负担而危及生命,也要避免过多顾虑,致使能胜任妊娠者丧失生育机会。

2. 加强妊娠期管理

(1)终止妊娠的指征:凡妊娠 3 个月以内有以下情况者应考虑人工流产终止妊娠:①心功能Ⅲ级或Ⅲ级以上者。②以往有心力衰竭史或伴有严重内科并发症。③肺动脉高压者。④慢性心房颤动。⑤高度房室传导阻滞。⑥并发细菌性心内膜炎。⑦先天性心脏病有明显发绀或肺动脉高压者。⑧活动性风湿热。妊娠 12 周以上者应与内科医师配合,严格监护下行钳刮术或中期引产。

(2)继续妊娠的注意事项:①充分休息,避免过劳及情绪过度激动。②妊娠期应适当控制体重,整个妊娠期体重不超过平时体重的 10kg,高蛋白、高维生素、低盐、低脂肪饮食。③定期进行产前检查,妊娠 20 周前,每 2 周产前检查 1 次,妊娠 20 周后每周 1 次。检查内容除针对产科情况外,还应判断心脏病的性质和心功能的分级。④及时发现心力衰竭早期症状,如轻微活动后即出现胸闷、心悸、气短;休息时心率>110/min,呼吸>20/min;夜间经常因胸闷而坐起呼吸,或到窗口呼吸新鲜空气;肺底部出现少量持续性湿啰音。⑤预防感染,尤其是上呼吸道感染;纠正贫血;治疗心律失常;防治妊娠期高血压疾病和其他并发症。⑥心功能Ⅲ级或Ⅲ级以上者,应立即住院治疗,心功能正常者应在预产期前 1~2 周住院待产,未临产的心力衰竭患者应先住入内科病房处理,待病情稳定,临近预产期可转入本科待产。⑦选择性剖宫产术,由于子宫下段剖宫产术是一种较为安全的分娩方式,因而对于心脏病患者,可就其骨盆情况、胎儿大小及其病情做出综合判定,估计从阴道分娩有一定困难者,可在胎儿成熟后尽早行选择性剖宫产术娩出胎儿,避免进入产程后的血流动力学变化更加加重病情,有心力衰竭者可在心力衰竭控制的情况下进行。

(3)预防心力衰竭:心力衰竭是心脏病孕妇的主要死因,因此加强孕期监护的目的在于预防心力衰竭,而具体措施可概括为减轻心脏负担与提高心脏代偿功能两项。

1)定期产前检查:①定期产前检查能及早发现心力衰竭的征象。妊娠20周前,应每2周产前检查1次。妊娠20周后,尤其是32周后,发生心力衰竭的概率增加,应每周1次产前检查。②除一般产科检查的内容外,应注意心脏病及其功能情况的变化,定期进行超声心动图检查,测定心脏射血分数,每分钟心排血量、心脏排血指数及室壁运动状态,发现早期心力衰竭的征象,应立即住院治疗。③应在妊娠36~38周提前住院待产。

2)减轻心脏负担:①限制体力活动,增加休息时间,每日至少保证睡眠10~12小时。尽量取左侧卧位以增加心排血量及保持回心血量的稳定。保持精神舒畅,避免情绪激动。②进食高蛋白、少脂肪、多维生素饮食,限制钠盐摄入,每日食盐4~5g以防水肿。合理营养,控制体重的增加速度,使每周不超过0.5kg,整个孕期不超过12kg,妊娠20周以后预防性应用铁剂预防贫血。③预防上呼吸道感染,纠正贫血、低蛋白血症、维生素尤其是 B_1 缺乏,防治妊娠高血压疾病和其他并发症。治疗心律失常,孕妇心律失常发生率较高,对频繁的室性期前收缩或快速室性心律失常,必须给予药物治疗。

(4)提高心脏代偿功能:①心血管手术:病情较重,心功能Ⅲ-Ⅳ级,手术不复杂,麻醉要求不高者,可在妊娠3~4个月时进行。紧急的二尖瓣分离术(单纯二尖瓣狭窄引起急性肺水肿)可在产前施行。动脉导管未闭患者妊娠期间发生心力衰竭,或有动脉导管感染时,有手术指征。②洋地黄化:通常仅在出现心力衰竭先兆症状或早期心力衰竭、心功能Ⅲ级者,妊娠28~32周时(即孕期血流动力学负荷高峰之前)应用洋地黄。宜选用快速制剂,如毛花苷C(西地兰)或毒毛花苷K(毒毛旋花子苷K)。维持治疗则选用排泄较快的地高辛,一般用至产后4~6周血循环恢复正常为止。

3. 妊娠期处理

(1)心脏病孕妇的分娩方式:主要取决于心功能状态及产科情况。

(2)阴道分娩及分娩期处理:心功能Ⅰ-Ⅱ级者,胎儿不大、胎位正常,宫颈条件好,无产科并发症者,可在严密监护下阴道分娩。分娩过程中如产程进展不顺利,宫缩乏力,宫口开大停滞,或心功能不全有进一步恶化者,应立即改行剖宫产结束分娩。

1)第一产程:安慰和鼓励产妇,消除紧张情绪。临产后即给予抗生素预防感染,使待产妇取半卧位,并给予吸氧。密切注意血压、脉搏、呼吸、心率,每小时测1次。适当应用地西泮、哌替啶等镇静药。如宫缩较强,阵痛难忍,可予以哌替啶(杜冷丁)50～100mg,肌内注射。也可采用持续硬膜外麻醉,既可减轻疼痛,又有利于第二产程的处理。一旦发现心力衰竭的征象,则按心力衰竭的治疗原则处理。

2)第二产程:避免用力屏气增加腹压,先天性心脏病由左至右分流者更应避免屏气动作。应行会阴侧切术、胎头吸引或产钳助产,尽可能缩短第二产程。胎儿前肩娩出后,立即肌内注射吗啡10mg、缩宫素10U,禁用麦角新碱,以防静脉压升高。

3)第三产程:胎儿娩出后,产妇腹部放置沙袋,以防腹压骤降而诱发心力衰竭。要防止产后出血过多而加重心肌缺血,诱发先天性心脏病发生发绀及心力衰竭。可静脉注射或肌内注射缩宫素10～20U,禁用麦角新碱,以防静脉压增高。产后出血过多者,应适当输血、输液,但需注意输液速度。

(3)剖宫产:有产科指征者及心功能Ⅲ级或以上者,均应选择剖宫产分娩。麻醉方式宜选择连续硬膜外阻滞麻醉,麻醉中不应加肾上腺素,麻醉平面不宜过高。为防止仰卧位低血压综合征,可采取左侧卧位15°,上半身抬高30°,术中、术后严格限制输液量。不宜再妊娠者,可同时行双侧输卵管结扎术。近年来,主张对心脏病产妇放宽剖宫产指征,减少产妇因长时间宫缩引起的血流动力学改变。

4. 产褥期处理

(1)继续严密监测患者生命体征和心力衰竭征象。注意体温、脉搏、呼吸及血压变化,子宫缩复与出血情况。

(2)保证产妇充分休息。产后卧床休息 24~72 小时,重症心脏病产妇应取半卧位以减少回心血量,并吸氧。如无心力衰竭表现,鼓励早期起床活动。有心力衰竭者,则卧床休息期间应多活动下肢,以防血栓性静脉炎。

(3)继续应用广谱抗生素预防感染,直至产后 1 周左右无感染征象时停药,以杜绝亚急性细菌性心内膜炎的发生。

(4)产前、产时有心力衰竭者,产后继续用强心药。

(5)心功能Ⅰ-Ⅱ级者可以哺乳,但产妇应避免劳累;心功能Ⅲ级以上的产妇不宜哺乳,应及时给予回奶药回奶。哺乳增加机体代谢与液量需要,可使病情加重。

(6)产后至少住院 2 周,如无心力衰竭,一般情况尚好,可酌情提前出院。出院后仍需充分休息,限制活动量。

(7)不宜妊娠者,应严格避孕或行绝育术。

5. 心力衰竭的诊治

(1)心脏病是心力衰竭的发生基础。从妊娠、分娩及产褥期血流动力学变化对心脏的影响来看,妊娠 32~34 周、分娩期及产褥期的最初 3 天,是心脏病患者最危险的时期,极易发生心力衰竭。左心在血容量过多负荷下,较右心更快发生心力衰竭;右心则在静脉压负荷下,较左心更快发生心力衰竭。

(2)首发的左心衰竭见于二尖瓣病、主动脉瓣病及因动脉导管未闭或室间隔缺损所致的左至右心内分流。临床表现是肺充血与肺毛细血管血压升高所致:呼吸困难、端坐呼吸、咳嗽、咯血、肺部啰音、肺动脉瓣区第二心音亢进与肺活量减小而静脉压正常。急性左心衰竭表现为阵发性呼吸困难和急性肺水肿。

(3)右心衰竭通常继发于左心衰竭。首发的右心衰竭见于肺动脉高压、肺动脉口狭窄等。临床表现主要起源于体循环静脉充血与静脉压升高:浅表静脉充盈、皮下水肿、肝大与触痛、发绀、腹腔积液、胸腔积液、心包积液及肾、胃肠与神经系统障碍。

(4)心力衰竭的早期症状包括无其他原因可解释的倦怠,轻微活动后即感胸闷、气急,睡眠中气短憋醒和(或)头部须垫高,肝区胀痛,下肢水肿。早期体征:休息时,心率>120/min,呼吸>20/min,颈静脉搏动增强,肺底湿啰音,交替脉,舒张期奔马律,尿量减少及体重增加。

(5)妊娠合并心力衰竭与非妊娠者心力衰竭的治疗原则类同。

①强心:用快速洋地黄制剂以改善心肌状况,密切观察有无毒性症状。首选去乙酰毛花苷 0.4mg 加入 25% 葡萄糖液 20ml,缓慢静脉注射,必要时 2～4 小时后加用 0.2～0.4mg,总量可用至 1.2mg。也可用毒毛花苷 K 0.25mg 加入 25% 葡萄糖液 20ml,缓慢静脉注射,需要时 2～4 小时后再注射 0.125～0.25mg,适当的洋地黄化量为 0.5mg,奏效后改服排泄较快的地高辛维持。

②利尿:常用呋塞米 40～60mg 静脉注射,以利尿而降低循环血容量及减轻肺水肿。可重复使用,但需注意电解质平衡。

③扩张血管:心力衰竭时,多有外周血管收缩增强,致心脏后负荷增加,应用扩张血管药可起"内放血"作用。选用硝酸异山梨酯 5～10mg、巯甲丙辅氨酸 12.5mg 或哌唑嗪 1mg,每日 3 次。

④镇静:小剂量吗啡(5mg)稀释后静脉注射,不仅有镇静、止痛、抑制过度兴奋的呼吸中枢及扩张外周血管,减轻心脏前后负荷作用,且可抗心律失常,常用于急性左心衰竭、肺水肿抢救。

⑤减少回心静脉血量:用止血带加压四肢,每隔 5 分钟轮流松解一个肢体。半卧位且双足下垂可起相同作用。

⑥抗心律失常:快速房性异位节律,用电击复律安全有效,可用奎尼丁、普鲁卡因胺等。快速室性异位节律多用利多卡因、美西律(慢心律)、苯妥英钠,后者尤适用于洋地黄中毒者。高度或

完全性房室传导阻滞原则上安装临时起搏器,亦可静脉滴注异丙基肾上腺素。

⑦妊娠晚期心力衰竭患者处理:原则是待心力衰竭控制后再行产科处理,应放宽剖宫产指征。如为严重心力衰竭,经内科治疗无效,继续发展可能导致母儿死亡,可边控制心力衰竭边紧急剖宫产,取出胎儿,减轻心脏负担。

6. 心脏手术的指征

妊娠期血流动力学的改变使心脏储备能力下降,影响心脏手术后的恢复,加之术中用药及体外循环对胎儿的影响,一般不主张在孕期手术,尽可能在幼年、孕前或延至分娩后再行心脏手术。如果妊娠早期出现循环障碍症状,孕妇不愿做人工流产,内科治疗效果又不佳且手术操作不复杂,可考虑手术治疗。手术时期宜在妊娠 12 周以前进行,手术前注意保胎及预防感染。人工瓣膜置换术后需长期应用抗凝药,在妊娠及哺乳期最好选用肝素而不用华法林,因华法林可通过胎盘进入母体,也可进入乳汁,导致胎儿畸形及胎儿、新生儿出血的危险。

二、妊娠合并病毒性肝炎

近年来,随着国内外有关病毒性肝炎的研究进展深入,妊娠合并病毒性肝炎也日益受到重视。妊娠合并病毒性肝炎是产科常见的传染病,对母婴的影响均较大,如母婴垂直传播、母婴死亡及母乳喂养等方面。妊娠合并病毒性肝炎在妊娠晚期的发病率较高。常见的病原体有甲型(HAV)、乙型(HBV)、丙型(HCV)、丁型(HDV)和戊型(HEV)五种病毒。这些病毒在一定条件下都可造成严重肝功能损害,甚至肝衰竭。

【病因与分类】

1. 甲型病毒性肝炎

主要经粪-口传播,病毒存在于受感染的人或动物的肝细胞浆、血清、胆汁和粪便中。在甲型肝炎流行地区,绝大多数成年人血清中都有甲肝病毒；婴儿在出生后 6 个月内，由于血清中含有来自母体的抗甲型肝炎病毒而不易感染甲型肝炎。

2. 乙型病毒性肝炎

孕妇乙型病毒性肝炎是由乙型肝炎病毒引起，孕妇乙型肝炎表面抗原(HBsAg)携带率为 5%～10%。妊娠合并乙型肝炎发病率为 0.025%～1.6%，乙型肝炎表面抗原携带者胎儿宫内感染率为 5%～15%。

传播途径主要有血液传播、唾液传播和母婴垂直传播等。人群中 40%～50% 的慢性乙型肝炎表面抗原携带者是由母婴垂直传播造成的。母婴垂直传播的主要方式有：宫内感染、产时传播和产后传播。

3. 丙型病毒性肝炎

丙型肝炎病毒经血液、血液制品传播是我国丙型病毒性肝炎的主要传播途径。丙型肝炎病毒可母婴传播。

4. 丁型病毒性肝炎

丁型肝炎病毒必须依赖 HBV 的存在。其传播途径与乙型肝炎基本相同，主要经血液和血液制品、体液、注射和性传播，也存在母婴垂直传播。与乙型肝炎相比，母婴传播相对少见，性传播相对重要。丁型肝炎发病依赖于乙型肝炎的存在，如果同时感染和重叠感染两种情况，易发生重症肝炎。

5. 戊型病毒性肝炎

戊型病毒性肝炎主要通过粪-口途径传播，输血可能也是一种潜在的传播途径，目前已有母婴垂直传播的报道。

6. 其他类型的肝炎

10%～20% 的肝炎患者病原不清，主要有己型病毒性肝炎、庚型病毒性肝炎、单纯疱疹病毒性肝炎和巨细胞病毒性肝炎等。

【肝炎与妊娠的相互影响】

1. 病毒性肝炎对妊娠的影响

(1)对母体的影响：妊娠早期合并病毒性肝炎，可使早孕反应加重。如妊娠晚期合并病毒性肝炎,则妊娠期高血压疾病的发生率增高,可能与患肝病时醛固酮灭活能力下降有关。分娩时因肝功能受损,凝血因子合成功能减退,产后出血率增高。如果是重症肝炎,常并发弥散性血管内凝血,出现全身出血倾向,可危及生命。

(2)对胎儿的影响:妊娠早期患病毒性肝炎,胎儿畸形率约增高 2 倍。肝炎孕妇发生流产、早产、死胎、死产和新生儿死亡率均明显增高。近年研究表明,病毒性肝炎与唐氏综合征的发病密切相关。妊娠期患病毒性肝炎,胎儿可通过垂直传播而感染,其中,乙型肝炎母婴传播率最高。婴儿对乙型肝炎表面抗原有免疫耐受,容易成为慢性携带者。围生期感染的婴儿,有相当一部分将转为慢性病毒携带状态,以后有可能发展成为肝硬化或原发性肝癌。

(3)母婴传播

①甲型病毒性肝炎(甲型肝炎):不能通过胎盘传给胎儿,因此孕妇患病不必人工流产或引产。但妊娠晚期患甲型肝炎,分娩过程中接触母体血液或受粪便污染可使新生儿感染。

②乙型病毒性肝炎(乙型肝炎):病毒传播的主要途径之一是母婴传播。传播途径包括子宫内经胎盘传播、产时传播及产后传播。

③丙型病毒性肝炎(丙型肝炎):研究表明,丙型肝炎病毒存在母婴垂直传播。妊娠晚期患丙型肝炎时约 2/3 发生母婴传播,其中 1/3 以后发展为慢性肝病。另外,孕妇为静脉注射毒品成瘾者和 HIV 感染者是导致乙型肝炎病毒围生期传播的危险因素。

④其他类型肝炎:丁型肝炎病毒存在母婴传播,传播机制可能是经宫内感染,也有可能类似某些 RNA 病毒经生殖细胞传播。目前已有戊型肝炎病毒母婴传播的报道。庚型病毒性肝炎可经母婴传播和性传播,途径可能是分娩过程或产后哺乳。

2. 妊娠对病毒性肝炎的影响

妊娠期易患病毒性肝炎,或促使已有的肝病变化。加重肝脏负担的因素包括:妊娠期新陈代谢率高,营养物质消耗多;胎儿代谢和解毒作用要依靠母体肝脏来完成;另外,孕期内分泌变化所产生的大量性激素,如雌激素需在肝内代谢和灭活;分娩中的疲劳、出血、手术和麻醉等。孕妇患肝炎时病情较非孕时为重,且妊娠越晚,越易发生重症肝炎。

【临床表现】

1. 甲型肝炎

急性,好发于秋冬季,潜伏期为 2～6 周。前期症状可有发热、厌油、食欲下降、恶心、呕吐、乏力、腹胀和肝区疼痛等,一般于 3 周内好转。此后出现黄疸、皮肤瘙痒、肝脏大,持续 2～6 周或更长。多数病例症状轻且无黄疸。

2. 乙型肝炎

分急性乙型肝炎、慢性乙型肝炎、重症肝炎和 HBsAg 病毒携带者。潜伏期一般为 1～6 个月。

急性期妊娠合并乙型肝炎出现不能用妊娠反应或其他原因解释的消化道症状,与甲型肝炎类似,但起病更隐匿,前驱症状可能有急性免疫复合物样表现,如皮疹、关节痛等,黄疸出现后症状可缓解。乙型肝炎病程长,5％左右的患者转为慢性。极少数患者起病急,伴高热、寒战、黄疸等,如病情进行性加重,演变为重症肝炎则黄疸迅速加深,出现肝性脑病症状,凝血机制障碍,危及生命。妊娠时更易发生重症肝炎,尤其是妊娠晚期多见。

3. 其他类型的肝炎

临床表现与乙型肝炎类似,症状或轻或重。丙型肝炎的潜伏期为 2～26 周,输血引起者为 2～16 周。丁型肝炎的潜伏期为 4～20 周,多与乙型肝炎同时感染或重叠感染。戊型肝炎与甲型肝炎症状相似,暴发流行时易感染孕妇,妊娠后期发展为重症肝炎,导致肝衰竭,病死率可达 30％。有报道指出,散发性的戊型肝炎合并妊娠,起病急,症状轻,临床预后较好,不必因此终止妊娠。

【诊　　断】

妊娠期病毒性肝炎的诊断比非孕期困难,应详细询问病史,结合临床症状、体征及实验室检查进行综合判断。见表 3-17。

表 3-17　妊娠合并病毒性肝炎的诊断

病史	有与病毒性肝炎患者密切接触史,半年内有输血、注射血制品史
潜伏期	甲型肝炎为 2～7 周;乙型肝炎为 1.5～5 个月;丙型肝炎为 2～26 周;丁型肝炎为 4～20 周;戊型肝炎为 2～8 周
临床表现	患者出现不能用早孕反应或其他原因解释的消化系统症状,如食欲减退、恶心、呕吐、肝区疼痛、乏力等;部分患者有皮肤巩膜黄染、尿色深黄,妊娠早期、中期可触及肝大,肝区触痛或叩击痛
辅助检查	血清丙氨酸氨基转移酶增加,血清胆红素增加,尿胆红素阳性
	病原学检查:甲型肝炎抗体(抗 HAV-IgM)、丙型肝炎抗体(抗 HCV-IgM)检查,以及乙型肝炎病毒的两对半检查(HBsAg、HBsAb、HBcAb、HBeAg 和 HBeAb)
	其他检测方法:B 型超声诊断对判断肝硬化、胆管异常、肝内外占位性病变有参考价值。肝活检对确定弥漫性肝病变及区别慢性肝炎临床类型有重要意义

【鉴别诊断】

1. 妊娠剧吐引起的肝损害

妊娠剧吐可引起肝功能轻度异常,严重者可引起肝肾功能受损,出现黄疸、血胆红素和氨基转移酶升高,尿中出现酮体、蛋白和管型。但在纠正水电解质紊乱和酸碱平衡失调后,病情迅速好转,肝功能可完全恢复正常。肝炎病毒血清标志物阴性有助于鉴别诊断。

2. 妊娠期肝内胆汁瘀积症（ICP）

ICP多发生在妊娠晚期，以瘙痒和黄疸为特点，分娩后数日内症状消失。胆酸明显升高，氨基转移酶轻度升高，胆红素正常或升高。血清病毒学检查抗原和抗体均阴性，肝活检主要是胆汁淤积。

3. 妊娠期急性脂肪肝

本病少见，是发生在妊娠晚期的严重肝功能障碍。多见于妊娠35周以后的初产妇。

其临床表现与急性重型肝炎极相似，起病急，病情重，病死率高。起病时常有上腹部疼痛、恶心、呕吐等消化道症状，进一步发展为急性肝衰竭，表现为凝血功能障碍、出血倾向、低血糖、黄疸、肝性脑病等。肝功能检查氨基转移酶升高，直接胆红素和间接胆红素均升高，但尿胆红素常阴性。可出现急性肾衰竭。肝活检提示肝细胞严重脂肪变性为确诊依据。

4. 妊娠期高血压疾病引起的肝损害

妊娠期高血压疾病患者在肝损害前已有水肿、高血压、蛋白尿和肾功能损害。血清中ALT、AST、碱性磷酸酶、胆红素轻度或中度升高，肝脏可轻度增大及压痛，也可出现腹腔积液，但消化道症状不明显，一旦妊娠结束，可迅速恢复。HELLP综合征是妊娠期高血压疾病肝损的一种严重并发症，有溶血、转氨酶升高及血小板减少三大特征。临床典型表现为乏力、右上腹疼痛不适。近期出现黄疸、视物模糊。有时并发抽搐、牙龈出血和右上腹严重疼痛，也有呕吐或上消化道出血或便血者。母儿围生期病死率高。故凡是妊娠期高血压疾病患者，均应常规检查血小板及肝功能，以助于早期诊断与治疗。

5. 药物导致的肝损害

孕妇因服药发生肝损害和（或）黄疸的概率较非孕期多，可能与雌激素影响胆红素排泄有关。对肝有损害的药物有氯丙嗪、异丙嗪、甲巯咪唑、异烟肼、利福平、四环素及巴比妥类镇静药。药物性肝损害患者均有用药史而无病毒性肝炎接触史,用药后很快出现黄疸和氨基转移酶升高,常伴有皮疹、皮肤瘙痒、蛋白尿、关节痛、嗜酸性粒细胞增多,消化道症状较轻,停药后多可恢复。

【治疗措施】

1. 妊娠合并非重型病毒性肝炎的治疗

非重型肝炎主要采用护肝、对症、支持疗法。常用护肝药物有葡醛内酯、多烯磷脂酰胆碱、腺苷蛋氨酸、还原型谷胱甘肽注射液、甘草酸、丹参注射液、门冬氨酸钾镁等。主要作用在于减轻免疫反应损伤,协助转化有害代谢产物,改善肝脏循环,有助于肝功能恢复。必要时补充白蛋白、新鲜冰冻血浆、冷沉淀等血制品。

治疗期间严密监测肝功能、凝血功能等指标。患者经治疗后病情好转,可继续妊娠。治疗效果不好、肝功能及凝血功能指标继续恶化的孕妇,应考虑终止妊娠。分娩方式以产科指征为主,但对于病情较严重者或血清胆汁酸明显升高的患者可考虑剖宫产。

2. 妊娠合并重症病毒性肝炎的治疗

(1)护肝:人血白蛋白可促进肝细胞再生,改善低蛋白血症;肝细胞生长因子、胰高血糖素加胰岛素疗法可促进肝细胞再生;选用葡醛内酯、多烯磷脂酰胆碱、腺苷蛋氨酸为主的两种以上护肝药物。

(2)对症支持:可采用新鲜冰冻血浆与冷沉淀改善凝血功能,注意维持水和电解质平衡。必要时可以考虑短期使用糖皮质激素。酸化肠道,减少氨的吸收:肝肾综合征、肝性脑病、高钾血症、肺水肿时可考虑血液透析。

(3)防治并发症:妊娠合并重型肝炎患者病程中常常会出现多种并发症,主要有凝血功能障碍、肝性脑病、肝肾综合征、感染等。在临床救治中常需多学科协作,如内科治疗无效,有条件和适应证者可考虑人工肝支持系统,或及时行肝脏移植手术。

(4)防治感染:重型肝炎患者易发生胆管、腹腔、肺部等部位的细菌感染。注意无菌操作、口腔护理、会阴擦洗等护理,预防感染;有计划地逐步升级使用强有力的广谱抗生素,最初可选用头孢类第二、三代抗生素;使用广谱抗生素 2 周以上可经验性使用抗真菌药物;使用丙种球蛋白增强机体抵抗力。

(5)严密监测病情变化:包括肝功能、凝血功能、生化、血常规等指标,尤其是注意凝血酶原时间百分活度、总胆红素、转氨酶、白蛋白、纤维蛋白原、肌酐等指标。监测中心静脉压、每小时尿量、24 小时出入水量、水及电解质变化、酸碱平衡、胎儿宫内情况。根据实验室指标与患者病情变化,及时调整血制品与药品的使用顺序与剂量。

3. 妊娠合并重型肝炎的产科处理

(1)早期识别、及时转送:要重视妊娠合并重型肝炎患者的早期临床表现,早期识别并及时转送是现阶段降低妊娠合并重型肝炎病死率的重要举措之一。

(2)适时终止妊娠:妊娠合并重型肝炎在短期内病情多数难以康复,临床上应积极治疗,待病情有所稳定后终止妊娠,即凝血功能、白蛋白、胆红素、转氨酶等重要指标改善并稳定 24 小时左右;或在治疗过程中出现以下产科情况,如胎儿窘迫、胎盘早剥或临产。

(3)分娩方式的选择及子宫切除:妊娠合并重型肝炎孕妇宜主动选择有利时机采用剖宫产方式终止妊娠。妊娠合并重型肝炎常发生产时产后出血,这是患者病情加重与死亡的主要原因之一。必要时剖宫产同时行子宫次全切除术。在子宫下段部位行子宫次全切除手术,方法简便安全,手术时间短、出血少、恢复快,有助于预防产后出血、防止产褥感染、减轻肝肾负担,可明显改善预后。对部分患者,如病情较轻,并发症少,特别是凝血功能较好、PTA 经治疗后接近 40%,子宫收缩良好、术中出血不多,探查肝脏缩小不明显者,也可考虑保留子宫。若子宫保留,术中及术后应采取足够措施减少及预防出血,如子宫动脉结扎、B-lynch 缝合、促子宫收缩药物应用等。

(4)围术期处理:术前行中心静脉插管,建立静脉通路,监测中心静脉压;留置导尿管,用精密尿袋测量尿量,及时发现肾衰竭并调整补液量;请新生儿科医师到场协助处理新生儿。术时取下腹正中纵切口,有利于术中出血处理。探查肝脏关腹前用无醇型安尔碘液浸泡盆腹腔数分钟,随后以大量温生理盐水冲洗,以杀灭腹腔内细菌,清除腹腔内毒素等有害炎性物质。盆腔部位放置腹腔引流管将腹腔积液送检,包括生化检测和细菌培养。腹部切口可用50%葡萄糖液20ml加胰岛素8U局部浸润注射,以促进切口愈合。关腹后用无醇型安尔碘液行阴道冲洗,消毒阴道以减少上行感染的机会。术后注意口腔、腹部切口、腹腔引流管、导尿管、中心静脉插管、补液留置管等管道的护理;注意防治并发症,同时继续抗感染,补充凝血因子、白蛋白、护肝对症支持治疗。

4. 妊娠合并病毒性肝炎的新生儿处理

无论母亲 HBsAg 是否阳性,全部新生儿均应全程接种乙肝疫苗。如母亲 HBsAg 阳性,新生儿应在生后 12 小时内注射 HBIG100U。HCV 感染母亲分娩的新生儿,应在 18 个月后检测抗-HCV,也可在生后 1 个月测 HCVRNA。

【预防措施】

1. 加强宣教和围生期保健

急性期患者应隔离治疗。应特别重视防止医源性传播及医院内感染。肝炎流行区孕妇应加强营养,增强抵抗力,预防肝炎的发生。患肝炎妇女应避孕半年以上,最好 2 年后怀孕。产前常规检查肝功及肝炎病毒血清标记物。

2. 免疫预防

(1)有甲型肝炎密切接触史的孕妇,接触后 7 日内可肌内注射丙种球蛋白 2～3ml。其新生儿出生时及出生后 1 周各注射 1 次丙种球蛋白,以预防感染。甲型肝炎急性期禁止哺乳。

(2)有乙型肝炎密切接触史的孕妇,先注射乙型肝炎免疫球蛋白,并筛查 HBsAg、抗-HBs 三抗体和抗-HBc 抗体,3 项均阴性的孕妇可肌内注射乙型肝炎疫苗。新生儿应进行免疫预防。

(3)丙型肝炎尚无特异的免疫方法。对 HCVRNA 阳性的孕妇,应避免羊膜腔穿刺,尽量缩短分娩时间,保证胎盘的完整性,减少胎儿及新生儿暴露于母血的机会。

三、妊娠合并贫血

(一)缺铁性贫血

缺铁性贫血是妊娠期最常见的一种贫血。正常非孕妇女,铁的微量排泄和代偿摄取量保持着动态平衡。当血红蛋白 $<$ 110g/L,红细胞 $<3.5\times10^{12}$/L,血细胞比容 <0.33,即可诊断妊娠合并贫血。多见于缺铁性贫血、巨幼红细胞性贫血,再生障碍性贫血较少见。妊娠 4 个月以后,铁的需要量逐渐增加,因此在妊娠后半期约有 25% 的孕妇可因需要量增加,如果吸收不良,或因来源缺乏致使铁的摄入量不足,就会产生缺铁性贫血。当血红蛋白 $<$70g/L 为重度贫血。严重贫血孕期易合并妊娠期高血压疾病,甚至可发生贫血性心脏病。分娩时易发生产后出血及感染。胎儿在宫内生长发育迟缓,胎儿窘迫、围生儿死亡率增高,是危害母婴的一种严重并发症,应予以高度重视。

【病因与发病机制】

1. 妊娠期铁的需要量增加

妊娠期血容量增加,红细胞数量增加,胎儿胎盘血循环建立,胎儿生长发育对铁的需要增加,以及为产后出血及哺乳消耗而储存足够的铁,使孕妇在孕晚期需铁 900~1000mg,当怀孕双胎时,对铁的需要量则更大。

2. 妊娠前缺铁性贫血存在

妊娠前及妊娠后的疾病,如慢性感染、寄生虫病、肝肾疾病、妊娠期高血压疾病、产前产后出血等,均可使铁的贮存、利用和代谢发生障碍,铁的需求或丢失过多,还可影响红细胞的生成过程或贫血的治疗效果。

3. 食物中铁的摄入不足

一般饮食中含铁 10~15mg，通过胃肠道吸收 10%，到孕晚期最大吸收率可达 40%，但这仍不能满足孕妇对铁的需求。妊娠期胃酸分泌减少，影响铁的吸收。如果孕妇饮食中营养不良、偏食，会造成铁的摄入不足，吸收不良，导致缺铁性贫血。

【临床表现】

1. 症状

（1）早期或轻者皮肤黏膜略苍白，无明显症状。重者可有面色黄白、全身倦怠、乏力、头晕、耳鸣、眼花，活动时心慌、气急、易晕厥等症状，伴有低蛋白血症、水肿、严重者合并腹腔积液。

（2）隐性缺铁铁贮存降低，但红细胞数量、血红蛋白含量、血清铁蛋白均在正常范围内，临床无贫血表现。

（3）早期缺铁性贫血缺铁继续发展，导致红细胞生成量减少，但每个红细胞内仍有足量的血红蛋白，即"正红细胞性贫血"，临床上可有轻度贫血的症状，如皮肤、黏膜稍苍白，疲倦，乏力，脱发，指甲异常，舌炎等。

（4）重度缺铁性贫血缺铁加重，骨髓幼红细胞可利用的铁完全缺乏，骨髓造血发生明显障碍，红细胞数量进一步下降，每个红细胞不能获得足够的铁以合成血红蛋白，导致低色素小红细胞数量增多，即"小细胞低色素性贫血"，表现为面色苍白、水肿、乏力、头晕、耳鸣、心慌气短、食欲缺乏、腹胀、腹泻等典型症状，甚或伴有腹腔积液。

2. 体征

（1）皮肤、黏膜苍白。

（2）指甲异常、匙状甲、舌炎。

【辅助检查】

1. 外周血

外周血涂片为小细胞低色素性贫血。红细胞 $<3.5\times10^{12}/L$，血红蛋白 $<110g/L$，血细胞比容 <0.33，红细胞平均体积 $<80fl$，

红细胞平均血红蛋白浓度（MCHC）＜32％。但白细胞及血小板计数均正常。

2. 血清铁

能灵敏反映缺铁的状况，正常成年妇女血清铁为 7～27μmol/L。若＜6.5mol/L，总铁结合力＞80.55μmol/L，血清铁蛋白＜12μg/L，铁饱和度降低到 10％～15％以下，可诊断为缺铁性贫血。

3. 骨髓象

红系造血呈轻度或中度活跃，以中幼红细胞再生为主，晚幼红细胞相对减少，说明骨髓储备铁下降，因此含铁血黄素及铁颗粒减少或消失，骨髓铁染色可见细胞内外铁均减少，尤以细胞外铁减少明显。

4. 其他辅助检查

根据病情、临床表现症状体征选择做 B 型超声、心电图、生化全项等检查。

【诊　　断】

缺铁性贫血主要依据实验室检查的标准。如血红蛋白＜110g/L，血细胞比容＜30％提示贫血存在。

【鉴别诊断】

临床上主要应与巨幼红细胞性贫血、再生障碍性贫血和地中海性贫血进行鉴别，根据病史及临床表现及血象、骨髓象的特点，一般鉴别诊断并不困难。

【治疗措施】

妊娠期缺铁性贫血的治疗原则是补充铁剂和去除导致缺铁加重的因素。

1. 一般治疗

加强营养，鼓励孕妇食用高蛋白及含铁丰富的食物，如动物肝、血及肉类、豆类、海带、紫菜、木耳、香菇等。对胃肠道功能紊乱和消化不良等给予对症处理。

2. 药物治疗

妊娠期缺铁性贫血绝大多数补充铁剂具有较好的疗效。

(1)口服给药:一般均主张以口服给药为主。①硫酸亚铁或琥珀酸亚铁:如果同时服用维生素 C,更有助于铁的吸收。制酸剂、鸡蛋、奶制品、面包和其他谷类食物等,如与铁剂同服可影响铁的吸收,因此在饭前 1 小时和饭后 2 小时内不宜口服硫酸亚铁。②富马酸亚铁:含铁量较高,对胃肠道刺激性小,但有时也有上腹不适、腹泻或便秘等。③枸橼酸铁胺:适用于吞服药片有困难者,但其为三价铁不易吸收,治疗效果较差一些,不宜用于重症贫血的患者。

(2)注射用药:注射用铁剂多用在妊娠后期重度缺铁性贫血或患者因严重胃肠道反应而不能接受口服给药者。常用的制剂有:①右旋糖酐铁:首次肌内注射,如无反应可增加,每天或隔天 1 次肌内注射,15～20 天为 1 个疗程。②山梨醇铁:每毫升含铁 50mg,深部肌内注射,局部反应较少,但全身反应较重。③输血疗法:大多数缺铁性贫血的孕妇经补充铁剂以后临床症状及血象很快改善,不需要输血,对重度贫血的孕妇,妊娠足月面临分娩处理,须尽快提高血红蛋白。

3. 输血

当血红蛋白<70g/L 时、接近预产期或短期内需行剖宫产手术者,可适当少量多次输血。有条件医院可输浓缩红细胞。输血是最快速的纠正贫血的办法,但输血速度宜慢,以防发生急性左心衰竭。

4. 预防产时并发症

主要是尽量减少出血。

(1)临产后鼓励产妇进食,保证足够入量,避免产程过长或急产,加强胎心监护,低流量持续吸氧。

(2)中度或重度贫血者,应配新鲜血备用,并开放静脉。宫口开全后,可助产缩短第二产程,但应尽量避免意外的产伤。

（3）产后积极预防产后出血,胎儿肩娩出后立即注射缩宫素。如无禁忌证时,胎儿、胎盘娩出后可给予前列腺素制剂,如卡孕栓、欣母沛等。

（4）胎儿娩出后,仔细检查并认真缝合会阴阴道伤口,严格无菌操作技术。

（5）产后使用抗生素预防产道感染。如有适应证需行剖宫产时,术中应尽量减少出血,注意掌握好输液或输血的总量和速度。

【预防措施】

（1）妊娠前积极治疗失血性疾病（如月经过多等）,以增加铁的贮备。

（2）孕期加强营养,鼓励进食含铁丰富的食物,如猪肝、鸡血、豆类等。

（3）妊娠 4 个月起常规补充铁剂,口服硫酸亚铁或琥珀酸亚铁,每日 3 次,同时补充维生素 C,有利于铁的吸收。

（4）产前检查时,每个孕妇必须定期检查血常规,尤其在妊娠晚期应重复检查。

（二）巨幼红细胞性贫血

妊娠期对叶酸需求量增加。正常妊娠每天最低需食物叶酸 $500\sim600\mu g$,以供胎儿需求和保持母体正常的叶酸贮存。双胎妊娠对叶酸需求量更大。巨幼红细胞性贫血主要是由于叶酸和维生素 B_{12} 缺乏引起细胞核 DNA 合成障碍所致贫血。巨幼红细胞性贫血的妇女常因妊娠期恶心、呕吐、食欲下降严重,叶酸摄入更少。孕妇有胃肠道疾病时,如慢性萎缩性胃炎、胃部分或大部切除等使胃黏膜壁细胞分泌内因子减少,导致维生素 B_{12} 吸收障碍,加重叶酸和维生素 B_{12} 缺乏。

【病　因】

巨幼红细胞性贫血主要是营养不良和叶酸缺乏所致,而极少部分由维生素 B_{12} 缺乏引起。叶酸和维生素 B_{12} 都是合成 DNA

过程中重要辅酶。叶酸本身无活性,有辅酶作用的是四氢叶酸。四氢叶酸是由二氢叶酸经叶酸还原酶的作用而生成,性质很不稳定,易被氧化。因此,凡能阻止四氢叶酸生成,使叶酸代谢发生障碍均可发生此病。当其缺乏时,DNA 合成障碍,全身多种组织均可受累,但以造血组织最为严重,引起幼红细胞增殖成熟障碍,骨髓内出现形态上和功能上均异常的巨幼红细胞。这些异常的巨幼红细胞寿命较正常短,往往被过早破坏,也是造成贫血的因素。

【对妊娠的影响】

1. 对母体的影响

严重贫血时,贫血性心脏病、心力衰竭、自然流产、胎盘早剥、产褥感染等发病率增多。

2. 对胎儿的影响

可致胎儿神经管缺陷等多种畸形,可引起流产、早产、胎儿发育不良或死胎。

【临床表现】

巨幼红细胞性贫血除一般贫血症状外,还有以下表现。

(1)贫血多发生于妊娠晚期,约 50% 发生于孕 31 周后,其余发生于产褥期。常见于 30 岁左右,经产妇多于初产妇,多胎多于单胎。25% 患者在下次妊娠时易再发。

(2)起病急,贫血多为中度或重度。多表现为头晕、疲乏无力、全身水肿、心悸、气短、皮肤黏膜苍白、腹泻、舌炎、乳头萎缩等。低热、脾大、表情淡漠也常见。

(3)消化道症状明显,部分患者有恶心、食欲缺乏、呕吐及腹泻,可伴有舌唇疼痛,急性发作时舌尖及舌边缘疼痛明显,舌面呈鲜红色,所谓"牛肉样舌"。可出现血性小疱或浅小溃疡,进一步舌乳头萎缩成"光舌"。

(4)因维生素 B_{12} 缺乏可表现为乏力、手足麻木、感觉障碍、行走困难等周围神经炎及亚急性或慢性脊髓后束侧束联合病变等神经系统症状。

(5)如及时处理,预后较好。如不及时处理,重症者可引起流产、早产、胎盘早剥、胎儿生长受限、死胎等并发症,常伴有呕吐、水肿、高血压、蛋白尿。在产褥期发生贫血的,多在产后第一周,因在原有缺乏叶酸的基础上,哺乳加重叶酸的缺乏,如不及时补充则常诱发贫血症状。

【辅助检查】

(1)周围血象呈大细胞性贫血,红细胞比容降低,红细胞平均体积(MCV)>100fl,红细胞平均血红蛋白含量(MCH)>32pg,大卵圆形红细胞增多,中性粒细胞核分叶过多,网织红细胞正常,即可做出诊断。

(2)骨髓涂片显示巨幼红细胞增多,占骨髓细胞总数的30%~50%,红细胞体积增大,核染色质疏松,可见核分裂。

(3)血清叶酸值<6.8mmol/L(3ng/ml)、红细胞叶酸值>227nmol/L(100ng/ml)提示叶酸缺乏。若叶酸正常,应测孕妇血清维生素 B_{12} 值,若<$74×10^{-12}$mol/L 提示维生素 B_{12} 缺乏。

(4)若叶酸值正常,测孕妇血清维生素 B_{12} 值,若<90pg/ml,提示维生素 B_{12} 缺乏。

【诊断依据】

妊娠期间出现病理性贫血的患者,应该考虑到叶酸或维生素 B_{12} 缺乏而导致的巨幼红细胞性贫血的可能性。叶酸和维生素 B_{12} 缺乏的临床症状、血象和骨髓象的改变均相似,但维生素 B_{12} 缺乏有神经系统症状,而叶酸缺乏无神经系统症状。

根据叶酸和维生素 B_{12} 缺乏的临床症状、骨髓象及血象的改变有助本病诊断。

【治疗措施】

见表 3-18。

表 3-18 巨幼红细胞性贫血的治疗措施

一般治疗	加强孕期营养,改变不良饮食习惯,鼓励孕妇食用富含叶酸和维生素 B_{12} 的食物
补充叶酸	叶酸 $10\sim20mg$,口服,每日 3 次;或叶酸 $10\sim30mg$,肌内注射,每日 1 次,直至症状消失,贫血纠正。妊娠大细胞贫血往往合并小细胞贫血,特别是治疗效果不明显时,应检查是否合并缺铁,若有应及时给铁剂
补充维生素 B_{12}	给予维生素 B_{12} $100\mu g$,肌内注射,每日 1 次,共 2 周,以后改为每周 2 次,直至血红蛋白恢复正常。有神经系统症状者单独应用叶酸可能使神经系统症状加重,要注意加用维生素 B_{12}。胃酸缺乏者,维生素 B_{12} 吸收可能不足,最好在叶酸治疗的同时,给予维生素 B_{12} 预防性治疗
血红蛋白	血红蛋白 $<70g/L$ 者可少量间断输新鲜血或浓缩红细胞
其他	分娩时应避免产程延长,预防产后出血和感染

(三)再生障碍性贫血

再生障碍性贫血(简称再障)是由于生物、化学、物理等多种因素导致造血组织功能减退或衰竭而引起全血细胞(红细胞计数、白细胞计数、血小板)减少,其临床表现为贫血、出血、感染等症状的一组综合征。妊娠合并再生障碍性贫血,常因妊娠血液系统的生理变化而病情加重,再障孕妇发生妊娠期高血压、感染和出血的概率增加,是孕产妇的重要死因。妊娠严重贫血(血红蛋白 $<60g/L$)对胎儿不利,可导致流产、早产、胎儿生长受限、死胎和死产等。

【病　因】

(1)病因较复杂,半数为原因不明的原发性再生障碍性贫血。再障好发于青壮年,占全部病例的 70% 以上,少数女性患者在妊娠期发病,分娩后缓解,再次妊娠时再发。目前认为,妊娠不是再障的病因,但妊娠有可能使原有的病情加剧。

(2)继发性再生障碍性贫血常与以下因素有关:物理、化学因素、药物因素、感染因素。部分再生障碍性贫血患者与免疫机制存在一定关系。有的与遗传因素有关,如遗传性再生不良性贫血是一种罕见的常染色体隐性遗传性疾病,除骨髓增生不良外,可伴有多种先天性畸形和染色体异常。

(3)再生障碍性贫血的主要发病环节在于异常免疫反应,造血干细胞数量减少和(或)功能异常,支持造血的微环境缺陷亦介入了再生障碍性贫血的发生发展过程。异常免疫反应损伤造血干/祖细胞。造血干细胞减少或缺陷。造血微环境的缺陷。

【对妊娠的影响】

1. 再生障碍性贫血对妊娠的影响

(1)孕妇血液相对稀释,使贫血加重,易发生贫血性心脏病,甚至造成心力衰竭。

(2)可引起鼻、胃肠道黏膜出血。

(3)孕妇防御功能低下,易引起感染。

(4)孕妇易于发生妊娠期高血压疾病,使病情进一步加重。

(5)分娩后胎盘剥离面易于发生感染,甚至引起败血症。

(6)颅内出血、心力衰竭及严重的呼吸道、泌尿道感染或败血症常是再障孕产妇的重要死因。

2. 再生障碍性贫血对胎儿的影响

(1)一般认为,孕期血红蛋白>60g/L 时对胎儿影响不大。分娩后能存活的新生儿,一般血象正常,极少发生再障。

(2)若血红蛋白≤60g/L,则会对胎儿不利,可导致流产、早产、胎儿生长受限、死胎及死产。

【临床表现】

1. 症状

妊娠合并再生障碍性贫血以慢性型居多。急性型者病情重,贫血呈进行性加重,常伴严重感染、内脏出血;而慢性者起病缓慢,主要表现为进行性贫血,感染、出血等症状均相对较轻。

(1)贫血:一般为进行性贫血,主要是骨髓造血功能衰竭所致,少数患者可能存在无效性红细胞生成现象,即骨髓尚有一定的造血功能,但生成的幼红细胞从骨髓释放到周围血之前已被破坏。孕妇血液相对稀释,使贫血加重,易发生贫血性心脏病,甚至发生心力衰竭。

(2)出血:主要因血小板生成障碍所致,出血可发生在皮肤、牙龈、鼻、胎盘、消化道等各内脏器官和颅脑部。

(3)感染:产后的出血和创伤很容易发生产道或全身性感染。产后感染是造成再生障碍性贫血孕产妇死亡的主要原因。

(4)妊娠并发症:再障孕妇易发生妊娠期高血压疾病,使病情进一步加重。分娩后宫腔内胎盘剥离,创面易发生感染,甚至引起败血症。这些易引起胎儿生长受限、胎儿宫内窘迫、早产和死胎等。

2. 体征

面色苍白或蜡红,皮肤黏膜可见散在出血斑或出血点。常可合并肺部感染、口腔炎、扁桃体炎、尿道或皮肤感染等。

【诊　断】

注意起病缓急,有无疲倦、乏力、出血及感染等。体检注意贫血程度,有无皮肤瘀点及齿龈、口腔、鼻黏膜及眼底出血,有无肝、脾、淋巴结肿大,有无胸骨压痛,并注意寻找感染病灶及生物、化学、物理等因素,是否曾应用氯霉素、苯制剂、抗癫痫药、氨基比林、抗甲状腺药、抗癌药及免疫抑制药等药物,有无放射性物质接触史及近期病毒感染史,如肝炎病毒、微小病毒等。

诊断标准与依据如下。

(1)外周血呈现全血细胞减少,包括白细胞计数(以中性粒细胞为主)、红细胞计数和血小板均不同程度减少。

(2)骨髓象示增生减低或重度减低,非造血细胞增多。骨髓活检示造血组织减少,脂肪组织增加。

(3)无肝脾大。能除外其他全血细胞减少的疾病(如阵发性睡眠性血红蛋白尿症、骨髓增生异常综合征、急性造血停滞、骨髓纤维化、低增生性白血病及恶性组织细胞病等)。

(4)血红蛋白<60g/L,血小板<20×10⁹/L,白细胞<4×10⁹/L,提示病情严重。发生出血、反复感染。胎儿窘迫、新生儿死亡率高,孕产妇死亡率高。

【治疗措施】

妊娠合并再障无特效治疗方法,以支持治疗为主。在病情未缓解之前应避孕。若已妊娠,应在早期做好输血准备的同时行人工流产。随着再生障碍性贫血治疗手段的进展,近50%慢性再障患者经恰当治疗后病情缓解,可以妊娠。但妊娠期间病情可能加重,因此孕期应严密监护,注意休息,减少感染机会,间断吸氧,少量间断多次输血,以保证母儿安全。

1. 终止妊娠指征

再生障碍性贫血患者病情未缓解应严格避孕,一旦怀孕,应早期行人工流产。妊娠3个月以内发病或孕前发病,早孕时血红蛋白<60g/L,终止妊娠。妊娠中、晚期再障患者,血红蛋白<60g/L,治疗无改善,应终止妊娠。

2. 支持疗法

适用于妊娠中、晚期的再生障碍性贫血患者。少量、间断、多次输入新鲜血。间断输入成分血,浓缩红细胞,争取将血红蛋白提高70g/L以上。血小板<20×10⁹/L,伴有出血倾向时应间断输入血小板。白细胞极低时,可输入白细胞,增加抗感染的能力。

3. 糖皮质激素的应用

在血小板极低时,多次输入血小板,可导致血小板抗体的产生,加速血小板的破坏,使血小板不但不上升,反有下降。临床仍有出血倾向时,可慎重应用糖皮质激素,如泼尼松10mg,每日3次,口服。注意长期应用可致新生儿肾上腺皮质功能不全,也可抑制母体免疫功能,易感染,不宜久用。也可用蛋白合成激素,如甲烯隆5mg,每日2次,口服,有刺激红细胞生成的作用。

4. 药物治疗

妊娠期由于药物对胎儿的潜在不良影响,一般再障常用的雄激素、免疫抑制药等孕期禁用。对于有明显出血倾向者给予糖皮质激素治疗,有刺激红细胞生成的作用。

氨肽素 5 片,每日 3 次,口服。利可君(利血生)10mg,每日 3 次,口服。维生素 B_4 10mg,每日 3 次,口服。

5. 积极防治并发症

(1)妊娠期左侧卧位,间断吸氧,并给予高蛋白、高维生素、低脂肪饮食。

(2)妊娠期注意防止出血,防止感染,防止妊娠期高血压疾病发生。

(3)分娩期配新鲜血及血小板。产程中间断吸氧;适当应用催产素,防止宫缩乏力;第二产程适当助产,防止产妇过度用力;防止产道血肿。有剖宫产指征,可在输新鲜血、血小板不太低的情况下进行手术。

(4)产褥期继续支持疗法,应用宫缩药加强宫缩,预防产后出血及应用广谱抗生素防治感染。

【预防措施】

(1)加强孕期营养指导,改变不良饮食习惯,饮食应多样化,多食用富含铁、叶酸和维生素 B_{12} 的食品,如动物肝、血、肉类、豆类、各种蔬菜、瓜、果、海带、紫菜、木耳、香菇等。

(2)孕前和孕期积极治疗胃肠道功能紊乱和消化不良等,以防铁、叶酸、维生素 B_{12} 摄入或吸收不足。有高危因素者,孕期可适当服用铁剂、叶酸等,预防贫血的发生。

(3)孕期应常规进行血常规检查,早期发现贫血,并确定贫血的类型。针对不同贫血进行积极治疗,必要时可输血治疗。

(4)妊娠合并贫血者应加强产前检查,注重母体和胎儿监护,以防母儿并发症发生。

(5)再生障碍性贫血患者病情未缓解应严格避孕,不宜妊娠。

四、妊娠合并甲状腺危象

甲状腺危象是甲状腺功能亢进(简称甲亢)最严重的并发症，多发生在甲亢未治疗或控制不良患者，在感染、手术、创伤或突然停药后，出现的以高热、大汗、心律失常、严重呕泻、意识障碍等特征的临床综合征。妊娠合并甲状腺危象发病急，若不及时治疗，常可致命。

【诱　因】

约半数以上的甲状腺危象有诱因，如难产、手术、麻醉诱导、子痫前期、感染、创伤、外科急症、糖尿病酮症酸中毒、心肌梗死及停止甲亢治疗等。

【临床表现】

1. 症状

(1)高热：危象前期体温持续＞37.8℃，危象期体温＞39℃，可高达41.1℃。可有大汗淋漓、脱水表现，可能合并感染。

(2)心血管症状：约占50％，可出现心动过速、心房颤动和室性早搏，偶见心脏停搏。高血压、脉压加大，可能与心排血量增加有关。充血性心力衰竭多见，可并发肺水肿，甚至心源性休克。

(3)中枢神经系统功能失常：可见于90％的患者，表现为焦虑、精神激动、躁动、失定向、谵妄和精神病。常见手指震颤和肌无力。可能出现情绪不稳定、迟钝和昏迷。

(4)消化系统症状：危象出现前体重减轻、腹泻。发作时厌食、恶心、呕吐和腹痛。偶见黄疸、肝大并有压痛。

(5)甲状腺和眼征：甲状腺呈弥漫性增大，有震颤和杂音。双眼凝视，眼裂大，呈中毒性眼病征。患者死亡原因多为高热虚脱、心力衰竭、肺水肿、水电解质紊乱等。

2. 体征

心率及脉搏加快，甲状腺肿大，可触及震颤及听到杂音；突眼、手指震颤，脉压增宽。

【辅助检查】

1. 甲状腺功能

血清 TT_4（甲状腺素总量）≥180 nmol/L，血清 TT_3（总三碘甲状腺原氨酸）≥3.5 nmol/L；血清 FT_4（游离甲状腺素）和血清 FT_3（游离三碘甲状腺原氨酸）水平升高而促甲状腺素（TSH）浓度降低或正常；血清促甲状腺素释放激素（TRH）兴奋试验阴性，即静脉注射 TRH 后 TSH 无升高；促甲状腺素受体抗体（TRAb）可能阳性。

2. 其他

高血糖多见，25％患者有高血钙，血浆肾上腺皮质激素水平低下，白细胞计数升高。

【诊　　断】

见表 3-19。

表 3-19　妊娠合并甲状腺危象的诊断

症状	患者表现为高代谢症候及多系统功能异常，如出汗增多、怕热、心悸、乏力、食欲亢进、体重减轻、腹泻等
体征	甲状腺弥漫性肿大、心动过速、脉压增宽、眼球突出等
实验室检查	常用有 BMR、TT_4、TT_3、FT_3、FT_4、TBG 等。其中 FT_4 最能反映甲亢情况

【鉴别诊断】

心肌炎或心脏器质性疾病可通过心电图、超声心动图、甲状腺功能测定等鉴别。

【治疗措施】

见表 3-20。

表 3-20　妊娠合并甲状腺危象的治疗措施

治疗原则	及时诊断及治疗,控制甲亢症状,预防甲亢危象和并发症的发生
	预防流产、早产和胎死宫内、胎儿宫内生长受限
支持治疗	临床高度怀疑甲状腺危象时,应立即进行支持治疗,不必等化验结果。给予吸氧、记录出入量、持续心电监护,静脉补充液体和电解质,物理降温,酌情给予退热药
诱因治疗	及早应用广谱抗生素,及时处理难产,积极治疗子痫前期及糖尿病等
阻断甲状腺素合成和转化	首选丙硫氧嘧啶(PTU),首次剂量 600 mg,以后每 6 小时 200 mg,可口服或研碎后经鼻饲注入或直肠灌注。PTU 不易通过胎盘屏障,对胎儿较安全。用药至 TT_4 处于妊娠期正常值(68.9～210.6 nmol/L)的稍高水平,危象控制后维持最低有效剂量
阻止甲状腺激素的释放	复方碘口服溶液 5～10 滴,每 6～8 小时 1 次;或用碘化钠 0.25 g 加入 10% 葡萄糖液静脉滴注,每 8～12 小时 1 次。如患者对碘剂过敏,可改用碳酸锂 300 mg,每 6～8 小时 1 次。碘能通过胎盘,引起胎儿甲状腺肿大和功能减退,甚至新生儿死亡,故在危象控制后立即停药
心血管异常的处理	心动过速可给予普萘洛尔 1mg,静脉缓慢注入,每 5 分钟 1 次,共 10 mg;或稀释于 5% 葡萄糖液静脉滴注,1mg/min;亦可 40～60 mg/6 h 口服。此药能阻断外周组织 T_4 转化为 T_3,并阻断儿茶酚胺释放,改善高热、震颤和躁动等症状。但合并充血性心力衰竭者需待心力衰竭控制后再用,此药有增加洋地黄毒性的作用
	普萘洛尔能影响胎儿发育及对缺氧的耐受性,发生胎儿窘迫、胎儿生长受限、低血糖等不良后果,故只宜在危象期间短时间应用,分娩期禁用。心力衰竭者注意输液速度和血钾浓度,用快速洋地黄时要进行心电监护

（续　表）

甲状腺次全切除术	孕早期发生甲状腺危象者,可在危象控制后于孕中期施行甲状腺手术。若危象发生于孕晚期,则产后危象控制后手术
糖皮质激素应用	甲状腺危象患者处于肾上腺皮质功能相对不足状态,而糖皮质激素可以抑制甲状腺素分泌与 T_4 向 T_3 转化,减轻外周组织对甲状腺激素的反应,并有退热、抗毒与抗休克作用。氢化可的松 100 mg,静脉滴注,每 8 小时 1 次,病情控制后减量直至停用。或地塞米松 2 mg,静脉注射,每小时 1 次,共 4 次
妊娠及分娩的处理	早孕者甲状腺危象控制后可不做人工流产,继续妊娠。孕晚期病情控制后可选择阴道分娩或剖宫产。分娩期应用镇静药,缩短产程,适当放宽剖宫产指征。合并心力衰竭者以剖宫产为宜
产后处理	产后仍应监测甲状腺激素和 TSH,酌情增加抗甲状腺药物剂量。有流产及早产先兆者,给予保胎治疗,严密监护胎儿情况,尤其对晚期妊娠者,更应注意胎心变化,避免胎死宫内。有产科指征者在积极抗感染的同时行剖宫产娩出胎儿
胎婴儿监护	持续监护宫缩和胎心,持续胎儿心动过速并甲状腺肿大提示胎儿甲亢。新生儿出生后应查甲状腺及 T_3、T_4 及 TSH,了解其甲状腺功能

五、妊娠合并糖尿病酮症酸中毒

妊娠合并糖尿病酮症酸中毒(DKA)是一种可危及孕妇、胎儿生命的产科严重并发症。其主要发病原因为糖尿病患者胰岛素绝对或相对不足,糖代谢紊乱加重,出现脂肪分解加速,经过肝脏氧化形成酮体,在血中积聚而发生代谢性酸中毒。1 型糖尿病患者在孕期比 2 型糖尿病或妊娠糖尿病患者更易发生。目前,经过积极正确处理,并发糖尿病酮症酸中毒孕妇的死亡率已明显下降。但是,围生儿死亡率仍高达 35%～90%,且存活的子代的远期并发症极高。

【诱　因】

孕期容易发生酮症酸中毒的诱因包括感染、急性疾病、甲状腺功能亢进、嗜铬细胞瘤、治疗不当、吸烟及药物因素(类固醇激素、肾上腺能激动药)等。

【临床表现】

1. 轻度

指单纯酮症,无酸中毒发生,往往临床无任何症状。

2. 中重度

中度指伴发轻度和中度酸中毒者,重度指合并昏迷和(或)二氧化碳结合力<10 mmol/L 者。

中重度糖尿病酮症酸中毒患者临床表现为早期主要表现为四肢无力、疲乏、极度口渴、多饮、多尿等。部分患者可表现出胃肠道症状,如恶心、呕吐和食欲下降等。患者呼吸代偿性加快、加深,呼出的气体有烂苹果味(丙酮气味)。酸中毒进一步加重时则表现为呼吸抑制。发病初期因渗透性利尿而表现为多尿,随后因严重脱水而表现为少尿及皮肤干燥。脱水进一步加重可出现心率加快、脉搏细数、血压下降等循环衰竭表现,同时可有神经系统表现,如头痛、头晕、精神不振、烦躁、嗜睡,甚至昏迷等。

酮症酸中毒发生在孕早期有致畸作用,发生在孕中、晚期引起胎儿窘迫,甚至胎死宫内,同时也影响胎儿神经系统发育。

【辅助检查】

1. 尿常规

尿糖(＋＋～＋＋＋＋),尿酮体(＋＋～＋＋＋＋),尿比重>1.025,甚至 1.030。部分患者尿蛋白阳性。

2. 血糖

多数表现为血糖升高,也有部分患者血糖正常或降低。

3. 血常规

白细胞和中性粒细胞升高。

4. 生化检查

血清钠、钾、氯常偏低,但血液浓缩时可表现为正常或偏高。严重者可表现为低蛋白血症、肝酶升高、尿酸和尿素氮升高,心肌酶异常和肌酐升高等。

5. 血气分析

二氧化碳结合力、pH、碱剩余下降,阴离子间隙增宽,多表现为代谢性酸中毒;部分患者由于过度换气,可出现呼吸性碱中毒。

6. 糖化血红蛋白

常升高。

7. 胎儿监测

可表现为胎儿宫内窘迫或胎死宫内。

【妊娠合并糖尿病的分期】

目前采用 1994 年美国妇产科医师协会(ACOG)推荐的分类,其中 B-H 分类普遍使用 White 分类法。

A 级	妊娠期出现或发现的糖尿病。
B 级	显性糖尿病,20 岁以后发病,病程小于 10 年。
C 级	发病年龄在 10～19 岁,或病程达 10～19 年。
D 级	10 岁以前发病,或病程>20 年,或者合并单纯性视网膜病。
F 级	糖尿病性肾病。
R 级	有增生性视网膜病变或玻璃体积血。
H 级	冠状动脉粥样硬化性心脏病。
T 级	有肾移植史。

【治疗措施】

孕期及分娩时除监测血糖外,还应监测尿酮体,如酮体持续阳性,则进行血气分析,了解是否存在酸中毒。轻度患者只需鼓励饮水、调整饮食及胰岛素用量;中重度患者需进一步治疗。

1. 补液

快速补充足量液体,恢复有效循环血量。原则上先快后慢。补液可以有效补充血容量,改善微循环,改善组织缺血缺氧状态,减少毒性代谢产物的产生,增加尿量以加速代谢产物的排出。

补液总量=累积丢失量+生理需要量+继续丢失量

通常第一个 24 小时内至少应补足 4000～5000 ml。前 2 个小时应补充 1000～2000 ml,以便能较快补充血容量,改善周围循环及肾功能。随后应根据肾脏功能及尿量酌情控制输液速度。患者清醒时,应鼓励饮水。

补液种类根据患者血糖水平决定,血糖<13.9 mmol/L 者可选择 5%葡萄糖氯化钠,血糖>13.9mmol/L 者可选择 0.9%氯化钠。

2. 胰岛素

胰岛素是治疗酮症酸中毒的关键性药物,原则上小剂量应用。

小剂量胰岛素持续静脉滴注用于纠正糖尿病酮症酸中毒的优点:①小剂量更接近生理需要量和胰岛素生理释放模式;②避免大剂量胰岛素治疗造成的低血糖、低血钾、脑水肿和循环衰竭,使血糖下降更平稳;③更容易抑制酮体的产生和转化;④更容易根据血糖水平随时调整胰岛素的浓度和速度。应每小时监测 1 次血糖,每 2 小时监测 1 次尿酮体,根据血糖值调整胰岛素剂量。

(1)血糖<13.9 mmol/L 者:胰岛素加入 5%葡萄糖氯化钠静脉滴注(葡萄糖/胰岛素=2～3 g/U),速度为 3～4 U/h。

(2)血糖>13.9 mmol/L 者:胰岛素加入 0.9%氯化钠静脉滴注,速度为 4 ～6 U/h。

如果患者不能进食,每日葡萄糖输入量不少于 150 g;如果可以进食,可适当给予皮下注射胰岛素,以减少酮体进一步产生。

3. 血糖监测

每 1 小时 1 次,血糖下降的速度不宜过快,以 4～6mmol/L 为宜,依此原则来调整胰岛素的用量。

4. 纠正酸中毒

目前公认,过早、过多、过于积极补碱利少弊多,会导致严重后果,甚至可危及生命。由于碱性物质(HCO_3^-)难以通过血-脑屏障,而二氧化碳弥散透过血-脑屏障显著快于 HCO_3^-。补碱过多,血 pH 升高,脑脊液中 pH 反常性降低而加重颅内酸中毒;补碱过多,血 pH 升高,血红蛋白与氧的亲和力增加,而红细胞 2,3 二磷酸甘油酸升高和糖化血红蛋白下降相对较慢,因而加重组织缺氧;过多补碱还促钾进入细胞而加重低血钾或产生反跳性碱中毒;还可加重低血磷。因此,糖尿病酮症酸中毒时要求有指征时才给予补碱。

(1)补碱指征:糖尿病酮症酸中毒严重酸中毒时,即血 pH<7.1,或 HCO_3^-<10mmol/L,或二氧化碳结合力<10mmol/L 者才给补碱。

(2)补碱种类及剂量:常用 5%碳酸氢钠,而不用乳酸钠,以免加重可能存在的乳酸性酸中毒。5%碳酸氢钠注射液 100～200ml(2～4ml/kg)稀释成 1.25%的等渗液,静脉滴注。

5. 纠正电解质紊乱

钠和氯的补充通过输入生理盐水即可达到要求。因此,主要是补钾,或酌情补镁、补磷。

(1)补钾:糖尿病酮症酸中毒时,患者总体钾丢失严重,通常达 300～1000mmol/L。由于胰岛素的使用和酸中毒纠正后血 pH 升高,可促 K^+ 进入细胞内;血容量补充也能产生利尿排钾,从而加重缺钾。

①补钾总量:24 小时 6～10g,每小时输入量不宜超过 1.5g(相当于 20mmol/L)。

②补钾制剂:静脉输入常用 10%氯化钾注射液,加入生理盐水或 5%～10%葡萄糖液 500ml,静脉滴注,不可直接静脉注射。

亦可用磷酸钾缓冲液和氯化钾各 1/2,以防高氯性酸中毒。口服氯化钾或 10%柠檬酸钾均可,以减少静脉补钾量。

治疗中监测血钾水平、尿量及心电图,并及时调整用量,防止高血钾引起的严重后果,如心搏骤停等。

(2)补镁:经充分补钾 2~3 日,低血钾难以纠正或血镁<0.74mmol/L 时,如肾功能正常可考虑补镁。

①10%硫酸镁注射液 10ml,肌内注射;或 25%~50%硫酸镁注射液 2~4ml,肌内注射;或将硫酸镁稀释成 1%注射液,静脉滴注。

②能口服者可给予氧化镁注射液每次 0.2~0.5g,每日 3 次。

补镁总量为 10%硫酸镁注射液每日 60~80ml,肾功能不良者应酌情减量。补镁过多或过快可出现呼吸抑制、血压下降、心脏停搏。治疗时应备以 10%葡萄糖酸钙注射液,必要时静脉推注予以拮抗。

6. 防治诱因

因可以减少酮体及其他不良代谢产物的进一步产生,对于控制酮症酸中毒十分必要。感染常是本病的重要诱因而酸中毒又常并发感染,即使找不到感染灶,只要患者体温高、白细胞增多,应给予抗生素治疗。

7. 积极处理并发症

并发症包括心血管并发症(休克、心力衰竭、心律失常、心脏停搏),脑水肿,急性肾衰竭,感染,DIC,严重呕吐或伴有急性胃扩张等。

六、妊娠合并特发性血小板减少性紫癜

妊娠合并特发性血小板减少性紫癜(ITP)又称免疫性血小板减少性紫癜,是一种常见的自身免疫性血小板减少性疾病,特点为免疫性血小板破坏过多致外周血小板减少。临床上分为急性型和慢性型。急性型多见于儿童,慢性型好发于青年女性。主要表现为皮肤黏膜出血、月经过多,严重者发生内脏出血,甚至颅内出血而死亡。ITP 是产科较为常见的血液系统合并症,如果诊断不及时或处

理不当,可能导致产时、产后大出血和新生儿颅内出血等并发症。妊娠可导致 ITP 病情恶化,或使处于缓解期的患者病情加重。

【病　因】

ITP 患者由于存在血小板相关免疫球蛋白,与血小板表面结合,引起血小板在网状内皮系统内被破坏而减少。

【临床表现】

1. 症状

(1)急性型:常见于儿童,男女发病率相近。起病前 1～3 周 84% 的病例有呼吸道感染或其他病毒感染史,因此秋冬季发病最多。起病急,可有发热畏寒,突然发生广泛而严重的皮肤黏膜紫癜,甚至大片瘀斑或血肿,皮肤瘀点多为全身性,以下肢为多,分布均匀。黏膜出血多见于鼻、牙龈,口腔可有血疱。胃肠道及泌尿道出血并不多见,颅内出血少见,但有生命危险。脾脏常不大。血小板显著减少,病程多为自限性,80% 以上患者可自行缓解。平均病程 4～6 周,少数可迁延半年或数年以上转为慢性。

(2)慢性型:常见于年轻女性,起病缓慢或隐袭,症状较轻。出血常反复发作,每次出血可持续数天至数月,出血程度与血小板计数有关,血小板数 $>50\times10^9$/L 常为损伤后出血;血小板数 $(10～50)\times10^9$/L 可有不同程度的自发性出血;血小板数 $<10\times10^9$/L 常有严重出血。皮肤紫癜以下肢远端多见,可有鼻、牙龈及口腔黏膜出血,女性月经过多有时是唯一症状,也有颅内出血引起死亡者。本型自发性缓解少。患者除出血症状外,全身情况良好,少数因反复发作可引起贫血或轻度脾脏大。如有明显脾大要除外继发性血小板减少的可能性。

2. 体征

脾不大或轻度大。

【辅助检查】

1. 血小板计数

急性型血小板常 $<20\times10^9$/L,慢性型多在 $(30～80)\times$

$10^9/L$。由于血小板减少,故出血时间延长,血块收缩不良,束臂试验阳性。除大量出血外,一般无明显贫血及白细胞减少。

2. 血小板形态及功能

外周血小板形态可有改变,如体积增大,形态特殊,颗粒减少,染色过深。周围血中巨大血小板为一些较幼稚的血小板,它反映了血小板更新加速。

3. 骨髓检查

骨髓巨核细胞数正常或增多。急性型者幼稚巨核细胞增多,但产生血小板的巨核细胞均明显减少。慢性型者巨核细胞多显著增多,但胞质中颗粒减少,嗜碱性较强,产生血小板的巨核细胞明显减少或缺如,胞质中出现空泡变性。在少数病程较长的难治性 ITP 患者,骨髓中巨核细胞可减少。

4. 血小板抗体

急性型的血小板表面相关抗体(PAIgG)比慢性型者高,其升高为暂时性。在血小板上升前 PAIgG 已迅速下降,甚至恢复正常。缓解期患者,持续高水平 PAIgG,提示血小板代偿性破坏,患者易复发。脾切除后 PAIgG 降至正常。如仍然升高,则表示抗体在肝产生,或有副脾存在。一般而言,PAIgG 高低和血小板计数相关,但有假阳性或假阴性。

5. 其他辅助检查

根据病情、临床表现、症状、体征,选择 B 型超声、X 线、CT、MRI、肝肾功能检查等。

【诊 断】

临床上根据 ITP 的出血症状、血小板减少、骨髓巨核细胞增多、成熟障碍、血小板相关免疫球蛋白阳性,排除继发性血小板减少,为本病的主要诊断标准。

1986 年,中华血液学会全国血栓与止血学术会议对本病的诊断标准如下。

(1)多次化验检查血小板减少。

（2）脾脏不大或轻度大。

（3）骨髓检查巨核细胞增多或正常，有成熟障碍。

（4）具备下列 5 项中任何一项者：①泼尼松治疗有效；②脾切除治疗有效；③血小板相关 IgG 增多；④血小板相关 C_3 增多；⑤测定血小板寿命缩短。

【治疗措施】

对于血小板 $<20\times10^9/L$ 并有出血倾向者，及时输新鲜血或血小板，防止重要器官出血（脑出血）及产后出血。见表 3-21。

表 3-21　妊娠合并特发性血小板减少性紫癜的治疗措施

急性 ITP	因 80% 以上 ITP 患者可自行恢复，有人主张在急性感染后发病且出血轻微者可仔细观察。鉴于 1% 患儿可死于颅内出血，多数人推荐在血小板严重减少病例于短期内给予泼尼松治疗，每天 $1\sim3\text{mg/kg}$，可使血小板迅速上升	
慢性 ITP	ITP 慢性型患者常呈间歇性反复发作。各种感染可加重血小板破坏，使外周血小板计数进一步降低，出血症状加剧，故慢性型 ITP 患者应注意预防感染	
	一般支持疗法	对隐性出血严重者，应注意休息，防止各种创伤及颅内出血。出血严重时可输新鲜血，应在采血后 6h 内输入
	药物治疗	治疗 ITP 的主要药物可选泼尼松或相应剂量的其他糖皮质激素。临床通常要求血小板升至 $50\times10^9/L$ 以上出血症状改善，作为不需要长期大剂量激素治疗的临床指标，上述指标稳定 3 个月以上为临床治疗有效。依据泼尼松治疗的临床疗效指标，一般泼尼松 $1\sim3$ 天即开始有所好转，至 $5\sim10$ 天可出现明显效果。大剂量泼尼松治疗，一般不宜超过 10 天，如果治疗 10 天而疗效仍不理想，即使再延长大剂量治疗的时间也不一定有更好的效果

慢性ITP	脾切除	是治疗本病较为有效的方法之一。脾切除的适应证以临床病情为依据,一般为慢性ITP经激素治疗6个月以上无效者,然而脾切除可明显增加流产、早产、胎儿死亡的发生率。若不是病情严重,其他治疗方法无效,一般应尽量避免在孕期手术
	免疫抑制疗法	慢性ITP经激素和脾切除后无效或不宜用激素和(或)脾切除者,可考虑用免疫抑制药,主要有长春新碱、硫唑嘌呤和环磷酰胺等。原则上孕期不用,因为此类药物有毒性和致畸作用
	达那唑	为雄性激素的衍生物,对其他疗法疗效不佳者,有$10\%\sim60\%$的病例可获满意效果。剂量为$0.1\sim0.2g$,每日$2\sim4$次。血小板一般在用药后$2\sim6$周有所回升,治疗可维持$2\sim13$个月。在治疗过程中可以不用小剂量激素,但妊娠期不宜应用
	大剂量免疫球蛋白	妊娠期任何阶段给予大剂量静脉滴注免疫球蛋白都可提高母体内的血小板数。常用量为每天$400mg/kg$,静脉滴注,连用5天,一般$1\sim2$天即可见效,但效果不持久,费用昂贵。给孕妇多次应用能有效地提高胎儿血小板数并防止颅内出血,尤其是产前$1\sim2$周给予静脉滴注免疫球蛋白,孕妇多可承受阴道分娩,即使剖宫产也相对安全,新生儿血小板减少症的严重程度也有所减轻
	中成药治疗	如氨肽素每次$1g$,每日3次,口服,用$4\sim6$周。适于妊娠期
分娩期处理	分娩方式选择	原则上以阴道分娩为主,因为ITP孕妇最大风险是分娩时出血。若行剖宫产,手术创口大,增加出血风险。但是ITP孕妇有一部分合并胎儿血小板减少,经阴道分娩时有发生新生儿颅内出血的危险。故可适当放宽ITP孕妇剖宫产的指征。剖宫产指征为:血小板$<50\times10^9/L$

(续　表)

分娩期处理	分娩时处理	产前或术前应用大量糖皮质激素:氢化可的松 500mg 或地塞米松 20～40mg,静脉注射。可配合丙种球蛋白 400mg/kg,输新鲜血、血小板等联合应用,以减少抗体形成,除去已形成的抗体,改变细胞的免疫机制吸附剩余血小板抗体,增加血小板,减少出血。积极预防产后出血,认真检查软产道,及时准确缝合伤口,防止产道血肿。产后应用抗生素预防感染
	产褥期的处理	①应用广谱抗生素预防感染。②为预防采用激素治疗伤口愈合不良,可于产后给予 10％硫酸锌溶液 10ml,每日 3 次,口服,以促进伤口愈合。③产后不宜哺乳。④不宜采用置宫内节育环避孕。⑤定期复查血常规及血小板数
	新生儿处理	①新生儿娩出立即测脐血血小板计数,新生儿血小板可有暂时性下降。②1 周内隔天复查血小板,如发现血小板下降或出现紫癜,可用泼尼松 2.5mg,每日 3 次,共 7 日,以后改半量维持 1 周

七、妊娠合并急性肾盂肾炎

急性肾盂肾炎是妊娠期最常见而严重的并发症之一,如不及时积极治疗,可发展为败血症。如急性肾盂肾炎治疗不彻底,可反复发作,演变为慢性肾盂肾炎,延续多年,最终可导致肾衰竭。急性肾盂肾炎一般是双侧感染,如果是单侧则以右侧为主。与菌尿及膀胱炎不同,妊娠期急性肾盂肾炎的危险性明显增加。

【病　因】

本病多因膀胱上行感染所致,亦可通过淋巴系统或血行感染,偶由肾周围组织的感染蔓延而来。与下列因素有关。

(1)妊娠期增大的子宫压迫输尿管造成机械性梗阻,引起不同程度的肾盂积水及输尿管扩张,因为子宫右旋,一般孕妇右侧肾盂及输尿管扩张重于左侧。尿液淤积,有利于细菌上行感染。

(2)妊娠期受雌激素、孕激素及促性腺激素的影响,输尿管扩张,蠕动减弱,膀胱平滑肌松弛,排尿不完全,残余尿增多,易于细菌在膀胱内繁殖。

(3)妊娠期孕妇尿中葡萄糖、氨基酸及水溶性维生素含量增多,有利于细菌生长。本病致病菌以大肠埃希菌最常见,其次为肺炎杆菌、变性杆菌、葡萄球菌等。

【临床表现】

1. 症状

(1)全身症状:起病急骤,常有寒战,高热,全身不适,疲乏无力,食欲减退,恶心呕吐,甚至腹胀,腹痛或腹泻,如高热持续不退,多提示并存尿路梗阻,肾脓肿或败血症。

(2)尿路刺激症状:肾盂肾炎多由上行感染所致,故多伴有膀胱炎,患者出现尿频、尿急、尿痛等尿路刺激症状。

2. 局部体征

一侧或两侧肾区疼痛,肋腰点有压痛及叩击痛,上输尿管点及中输尿管点均有深压痛。

【病情危重指标】

妊娠期急性肾盂肾炎可发生危及生命的并发症,出现多器官系统的功能失调。病情危重指标有以下几种。

(1)高热、寒战,伴恶心、呕吐、脱水、酸中毒。

(2)出血中毒性休克、肾衰竭。

(3)出血、高血压、贫血、血小板减少,合并妊娠期高血压疾病,胎儿窘迫。

(4)内毒素损伤肺泡而致肺水肿(程度不等的呼吸功能不全,甚至急性呼吸窘迫综合征)。

【辅助检查】

1. 尿常规及细菌培养

尿色一般无变化,如为脓尿则呈浑浊;尿沉渣可见白细胞满视野,白细胞管型,红细胞每高倍视野可超过 10 个,细菌培养多数为阳性,尿路感染常见的病原菌为大肠埃希菌,占 75%～85%;其次为副大肠埃希菌、变形杆菌、产气荚膜杆菌、葡萄球菌及粪链球菌,铜绿假单胞菌少见,如细菌培养阳性应做药敏试验,如尿细菌培养为阴性,应想到患者是否已用过抗生素,因为许多肾盂肾炎患者以前曾有过泌尿道感染,故可能患者自行开始抗生素治疗,即使抗生素单次口服剂量,也可使尿细菌培养阴性。

2. 血清学检查

(1)血白细胞计数:变动范围很大,白细胞计数可从正常到高达 $17 \times 10^9/L$ 或 $>17 \times 10^9/L$。

(2)血清肌酐:在约 20%急性肾盂肾炎孕妇中可升高,而同时有 24 小时尿肌酐清除率下降。

(3)血细胞比容:有些患者出现血细胞比容下降。

(4)血培养:对体温超过 39℃者须做血培养,如阳性应进一步做分离培养及药敏试验,对血培养阳性者应注意可能发生败血症休克及弥散性血管内凝血(DIC)。

3. B 型超声检查

可了解肾脏大小,形状,肾盂肾盏状态及有无肾积水、肾囊肿、肾结石等尿路感染的复杂因素。

【诊　　断】

尿培养阳性是急性肾盂肾炎诊断的金标准,无尿培养时典型症状伴尿检异常、血白细胞计数升高也可诊断。

【鉴别诊断】

(1)发热需与上呼吸道感染及产褥感染相鉴别。前者有明显的呼吸道症状,全身肌肉酸痛,病毒感染时白细胞计数及中性粒细胞分类均降低;后者可有恶露异常,子宫或宫旁有压痛等。两者均无脊肋角叩痛及尿检查的异常发现。

(2)腹痛需与急腹症,如急性阑尾炎、胆绞痛、急性胃肠炎、胎盘早剥、子宫肌瘤变性等相鉴别。

①急性阑尾炎:初起时有低热,并有转移性右下腹痛。

②胆绞痛:常有胆石症史,疼痛位于右上腹,可向右肩部放射及伴有黄疸、发热,影像学检查胆囊或胆管能发现结石。

③急性胃肠炎:有发热、恶心及吐、泻,常有饮食不洁史。

④胎盘早剥:可有腹痛、阴道出血、子宫敏感或局限性压痛,可伴有胎心变化,病史中有外伤史或并发妊娠期高血压疾病,后者有血压增高及蛋白尿。

⑤子宫肌瘤变性:多有低热、腹痛,影像学检查能发现变性的肌瘤。

(3)腰痛需与单纯急性肾盂及输尿管积水相鉴别。

【治疗措施】

见表 3-22。

表 3-22　妊娠合并急性肾盂肾炎的治疗措施

治疗原则	妊娠合并急性肾盂肾炎的治疗原则是抗感染治疗及使尿引流通畅。一旦确诊急性肾盂肾炎应住院治疗,根除菌尿症,以免发展成慢性肾盂肾炎。严密观察病情,及时发现、处理中毒性休克
一般措施	卧床休息:如为双侧肾盂肾炎,则左右轮换侧卧,以减少子宫对输尿管的压迫;如为右侧肾盂肾炎,则左侧卧位,以使尿液引流通畅
	多饮水:每日饮水量达 2500 ml 以上,使尿量每日在 2000 ml 以上,有利于肾盂和输尿管的冲洗与引流。饮水不足者补液。有排尿困难、疼痛等症状者,给予解痉和镇静药物
	严密监测生命体征:监测体温、血压、脉搏及呼吸等生命体征,记录尿量。有呼吸困难者应拍胸片及监测血气分析

(续　表)

支持疗法	补充足量液体,纠正水电解质紊乱及酸碱平衡失调,改善全身状况。体温过高时应予以物理降温
抗感染治疗	急性肾盂肾炎在未得到细菌培养和药物敏感试验结果之前,即应根据临床经验开始治疗。因大肠埃希菌是本病最常见的致病菌,故可首选氨苄西林或头孢菌素,前者治疗大肠埃希菌引起的肾盂肾炎的有效率达 80%,但对产气杆菌致病者无效
	已有培养结果者则选用对细菌敏感及对胎儿安全的药物。氨苄西林 1～2g,静脉滴注,每 6 小时 1 次;或头孢曲松 2g,静脉滴注,每 12 小时 1 次。如用药得当,24 小时后尿培养即可转为阴性,48 小时可基本控制症状;若 72 小时后仍未见明显改善,应重新评估抗生素的选用是否恰当,以及有无潜在的泌尿系统疾病,如泌尿系梗阻等
	当急性症状控制后可酌情改为肌内注射或口服用药。治疗至少持续 2～3 周,完成治疗后 7～10 日复查尿培养,仍为阳性者还要继续治疗;阴性者每月做尿培养 1 次。该病复发率为 20% 左右
积极救治中毒性休克	一旦发生中毒性休克应与内科或 ICU 医师协调处理,以预防发生多器官功能衰竭
产科处理	高热及毒素刺激子宫可引起宫缩,导致流产、早产、死胎等。有流产及早产先兆者,给予保胎治疗,严密监护胎儿情况,尤其对晚期妊娠者,更应注意胎心变化,避免胎死宫内,有产科指征者在积极抗感染的同时行剖宫产娩出胎儿

【预　后】

妊娠合并急性肾盂肾炎伴高热可引起早产或胎死宫内,发生于早期妊娠时可能导致胎儿发育异常。其中约 15% 的病例并发菌血症,孕妇较非孕妇容易遭受细菌内毒素的损害而发生中毒性休克和(或)成人呼吸窘迫综合征,有约 1/3 患者发生急性贫血,威胁母、胎的生命安全。

第五节　妊娠期特发性疾病

一、妊娠期高血压疾病

妊娠期高血压疾病是妊娠与血压升高并存的一组疾病,是产科常见疾病,占全部妊娠的 5%~10%,是孕产妇死亡的第二大原因。其主要症状有高血压、蛋白尿、水肿等。包括妊娠期高血压、子痫前期、子痫、慢性高血压并发子痫前期和慢性高血压合并妊娠。妊娠期高血压疾病治疗目的是预防重度子痫前期和子痫的发生,降低母胎围生期发病率和死亡率,改善母婴预后。

【病　　因】

妊娠期高血压疾病的病因可能涉及母体、胎盘和胎儿等多种因素,包括有滋养细胞侵袭异常、免疫调节功能异常、内皮细胞损伤、遗传因素和营养因素。但是没有任何一种单一因素能够解释所有子痫前期发病的病因和机制。

1. 滋养细胞侵袭异常

可能是子痫前期发病的重要因素。患者滋养细胞侵入螺旋小动脉不全,子宫肌层螺旋小动脉未发生重铸,异常狭窄的螺旋动脉使得胎盘灌注减少和缺氧,最终导致子痫前期的发生。

2. 免疫调节功能异常

母体对于父亲来源的胎盘和胎儿抗原的免疫耐受缺失或者失调,是子痫前期病因的重要组成部分。

3. 血管内皮损伤

氧化应激、抗血管生成和代谢性因素,以及其他炎症介质可导致血管内皮损伤而引发子痫前期。

4. 遗传因素

子痫前期是一种多因素多基因疾病,有家族遗传倾向:患子痫前期的母亲其女儿子痫前期发病率为 20%～40%;患子痫前期的妇女其姐妹子痫前期发病率为 11%～37%;双胞胎中患子痫前期的妇女其姐妹子痫前期发病率为 22%～47%。但至今为止,其遗传模式尚不清楚。

5. 营养因素

缺乏维生素 C 可增加子痫前期-子痫发病的危险性。

【高危因素】

流行病学调查发现,以下情况与该病发生密切相关。

(1)孕妇年龄≥40 岁。

(2)子痫前期病史。

(3)抗磷脂抗体阳性。

(4)高血压、慢性肾炎、糖尿病。

(5)初次产检时 BMI≥35。

(6)子痫前期家族史(母亲或姐妹)。

(7)本次妊娠为多胎妊娠、首次怀孕、妊娠间隔时间≥10 年及孕早期收缩压≥130mmHg 或舒张压≥80mmHg。

【对母婴的影响】

1. 对母体的影响

(1)孕妇死亡原因主要是脑血管病和心力衰竭。

(2)有人认为,子痫前期-子痫可引起机体持久的不可逆的病理过程,导致产后高血压、蛋白尿。

(3)有人认为,子痫前期-子痫患者在产后仍有高血压,可能与原有隐性高血压或家庭高血压史有关,病变是完全可逆的,产后并无高血压或肾脏损害等问题。

(4)子痫前期-子痫患者,特别是重症患者并发胎盘早期剥离时,容易发生弥散性血管内凝血,对母体安全影响很大。因为并发弥散性血管内凝血后,可迅速发展致肾衰竭,造成死亡。

2. 对胎儿的影响

可引起早产、胎儿宫内死亡、死产、新生儿窒息死亡等。

【典型临床表现】

妊娠期高血压疾病典型的临床表现为:妊娠 20 周以后出现高血压、水肿、蛋白尿。轻者可无症状或有轻微头晕,血压轻度升高,伴水肿或轻微蛋白尿;重者出现头痛、眼花、恶心、呕吐、持续性右上腹疼痛等。血压明显升高,蛋白尿增多,水肿明显,甚至昏迷、抽搐。

【分类与临床表现】

与妇产科急症相关的主要是子痫前期、子痫、慢性高血压合并子痫前期、妊娠合并慢性高血压。

1. 妊娠期高血压

妊娠期出现高血压,收缩压≥140mmHg 和(或)舒张压≥90mmHg,于产后 12 周恢复正常。尿蛋白(一),产后方可确诊。少数患者可伴有上腹部不适或血小板减少症状。

2. 子痫前期

妊娠 20 周后出现,收缩压≥140mmHg 和(或)舒张压≥90mmHg,且伴有下列任一项:尿蛋白≥0.3g/24h,或尿蛋白/肌酐比值≥0.3,或随机尿蛋白≥(+);无蛋白尿但伴有以下任何一种器官或系统受累:心、肺、肝、肾等重要器官,或血液系统/消化系统、神经系统的异常改变,胎盘-胎儿受累及等。

3. 子痫

子痫前期基础上发生不能用其他原因解释的抽搐。子痫发生前可有不断加重的重度子痫前期,但也可发生于血压升高不显著、无蛋白尿病例。通常产前子痫较多,发生于产后 48 小时者约25%。子痫抽搐进展迅速,前驱症状短暂,表现为抽搐、面部充血、口吐白沫、深昏迷;随之深部肌肉僵硬,很快发展成典型的全身高张阵挛惊厥、有节律的肌肉收缩和紧张,持续 1~5 分钟,其间患者无呼吸动作;此后抽搐停止,呼吸恢复,但患者仍昏迷,最后意识恢复,但困惑、易激惹、烦躁。

4. 慢性高血压并发子痫前期

慢性高血压孕妇妊娠 20 周前无蛋白尿,妊娠 20 周后出现尿蛋白≥0.3g/24h 或随机尿蛋白在(＋)以上;或妊娠 20 周前有蛋白尿,妊娠 20 周后尿蛋白明显增加或血压进一步升高等上述重度子痫前期的任何一项表现。

5. 妊娠合并慢性高血压

既往存在的高血压或在妊娠 20 周前收缩压≥140mmHg 和(或)舒张压≥90mmHg,妊娠期无明显加重;或妊娠 20 周后首次诊断高血压并持续至产后 12 周以后。

血压和尿蛋白持续升高,发生母体脏器功能不全或胎儿并发症。出现下述任一不良情况可诊断为重度子痫前期:①血压持续升高,收缩压≥160mmHg 和(或)舒张压≥110mmHg。②持续性头痛或视觉障碍或其他中枢神经系统异常症状。③持续性上腹部疼痛,肝包膜下血肿或肝破裂症状;肝功能异常,ALT 或 AST 水平升高 2 倍以上。④肾脏功能异常,每小时尿量＜17ml/h,或血肌酐＞106μmol/L。⑤血液系统异常,血小板呈持续性下降并低于 100×10^9/L;血管内溶血、贫血、黄疸或血 LDH 升高;⑥肺水肿。

【辅助检查】

1. 血液检查

测定血红蛋白含量、HCT、血浆及全血黏度,了解有无血液浓缩,重症者应测定 PC 数、凝血时间,必要时测定 PT,纤维蛋白原和鱼精蛋白副凝试验等,了解有无凝血功能异常。血尿酸、BUN 和 Cr 测定,了解肾脏功能。动脉血气分析与酸碱平衡测定、血清电解质测定,了解水、电解质有无紊乱。肝功能测定,判断肝功状态。

2. 尿液检查

尿蛋白定性,24 小时尿蛋白定量。24 小时尿蛋白定量≥0.3

为异常,其多少反映肾小动脉痉挛造成肾小管细胞缺氧及其功能受损程度。尿蛋白检查在严重妊娠期高血压疾病患者应每2日一次或每日检查。

3. 肝肾功能测定

肝细胞功能受损时 ALT、AST 升高。可出现白蛋白缺乏为主的低蛋白血症,白/球比值倒置。肾功能受损时,血清肌酐、尿素氮、尿酸升高,肌酐升高与病情严重程度相平行。

4. 眼底检查

眼底血管的改变是妊娠高血压疾病严重程度的一项重要指标,对估计病情有重要意义。眼底的主要改变为视网膜小动脉痉挛,动静脉管径之比可由正常的2:3变为1:2,甚至1:4。严重时可出现视网膜水肿、视网膜脱离或有棉絮状渗出物及出血,患者可出现视物模糊或突然失明。

5. 损伤性血流动力学监测

当子痫-子痫前期患者伴有严重的心脏病、肾脏疾病、难以控制的高血压、肺水肿及不能解释的少尿时,可以监测孕妇的中心静脉压或肺毛细血管楔压。

6. 心电图

了解有无心肌损害及高血钾。

7. B型超声检查

测定胎头双顶径、股骨长度、胎盘分级、脐血流、羊水量,了解胎儿的发育情况。了解心脏、肾脏等重要脏器功能。了解胸腔积液及腹腔积液情况。

8. 胎心监护

无负荷试验(NST)或催产素激惹试验(OCT)及脐血流动脉收缩期最大血流速度/舒张末期血流速度(S/D),判断胎儿在宫内的状态。

9. 胎儿成熟度测定

测羊水卵磷脂/鞘磷脂(L/S)比率,了解胎肺成熟度。

【诊　　断】

见表 3-23。

表 3-23　妊娠期高血压疾病的诊断

病史	注意询问妊娠前有无高血压、肾病、糖尿病、抗磷脂综合征等病史,了解此次妊娠后高血压、蛋白尿等征象出现的时间和严重程度,有无妊娠期高血压疾病家族史
高血压	同一侧手臂至少 2 次测量血压,收缩压≥140mmHg 和(或)舒张压≥90mmHg 定义为高血压。若血压较基础血压升高 30/15mmHg,但<140/90mmHg 时,不作为诊断依据,但须严密观察。对首次发现血压升高者,应间隔 4 小时或以上复测血压。对严重高血压患者[收缩压≥160mmHg 和(或)舒张压≥110mmHg],为观察病情指导治疗,应密切观察血压。为确保测量准确性,应选择型号合适的袖带(袖带长度应该是上臂围的 1.5 倍)
尿蛋白	高危孕妇每次产检均应检测尿蛋白。尿蛋白检查应选中段尿。对可疑子痫前期孕妇应测 24 小时尿蛋白定量。尿蛋白≥0.3g/24h 或随机尿蛋白≥3.0g/L 或尿蛋白定性(+)及以上定义为蛋白尿。避免阴道分泌物或羊水污染尿液。当泌尿系统感染、严重贫血、心力衰竭和难产时,可导致蛋白尿
水肿	一般为凹陷性水肿,限于膝以下为(+),延及大腿为(++),延及外阴及腹壁为(+++),全身水肿或伴有腹腔积液为(++++)。若孕妇体重每周突然增加 0.5kg 以上,或每月增加 2.7kg 以上,表明有隐性水肿存在

【鉴别诊断】

1. 慢性肾炎合并妊娠

在妊娠期血压升高的孕妇中,除妊娠期高血压疾病以外,还有慢性肾炎合并妊娠。主要的鉴别点在于:慢性肾炎合并妊娠的患者往往有肾炎的病史,实验室检查先有蛋白尿、肾功能的损害,然后出现血压升高,结束妊娠以后肾功能损害和蛋白尿依然存在。

2. 妊娠期发生抽搐

子痫应与癫痫、脑炎、脑肿瘤、脑血管畸形破裂出血、糖尿病高渗性昏迷、低血糖昏迷等鉴别。鉴别主要依靠病史、临床表现、影像学检查、血液检查等。另外,妊娠期高血压疾病本身并发症——脑血管意外,包括脑出血、脑梗死、脑水肿。妊娠期高血压疾病死亡的主要原因是脑血管意外,死于子痫的孕产妇尸检80%有脑出血,并且缺血与出血同时存在。脑实质出血轻者仅见瘀点,重者呈大片状,出血部位多见于双顶叶、枕叶皮质及皮质下区,其次为基底节和矢状窦,血液还可流入脑室系统。临床表现与出血部位密切相关。一般脑梗死发病呈亚急性,可慢性,意识障碍不明显,可有头痛、恶心、呕吐等颅内压增高症状。子痫是颅内出血最常见的原因,发生子痫前常有额部剧烈搏动性疼痛,使用镇静药无效,伴有兴奋、反射亢进,以后发生抽搐。注意抽搐发生后的无偏瘫、喷射性呕吐、失明和长时间昏迷,如出现上述症状,应怀疑有脑出血,可行CT或MRI检查确诊。

【治疗措施】

1. 治疗目的

妊娠期高血压疾病治疗目的是预防重度子痫前期和子痫的发生,降低母胎围生期患病率和死亡率,改善母婴预后。治疗基本原则是休息、镇静、解痉,有指征地降压、利尿,密切监测母胎情况,适时终止妊娠。应根据病情轻重分类,进行个体化治疗。

(1)妊娠期高血压休息、镇静、监测母胎情况,酌情降压治疗。

(2)子痫前期镇静、解痉,有指征地降压、利尿,密切监测母胎情况,适时终止妊娠。

(3)子痫控制抽搐,病情稳定后终止妊娠。

(4)妊娠合并慢性高血压以降压治疗为主,注意子痫前期的发生。

（5）慢性高血压并发子痫前期同时兼顾慢性高血压和子痫前期的治疗。

2. 一般治疗

（1）地点：妊娠期高血压疾病患者可在家或住院治疗，轻度子痫前期应住院评估决定是否院内治疗，重度子痫前期及子痫患者应住院治疗。

（2）休息和饮食：应注意休息，适当减轻工作，避免精神干扰，至少保证 10 小时睡眠，并取侧卧位。保证充足的蛋白质和热量，摄入足够的蛋白质、维生素，补充 Ca^{2+} 和 Fe^{2+}。

（3）镇静：为保证充足睡眠，必要时可睡前口服地西泮 $2.5\sim5.0mg$。

3. 降压治疗

（1）降压治疗目的：预防子痫、心脑血管意外和胎盘早剥等严重母胎并发症。

（2）降压治疗适应证：收缩压≥160mmHg 和（或）舒张压≥110mmHg 的高血压孕妇应降压治疗；收缩压≥140mmHg 和（或）舒张压≥90mmHg 的高血压患者可使用降压治疗。

（3）目标血压：①孕妇无并发脏器功能损伤，收缩压应控制在 $130\sim155mmHg$，舒张压应控制在 $80\sim105mmHg$；②孕妇并发脏器功能损伤，则收缩压应控制在 $130\sim139mmHg$，舒张压应控制在 $80\sim89mmHg$。降压过程力求下降平稳，血压不可＜130/80mmHg，以保证子宫胎盘血流灌注。

（4）降压药物

①拉贝洛尔：α、β 肾上腺素受体阻滞药。用法：每次 $50\sim150mg$，口服，每日 $3\sim4$ 次。静脉注射：初始剂量 20mg，10 分钟后如未有效降压则剂量加倍，最大单次剂量 80mg，直至血压被控制，每天最大总剂量 220mg。静脉滴注：$50\sim100mg$ 加入 5％葡萄糖溶液 $250\sim500ml$，根据血压调整滴速，待血压稳定后改口服。

②硝苯地平:二氢吡啶类钙离子通道阻滞药。用法:每次 5～10mg,口服,每日 3～4 次,24 小时总量不超过 60mg。紧急时舌下含服 10mg,起效快,但不推荐常规使用。

③尼莫地平:二氢吡啶类钙离子通道阻滞药。可选择性扩张脑血管。用法:每次 20～60mg,口服,每日 2～3 次。静脉滴注:20～40mg 加入 5% 葡萄糖溶液 250ml,每天总量不超过 360mg。

④尼卡地平:二氢吡啶类钙离子通道阻滞药。用法:初始剂量 20～40mg,口服,每日 3 次。静脉滴注:1mg/h 起,根据血压变化每 10 分钟调整剂量。

⑤酚妥拉明:α 肾上腺素受体阻滞药。用法:10～20mg 溶入 5% 葡萄糖溶液 100～200ml,以 10μg/min 静脉滴注。必要时根据降压效果调整。

⑥甲基多巴:中枢性肾上腺素能神经阻滞药。用法:每次 250mg 口服,3 次/d,以后根据病情酌情增减,最高不超过每日 2g。

⑦硝酸甘油:作用于氧化亚氮合酶,可同时扩张动脉和静脉,降低前后负荷,主要用于合并心力衰竭和急性冠状动脉综合征时高血压急症的降压治疗。起始剂量 5～10μg/min 静脉滴注,每 5～10 分钟增加滴速至维持剂量 20～50μg/min。

⑧硝普钠:强效血管扩张药。用法:50mg 加入 5% 葡萄糖溶液 500ml 按 0.5～0.8μg/(kg·min) 静脉缓滴。妊娠期仅适用于其他降压药物应用无效的高血压危象孕妇。产前应用不超过 4 小时。

(5)注意事项:妊娠期一般不使用利尿药降压,以防血液浓缩、有效循环血量减少和高凝倾向。不推荐使用阿替洛尔和哌唑嗪;硫酸镁不可作为降压药使用;禁止使用血管紧张素转换酶抑制药(ACEI)和血管紧张素 Ⅱ 受体拮抗药(ARB)。

4. **硫酸镁解痉药防治子痫**

(1)控制子痫:静脉用药:负荷剂量硫酸镁 2.5～5g,溶于 10% 葡萄糖溶液 20ml 静脉注射(15～20 分钟);或者 5% 葡萄糖溶液 100ml 快速静滴,继而 1～2g/h 静滴维持;或者夜间睡眠前停用静脉给药,改为肌内注射,25％硫酸镁 20ml＋2％利多卡因 2ml,臀部肌内注射。24 小时硫酸镁总量 25～30g。

(2)预防子痫发作(适用于子痫前期和子痫发作后):负荷和维持剂量同控制子痫处理。用药时间长短根据病情需要掌握,一般每天静脉滴注 6～12 小时,24 小时总量不超过 25g。用药期间每日评估病情变化,决定是否继续用药。

(3)使用硫酸镁的必备条件:膝腱反射存在;呼吸≥16/min;尿量≥25ml/h 或≥600ml/d;备有 10％葡萄糖酸钙溶液。

(4)中毒及解救:镁离子中毒时停用硫酸镁,并静脉缓慢推注(5～10 分钟)10％葡萄糖酸钙溶液 10ml。如患者同时合并肾功能不全、心肌病、重症肌无力等,则硫酸镁应慎用或减量使用。条件许可,用药期间可监测血清镁离子浓度。

5.镇静药物的应用

(1)地西泮(安定):具有较强的镇静、抗惊厥、肌肉松弛作用,对胎儿及新生儿的影响较小。每次 2.5～5.0mg,口服,每日 2～3 次,或者睡前服用,可缓解患者的精神紧张、失眠等症状,保证患者获得足够的休息。地西泮 10mg 肌内注射或者静脉注射(＞2 分钟)可用于控制子痫发作和再次抽搐。1 小时内用药超过 30mg 可能发生呼吸抑制,24 小时总量不超过 100mg。

(2)苯巴比妥钠:具有较好的镇静、抗惊厥、控制抽搐作用。用于子痫发作时 100mg 肌内注射,预防子痫发作时 30mg,口服,每日 3 次。由于该药可致胎儿呼吸抑制,分娩前 6 小时宜慎重。

(3)冬眠合剂:可广泛抑制神经系统,有助于解痉降压,控制子痫抽搐。包括氯丙嗪 50mg、异丙嗪 50mg、哌替啶 100mg,混合成 6ml 液体,以 1/3～1/2 量做肌内注射或静脉注射,间隔 4～6 小时可重复使用。

6.利尿药物的应用

子痫前期患者不主张常规应用利尿药,仅当患者出现全身性水肿、肺水肿、脑水肿、肾功能不全、急性心力衰竭时,可酌情使用快速利尿药。

(1)呋塞米:适用于肺水肿和尿量减少的患者,但要注意电解质紊乱和低血容量等并发症。20～40mg/次,肌内注射或静脉注射。

(2)氢氯噻嗪:在利尿的同时出现低钾、低钠、低镁和低氯血症,常用剂量为25mg,口服,每8小时1次,同时补充氯化钾。

(3)甘露醇:是渗透性利尿药,可降低ICP,适用于脑水肿或先兆子痫、子痫患者肾功能不全少尿时。20%甘露醇250ml于15～20分钟静脉滴注,因能增加血容量,故对心衰肺水肿者禁用。

7. 终止妊娠的时机及方式

(1)妊娠期高血压、轻度子痫前期的孕妇可期待至孕37周以后。

(2)重度子痫前期患者:①小于妊娠26周的经治疗病情不稳定者建议终止妊娠。②妊娠26～28周根据母胎情况及当地围生期母儿诊治能力决定是否可以行期待治疗。③妊娠28～34周,如病情不稳定,经积极治疗24～48小时病情仍加重,应终止妊娠;如病情稳定,可以考虑期待治疗,并建议转至具备早产儿救治能力的医疗机构。④大于妊娠34周患者,胎儿成熟后可考虑终止妊娠。

(3)子痫控制后即可考虑终止妊娠。

(4)妊娠期高血压疾病患者,如无产科剖宫产指征,原则上考虑阴道试产。但如果不能短时间内阴道分娩,病情有可能加重,可考虑放宽剖宫产指征。

8. 子痫的处理

(1)一般急诊处理:子痫发作时需保持气道通畅,维持呼吸、循环功能稳定,密切观察生命体征、尿量(应留置导尿管监测)等。避免声、光等刺激。预防坠地外伤、唇舌咬伤。

(2)控制抽搐:硫酸镁是治疗子痫及预防复发的首选药物。

当患者存在硫酸镁应用禁忌或硫酸镁治疗无效时,可考虑应用地西泮、苯妥英钠或冬眠合剂控制抽搐。子痫患者产后需继续应用硫酸镁 24～48 小时,至少住院密切观察 4 天。

用药方案:25％硫酸镁 20ml 加于 25％葡萄糖液 20ml 静脉推注(＞5 分钟),继之用以 2～3g/h 静脉滴注,维持血药浓度,同时应用有效镇静药物,控制抽搐;20％甘露醇 250ml 快速静脉滴注,降低颅压。

(3)控制血压:脑血管意外是子痫患者死亡的最常见原因。当收缩压持续≥160mmHg,舒张压≥110mmHg 时要积极降压,以预防心脑血管并发症。

(4)纠正缺氧和酸中毒:面罩和气囊吸氧,根据二氧化碳结合力及尿素氮值,给予适量 4％碳酸氢钠纠正酸中毒。

(5)适时终止妊娠:子痫患者抽搐控制后即可考虑终止妊娠。对于早发型子痫前期治疗效果较好者,可适当延长孕周,但须严密监护孕妇和胎儿。

9. 产后处理

重度子痫前期患者产后应继续使用硫酸镁 24～48 小时预防产后子痫。子痫前期患者产后 3～6 天是产褥期血压高峰期,高血压、蛋白尿等症状仍可能反复出现甚至加剧,因此这期间仍应每天监测血压及尿蛋白。如血压≥160/110mmHg 应继续给予降压治疗。哺乳期可继续应用产前使用的降压药物,禁用 ACEI 和 ARB 类(卡托普利、依那普利除外)。注意监测及记录产后出血量,患者在重要器官功能恢复正常后方可出院。

【预防措施】

对低危人群目前尚无有效的预防方法。对高危人群可能有效的预防措施如下。

(1)适度锻炼:妊娠期应适度锻炼,合理安排休息,以保持妊娠期身体健康。

(2)合理饮食:妊娠期不推荐严格限制盐的摄入,也不推荐肥胖孕妇限制热量摄入。

(3)补钙:低钙饮食(每日摄入量<600mg)的孕妇建议补钙。口服至少每天1g。

(4)阿司匹林抗凝治疗:高凝倾向孕妇孕前或孕后每天睡前口服低剂量阿司匹林(100~150mg),直至分娩。

二、妊娠期急性脂肪肝

妊娠期急性脂肪肝(AFLP)又称"产科急性假性黄色肝萎缩""妊娠特发性脂肪肝""妊娠期肝脏脂肪变性"等,是一种少见的、原因未明的急性肝脏脂肪变性,为妊娠期特有的致命性少见疾病,多出现于妊娠晚期,常伴有肾脏等多脏器损害。AFLP起病急骤,病情变化迅速,可发生在妊娠28~40周,多见于妊娠35周左右的初产妇,妊娠期高血压疾病、双胎和男胎较易发生。临床表现与急性重型肝炎相似。

【病　因】

AFLP的病因不了解,目前一致认为是肝内脂肪代谢障碍引起的多脏器损害,除肝脏外,肾、胰腺、心脏等均有微血管脂肪变性。由于AFLP发生于妊娠晚期,只有终止妊娠才有痊愈的希望,故推测是妊娠引起的激素变化,使脂肪酸代谢发生障碍,致游离脂肪酸堆积在肝细胞和肾、胰、脑等其他脏器,造成多脏器损害。近年来,已有多例复发病例和其子代有遗传缺陷报道,故有人提出可能是先天遗传性疾病。此外,病毒感染、中毒、药物(如四环素)、营养不良、妊娠期高血压疾病等多因素对线粒体脂肪酸氧化的损害作用可能也与之有关。

【临床表现】

(1)AFLP绝大多数发生于初产妇,多于妊娠晚期、足月前数周(孕34~40周)发病,也可见于经产妇。

(2)起病急骤,乏力,食欲减退,无原因恶心,反复呕吐,上腹痛或头痛。个别可有多尿、烦渴,甚至类似尿崩症症状。数天至一周后出现黄疸,且进行性加深,常无瘙痒,常伴有高血压、水肿、蛋白尿,部分病例并有发热。

(3)胃、十二指肠、食管急性溃疡形成而出现上消化道出血,吐咖啡样物或呕血。

(4)病情继续恶化,多有出血倾向,出现意识障碍、表情淡漠、嗜睡或昏睡、昏迷等肝性脑病症状;常由于低血糖,肾衰竭(少尿、无尿、氮质血症),酸中毒及 DIC、严重出血而死亡。

(5)由于孕妇有严重酸中毒、肝衰竭,常在确诊时已胎死宫内,并延迟分娩。昏迷及高血氨又使病情加剧。分娩后病情往往更危重。如未能早期发现和及时治疗,常于症状出现后数日至数周死亡,或于分娩后数日死亡。国内报道 AFLP 的母儿死亡率分别为 36% 及 69%。

【辅助检查】

1. 实验室检查

(1)血常规检查:白细胞计数均明显增高,常在 20×10^9/L 以上,白细胞分类以中性粒细胞为主,合并感染则更明显,并出现幼红细胞;血小板下降,$< 100 \times 10^9$/L,外周血涂片可见肥大血小板。

(2)血清总胆红素:中度或重度升高,以直接胆红素为主,一般不超过 200μmol/L;但尿胆红素阴性,是本病较重要的诊断依据。血清转氨酶轻或中度升高,一般在 300U 以下。

(3)血糖:可降至正常值的 1/3~1/2,是 AFLP 的一个显著特征。

(4)血氨:血氨升高,出现肝性脑病时可高达正常值的 10 倍。

(5)凝血因子指标异常:凝血酶原时间和部分凝血活酶时间延长,纤维蛋白原显著减少,纤维蛋白裂解产物增多,其他凝血因子Ⅴ、Ⅶ、Ⅷ均减低。

(6)血尿酸、肌酐和尿素氮均升高:尤其是尿酸的增高程度与肾功能不成比例,有时高尿酸血症可在 AFLP 临床发作前就存在。

（7）其他：尿蛋白阳性，尿胆红素阴性。尿胆红素阴性是较重要的诊断之一，但尿胆红素阳性不能排除 AFLP。

2. 其他辅助检查

（1）影像学检查：B 型超声见肝区的弥漫性高密度区，回声强弱不均，呈雪花状，有典型的脂肪肝波形。MRI 检查可显示肝内多余的脂肪，肝实质呈均匀一致的密度减低。

（2）CT 检查：敏感度不如超声。可显示不同程度的肝密度减低；严重者肝 CT 值为负值，肝实质密度低于肝内血管密度。

（3）病理学检查：是确诊 AFLP 的唯一方法，可在 B 型超声定位下行肝穿刺活检。

①光镜观察：肝组织学的典型改变为肝小叶结构正常，肝细胞弥漫性、微滴性脂肪变性，肝细胞肿大，以小叶中央静脉附近的肝细胞多见；胞质内散在脂肪空泡，胞核仍位于细胞中央，结构不变；可见胆汁淤积，无炎性细胞浸润。HE 染色下，肝细胞呈气球样变，是本病最早的形态学改变，肝窦内可见嗜酸性小体。如肝细胞受损严重，则出现明显的坏死和炎症反应。

②电镜检查：电镜下可见线粒体明显肿大，出现破裂、疏松和嵴减少，并见类结晶包涵体。滑面和粗面内质网、高尔基体内充满脂质而膨胀。

【诊　断】

妊娠晚期（孕 30～38 周）突发无原因的恶心、呕吐，有时伴上腹痛或头痛，继而出现黄疸，常无瘙痒，即应考虑有 AFLP 的可能。有显著出血倾向，出现皮肤瘀点、瘀斑、消化道出血、牙龈出血等症状时已属病程晚期，不难诊断。如能对一些轻型病例做出早期诊断，在肝外并发症发生以前终止妊娠可以大大改善预后。

总之，由于对本病认识的提高，早期轻型病例日渐增多。如何及早预测能否出现严重脂肪肝极为重要，超声及 CT 对及早检出脂肪肝很有意义，必要时可进行肝穿刺活检。AFLP 的确诊需病理组织学检查,但由于 AFLP 与先兆子痫、HELLP 综合征有共同的病理改变,确诊还需结合临床。

【鉴别诊断】

1. 急性重型病毒性肝炎

肝衰竭是急性重症病毒性肝炎的主要表现,临床上与 AFLP 极为相似,应特别注意鉴别。须及早抽血检查血常规、尿常规、生化及检测乙型肝炎病毒标志物。如白细胞计数正常,乙型肝炎病毒标志物阳性,血清转氨酶显著升高(达到 1000U/L),尿三胆阳性,血尿酸正常,肾衰竭出现较晚,结合 B 型超声扫描所得即可排除本病,明确诊断暴发性病毒性肝炎。但有时根据临床表现难以鉴别,确诊需依赖肝穿刺、组织活检,穿刺时间在病程第 8～13 天,并不影响病理诊断的准确性。乙型肝炎患者的肝活检可发现肝细胞广泛坏死。有报道,在急性脂肪肝病程的 53 天,肝细胞内仍可见到脂肪浸润。

2. 妊娠肝内胆汁瘀积症

妊娠期肝内胆汁瘀积症是妊娠期黄疸的最常见原因,表现为瘙痒、转氨酶升高、黄疸、胆汁酸升高,而 AFLP 无瘙痒和胆汁酸的升高。皮肤瘙痒往往是本病的首发症状及主要症状,一般健康状况良好,无明显呕吐及其他疾病症状。血清胆红素在 $85.5\mu mol/L(5mg/ml)$ 以下,血清转氨酶轻度升高,很少超过 200U。分娩后瘙痒及黄疸消退,肝功能迅速恢复正常。

妊娠期胆汁瘀积症的组织学改变主要是肝小叶中央毛细胆管中胆汁瘀积,胎盘组织亦有胆汁沉积;而 AFLP 的肝细胞主要是脂肪小滴浸润,胎盘无明显改变。

3. 妊娠期高血压疾病肝损害和 HELLP 综合征

AFLP 可出现恶心、呕吐、高血压、蛋白尿、水肿等类似于妊娠期高血压疾病的表现。同时重症妊娠期高血压疾病亦可出现肝功能、肾功能和凝血功能的障碍。当进一步发展,出现 HELLP 综合征时,其临床表现和实验室检查与 AFLP 十分相似。两者之

间的鉴别一定要引起临床重视。妊娠期高血压疾病先兆子痫和
HELLP 综合征极少出现低血糖和高血氨,这不仅是重要的鉴别
要点,而且是 AFLP 病情严重程度的标志,预示肝衰竭和预后不
良。肝区超声和 CT 检查对鉴别诊断有帮助,但明确诊断只能依
靠肝组织活检。妊娠高血压疾病先兆子痫很少出现肝衰竭和肝
性脑病,肝脏组织学检查示门脉周围出血、肝血窦中纤维蛋白沉
积、肝细胞坏死;肝组织可见炎性细胞浸润,肝组织的免疫组化检
查,肿瘤坏死因子(TNF)和嗜中性弹性蛋白酶的染色十分明显。
有时两者的临床表现十分类似,且两者可能同时存在,临床鉴别
十分困难。由于两者的产科处理一致,均为加强监测和及早终止
妊娠,因此临床鉴别不是主要矛盾。

【治疗措施】

目前尚无特效药物,一般按急性肝衰竭处理。

1. 一般治疗

卧床休息,专人护理,给予低脂肪、低蛋白、高碳水化合物饮
食,保证足够的热量,静脉滴注葡萄糖纠正低血糖;注意水电解质
平衡,纠正酸中毒。

2. 营养支持

治疗首先给予积极的支持疗法,维持血容量,补充高渗葡萄
糖液,纠正低血糖、水电解质紊乱,尤其注意防止低钾。早期短期
应用糖皮质激素保护肝细胞,对肝细胞功能有良好影响,能促进
肝细胞蛋白质合成。氢化可的松 $200 \sim 300 \text{mg/d}$,静脉滴注。

为促进肝细胞再生,在综合治疗的基础上可早期应用促肝细
胞生长素 40mg 肌内注射,2 次/d;或将 $80 \sim 120 \text{mg}$ 加入 10%葡
萄糖液中静脉滴注,1 次/d。

3. 补充凝血因子

采用大量含凝血因子的新鲜冷冻血浆,纠正凝血因子(纤维
蛋白原、凝血因子Ⅷ、Ⅹ、HI)消耗,尤其抗凝血酶Ⅲ含量多,对解
除血小板聚集、减少凝血因子消耗有特效。

4. 纠正低蛋白血症

给予人体清蛋白静脉滴注,25g/d;或用生理盐水或5%葡萄糖液稀释至5%溶液滴注,纠正低蛋白血症,有助于减轻黄疸,降低脑水肿发生率。

5. 换血或血浆置换疗法

国外目前多采用这一疗法并取得较好疗效。即应用血容量3倍的新鲜血予以置换,并配以血液透析。血浆置换及应用其他非特异性因子,如炎症介质、淋巴活化素等,以减少血小板聚集,增补体内缺乏的血浆因子及清除血液内的激惹因子。

6. 保肝治疗

维生素 C 3g、维生素 K_1 40mg 加入 5%葡萄糖液静脉滴注,1次/d,可改善肝脏功能及促进凝血酶原、纤维蛋白原和某些凝血因子的合成。给予 ATP、辅酶 A 和细胞色素 C,以促进肝细胞代谢。

葡醛内酯(肝泰乐)能使肝脂肪储量减少、肝糖增加,并能与体内有害物质结合,变成无毒的葡萄糖醛酸结合物,有护肝、解毒作用;肌内注射或静脉注射 0.1～0.2g,每日 1～2 次。

7. 注意防止和治疗肝性脑病

常用来降血氨的药物,可选用以下几种。

(1)乙酰谷氨酰胺 0.6g 加入葡萄糖液内静脉滴注,每日 1 次。

(2)谷氨酸钠(5.75g/20ml)或盐酸精氨酸(5g/20ml),4～6支,稀释到 5%葡萄糖液 500～1 000ml,静脉滴注,滴入应缓慢,一般每次滴 4 小时以上,能缓解肝性脑病。

(3)酪氨酸有降低血氨及促进大脑新陈代谢作用,1～4g 溶于 5%～10%葡萄糖液 250～500ml,静脉滴注,2～3 小时滴完,亦可对昏迷起到苏醒作用。

(4)口服乳果糖(10mg,每日 3 次),或用白醋 30ml 加生理盐水 60～100ml 保留灌肠,以酸化肠道,维持肠道内 pH 为 5.0,可减少氨的吸收。

8. 纠正并发症

纠正休克,改善微循环障碍。伴有显著 DIC 出血倾向时,可快速输注新鲜血液、血小板及凝血酶原复合物、纤维蛋白原及抗纤溶药物,一般不用肝素。应用大剂量对肝脏影响较小的广谱抗生素(氨苄西林每日 6~8g 等),防止并发感染。晚期常出现肾衰竭,发生无尿、少尿(肝肾综合征)或有大量腹腔积液时,在剖宫产术后腹腔内留置橡皮引流管,以达到腹膜透析或缓解腹胀的作用。最后应用血液透析,有可能逆转病情。

9. 产科护理

(1)一旦临床诊断 AFLP,不管胎儿是否成熟、能否存活,均应及早终止妊娠。终止妊娠的方法对本病预后并无多大影响。

(2)如宫颈条件好,且病情还不甚危重,未并发凝血功能障碍时,可考虑经阴道分娩。

(3)如通过产道分娩的条件不够成熟,或病情较重,病势较猛,无论宫颈条件如何,均应在连续硬膜外麻醉或局麻下行剖宫产终止妊娠。如能在凝血机制发生异常以前得出诊断,进行紧急剖宫产,母婴存活率可显著提高。至于剖宫产术中子宫去留问题尚存有争议,应慎重对待,如有凝血功能异常,并在术中出现血不凝,应行子宫切除为宜。

(4)围术期期间须积极进行支持疗法。为预防术中出血、渗血过多,在术前可在应用止血药物的基础上,补充一定量的凝血因子,如输新鲜血液、凝血酶原复合物、纤维蛋白原等。

(5)产后仍需进行支持疗法,要注意防治产后出血,应用广谱抗生素预防感染,不宜哺乳。肝脏损害一般在产后 4 周康复。若出血量多,经常规注射宫缩药和按压子宫,仍不能控制时,可考虑髂内动脉结扎或行子宫次全切除。

三、妊娠期肝内胆汁瘀积症

妊娠期肝内胆汁瘀积症(ICP)是妊娠期特有的并发症,主要发生在妊娠晚期,少数发生在妊娠中期,以皮肤瘙痒和胆酸高值为特征,主要危及胎儿,可引起早产、胎膜早破、胎儿窘迫、死胎、胎儿生长受限(FGR)等,使围生儿患病率及死亡率增加。近年来,被列入高危妊娠范围。本病在分娩后迅速消失,但具有复发性,再次妊娠或口服雌激素避孕药时常会复发。本病有明显地域和种族差异,以智利和瑞典发病率最高,我国重庆、上海等地区的发生率较高。

【病　因】

目前尚不清楚,可能与女性激素、遗传及环境等因素有关。

1. 雌激素作用

妊娠期体内雌激素水平大幅度增加。雌激素可使 Na^+-K^+-ATP 酶活性下降,能量提供减少,导致胆酸代谢障碍;可使肝细胞膜中胆固醇与磷脂比例上升,流动性降低,从而影响了对胆酸的通透性,使胆汁流出受阻;作用于肝细胞内雌激素受体,改变肝细胞蛋白质的合成,导致胆汁回流增加。上述因素综合作用可能导致 ICP 的发生。

2. 遗传与环境因素

流行病学研究发现,ICP 发病率与季节有关,冬季发生率高于夏季,并且在母亲或姐妹中有 ICP 病史的孕妇 ICP 发病率明显增高,表明遗传及环境因素在 ICP 发生中起一定作用。

3. 药物

一些减少胆小管转运胆汁的药物,如肾移植后服用的硫唑嘌呤可引起 ICP。

【临床表现】

1. 病史

(1)妊娠前无肝炎病史,如为经产妇,既往妊娠可有皮肤瘙痒、黄疸、早产、FGR、死胎等病史。

(2)既往口服避孕药后有皮肤瘙痒、黄疸。

(3)某些食物或药物过敏史,如杨梅、鱼类、青霉素、磺胺类药物等。

(4)家族中曾有同样的患者。

2. 症状

(1)瘙痒:几乎所有患者首发症状为孕晚期发生无皮肤损伤的瘙痒,常起于28～32周,但亦有早至妊娠12周者。瘙痒程度亦各有不同,可以从轻度偶然的瘙痒直到严重的全身瘙痒,个别甚至发展到无法入眠而需终止妊娠。瘙痒白昼轻,夜晚加剧,一般先从手和脚开始,逐渐向肢体近端延伸甚至发展到面部,但极少侵及黏膜。瘙痒大多数在分娩后2天消失,少数在1周左右消失,持续至2周以上者罕见。

(2)黄疸:20％～50％患者在瘙痒发生数日至数周内出现黄疸,部分患者黄疸与瘙痒同时发生。黄疸程度一般较轻,有时仅角膜轻度黄染,于分娩后数日内消退。在发生黄疸的前后,患者尿色变深,大便颜色变浅。患者有无黄疸与胎儿预后密切相关,有黄疸者羊水粪染、新生儿窒息及围生儿死亡率显著增加。

(3)其他症状:严重瘙痒时可引起失眠、疲劳、恶心、呕吐、食欲减退等。

3. 体征

(1)四肢皮肤可见抓痕。

(2)10％～15％患者在瘙痒发生数日至数周内出现轻度黄疸,部分病例黄疸与瘙痒同时发生,于分娩后数日内消退。

(3)同时伴尿色加深等高胆红素血症表现。

(4)ICP孕妇无急慢性肝病体征,肝大但质地软,有轻压痛。

【诊　　断】

血清肝功能试验指标和胆汁酸的变化是妊娠期肝内胆汁瘀积症的重要表现和可靠的诊断依据,对病情评估、产科处理和围产儿预后的预测具有指导意义。对ICP的诊断,具体可按以下标准。

(1)在妊娠期出现以皮肤瘙痒为主的主要症状。

(2)患者一般情况良好,无明显呕吐、食欲不佳、虚弱及其他疾病症状。

(3)肝功能异常,见下表。

(4)一旦分娩,瘙痒迅速消退,肝功能亦迅速恢复正常。

血清转氨酶	血清丙氨酸氨基转移酶(ALT)和天冬氨酸氨基转移酶(AST)是肝细胞损害的敏感指标
	正常孕妇 ALT 和 AST 有轻微变化,升高或降低,但在正常范围内。20%～80%的妊娠期肝内胆汁瘀积症孕妇 ALT 和 AST 轻、中度增高,一般不超过正常上限的 4 倍,个别可达 10 倍
胆红素	研究显示,胆红素水平不变。20%的妊娠期肝内胆汁瘀积症孕妇血清总胆红素和直接胆红素增高,但总胆红素很少超过 $100\mu mol/L$,而直接胆红素/总胆红素比值常超过 0.35,这是胆汁瘀积的重要特征之一
碱性磷酸酶(AKP)	孕妇血清 AKP 随妊娠逐渐增高,妊娠晚期妇女 AKP 水平为非孕妇女的 3.6 倍。妊娠期肝内胆汁瘀积症孕妇血清 AKP 较同孕周正常妊娠显著增高,但该项测定在诊断 ICP 时并无明显价值
胆汁酸	在肝细胞损伤或肝分泌功能减退时,胆酸排泄不畅,因之在周围血清中积累
γ-谷氨酰转肽酶	正常孕妇血清 γ-谷氨酰转肽酶无明显变化,或轻微降低。妊娠期肝内胆汁瘀积症患者血清 γ-谷氨酰转肽酶无显著变化
肝炎病毒检测	阴性
尿三胆测定	尿胆原、尿胆红素、尿胆素均阳性

【鉴别诊断】

诊断 ICP 需排除其他能引起瘙痒、黄疸和肝功能异常的疾病。ICP 患者无发热、急性上腹痛等一般表现,如果患者出现剧烈呕吐、精神症状或高血压,则应考虑为妊娠急性脂肪肝和先兆子痫。分娩后 ICP 患者所有症状消失,实验室检查异常结果恢复正常,否则需考虑其他原因引起的胆汁瘀积。需与下列疾病相鉴别。

1. 妊娠合并病毒性肝炎

妊娠合并病毒性肝炎的诊断比非孕期困难,需根据流行病学详细询问病史,结合临床症状、体征及实验室检查进行全面分析。无黄疸型肝炎症状轻,易被忽视,妊娠终止后病情缓解。黄疸型肝炎常先有厌食、恶心、腹胀及肝区疼痛,然后出现黄疸,尿液深黄色,大便偶呈灰白色,发病 7～10 天后病情突然加剧,黄疸进行性加深,伴有头痛,极度乏力及持续性呕吐或腹痛,可出现腹腔积液及全身水肿,肝臭气味,不同程度的肝性脑病表现若伴发 DIC,可出现全身出血倾向,对母婴危害极大。

实验室检查:肝酶升高,白蛋白/球蛋白比例倒置,血清胆红素明显升高超过 $171\mu mol/L$,尿胆红素阳性,肝炎病毒血清学检查是确诊病毒性肝炎的重要方法和依据。

2. HELLP 综合征

患者除有妊娠期高血压疾病的典型症状外,常伴有全身不适、恶心、上腹痛、肝大、腹腔积液、黄疸、出血倾向,呼吸窘迫以及心力衰竭,妊娠终止后临床表现及实验室检查多能迅速恢复。

实验室检查:外周血涂片可见红细胞变形、破碎或呈三角形、棘形红细胞,可出现贫血,血红蛋白下降达 $60～90g/L$,网织红细胞增多 $0.5\%～1.5\%$,血胆红素 $>20.5\ mmol/L$,以间接胆红素升高为主,尿胆红素,尿胆原可以阳性,严重溶血时可出现酱油色尿,血清乳酸脱氢酶升高 $>600U/L$。严重病例可伴有血管内凝血。

3. 肝外胆汁瘀积症

妊娠期与非妊娠期的肝外胆汁淤积症的表现基本相同,临床症状的严重性与病变的轻重有关,轻症者对母婴影响不大,不需终止妊娠。肝外胆汁瘀积症的诊断主要依据临床表现,如饱餐后右上腹痛,尤其是高脂肪饮食后数小时突然疼痛发作,很少持续超过数小时,发生黄疸者占 9.6%。由于胆盐潴留于皮肤深层而刺激感觉神经末梢发生瘙痒。B 型超声的应用使胆囊炎及胆石症的诊断正确率达 90% 以上,同时能动态观察胆囊的功能,获得早诊断、早处理的良好结局。

【治疗措施】

见表 3-24。

表 3-24　妊娠期肝内胆汁瘀积症的治疗措施

治疗目的	治疗目的是缓解瘙痒症状,恢复肝功能,降低血胆酸水平,重点是胎儿宫内状况的监护,及时发现胎儿缺氧并采取相应措施
一般处理	适当卧床休息,取左侧卧位,以增加胎盘血流量,自数胎动,给予间断吸氧、高渗葡萄糖、维生素类及能量合剂,既保肝又可提高胎儿对缺氧的耐受性。定期复查肝功能、血清胆酸、胆红素,了解病情轻重
药物治疗	腺苷蛋氨酸是治疗 ICP 的首选药物,每日 500～2000mg,静脉滴注,连用 2 周后改为口服。该药可防止雌激素升高所引起的胆汁淤积,保护雌激素敏感者的肝脏。临床中可改善 ICP 的症状,延缓病情进一步的发展
	熊去氧胆酸服用后抑制肠道对疏水性胆酸重吸收,降低胆酸,改善胎儿环境,从而延长胎龄。15mg/(kg·d),分 3 次口服,共 20 天;间隔 2 周,再服 20 天。用药后瘙痒症状和生化指标均可明显改善。停药后症状和生化指标若有波动,继续用药仍有效

（续　表）

药物治疗	地塞米松可诱导酶活性,能通过胎盘减少胎儿肾上腺脱氢表雄酮的分泌,降低雌激素的产生,减轻胆汁淤积;能促进胎肺成熟,避免早产儿发生呼吸窘迫综合征;可使瘙痒症状缓解甚至消失。每日 12mg,连用 7 天,后 3 日逐渐减量直至停药
	苯巴比妥是一种酶诱导药,可诱导酶活性和产生细胞素 P450,从而增加胆汁流量,改善瘙痒症状。苯巴比妥 30mg,每日 3 次,连用 2～3 周
辅助治疗	护肝治疗:在降胆酸治疗的基础上使用护肝药物,葡萄糖、维生素 C、肌苷等保肝药物可改善肝功能
	改善瘙痒症状:炉甘石液、薄荷类、抗组胺药物对瘙痒有缓解作用
	维生素 K 的应用:当伴发明显的脂肪痢或凝血酶原时间延长时,为预防产后出血,应及时补充维生素 K,每日 5～10mg,口服或肌内注射
	中药:如茵陈、川芎等降黄药物治疗 ICP 有一定效果
产科处理	产前监护:从孕 34 周开始每周行无刺激胎心监护(NST)试验,必要时行胎儿生物物理评分,以便及早发现隐性胎儿缺氧,尽可能防止胎儿突然死亡。NST、基线胎心率变异消失可作为预测 ICP 胎儿缺氧的指标。每日测胎动,若 12 小时内胎动少于 10 次,应警惕胎儿宫内窘迫。定期行 B 型超声检查,警惕羊水过少的发生
	适时终止妊娠:为避免继续待产突然出现的死胎风险可在足月后尽早终止妊娠。①终止妊娠指征:孕妇出现黄疸症状,胎龄已达 36 周;羊水量逐渐减少;无黄疸妊娠已足月或胎肺已成熟。②终止妊娠方式:以剖宫产为宜。因经阴道分娩可加重胎儿缺氧,甚至导致死亡,也可能发生新生儿颅内出血

第六节　异常分娩

一、产力异常

产力包括子宫收缩力、腹肌和膈肌收缩力以及肛提肌收缩力,其中以子宫收缩力为主,子宫收缩力贯穿于分娩全过程。所谓产力异常主要指子宫收缩力异常,而腹壁肌和膈肌收缩力以及肛提肌收缩力只在第二产程中起到一定的辅助作用。临床多因产道或胎儿因素异常形成梗阻性难产,使胎儿通过产道阻力增加。导致继发性子宫收缩力异常。

子宫收缩力异常临床上分为子宫收缩乏力及子宫收缩过强两类,每类又分为协调性子宫收缩和不协调性子宫收缩。子宫收缩力异常的分类如下图所示。

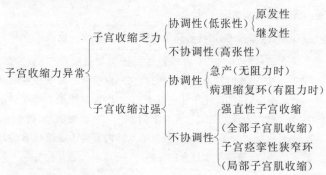

(一)子宫收缩乏力

【病　因】

1. 头盆不称或胎位异常

由于胎儿先露部下降受阻,不能紧贴子宫下段及宫颈内口,不能引起反射性子宫收缩,导致继发性宫缩乏力。

2. 精神心理

不良的心理状态可以导致产力异常,特别是初产妇分娩时害怕疼痛、出血、发生难产等。临产前产妇这种紧张、焦虑、过早兴奋等情绪可通过中枢神经系统引发一系列不良反应,可减少子宫收缩次数或发生不规则宫缩,致使产程延长或引发难产。

3. 子宫局部因素

子宫肌纤维过度伸展(如多胎妊娠、巨大胎儿、羊水过多等)使子宫肌纤维失去正常收缩能力。高龄产妇、经产妇或宫内感染者、子宫肌纤维变性、结缔组织增生而影响子宫收缩。子宫发育不良、子宫畸形、子宫肌瘤等,均可引起原发性宫缩乏力。

4. 内分泌失调

临产后产妇体内缩宫素、乙酰胆碱和前列腺素合成与释放不足,或子宫对这些促进子宫收缩的物质敏感性降低,以及雌激素不足致缩宫素受体量少,均可导致宫缩乏力。胎儿肾上腺发育未成熟时,胎儿胎盘单位合成与分泌硫酸脱氢表雄酮量少,致宫颈成熟度欠佳,也可引起原发性宫缩乏力。

5. 药物因素

妊娠晚期尤其是临产后使用大剂量解痉、镇静、镇痛药物,可使子宫收缩受到抑制。行硬膜外麻醉无痛分娩或产妇衰竭时,也可影响子宫收缩力,使产程延长。

6. 其他因素

临产后产妇休息不好、进食减少,甚至呕吐,体力消耗大、过度疲劳均可引起宫缩乏力。产妇尿潴留或于第一产程后期过早使用腹压向下屏气等均可影响子宫收缩。

【临床表现与诊断】

1. 协调性子宫收缩乏力(低张性)

特点为子宫收缩具有正常的节律性、对称性和极性,但收缩力弱,低于 180 Montevideo 单位,持续时间短,间歇期长且不规律,宫缩<2 次/10 分钟。在宫缩的高峰期子宫体不隆起,以手指按压子宫底部肌壁仍可出现凹陷。根据羊膜腔内压力的测定,如宫缩时的子宫张力<15mmHg,则不足以使宫颈以正常的速度扩

张、胎先露部不能如期下降,使产程延长,甚至停滞,故又称为低张性子宫收缩乏力。产妇可有轻度不适,一般对胎儿影响不大,但若未及时发现,导致产程拖延时间太久,则对母儿产生不良影响。协调性宫缩乏力主要见于宫颈扩张活跃期。

2. 不协调性子宫收缩乏力(高张性)

是指子宫收缩缺乏节律性、对称性和极性。子宫收缩的兴奋点发自子宫的某处、多处或子宫两角的起搏点不同步,宫缩的极性倒置,此起彼伏的收缩,导致宫缩间歇期子宫壁也不能完全放松,宫缩后腹痛也不能完全缓解。产妇往往自觉宫缩强,腹痛剧烈,拒按,精神紧张,体力衰竭。由于宫缩的极性异常,影响子宫平滑肌有效的收缩和缩复,不能使宫口扩张和胎先露下降,属于无效宫缩,故又称为高张性子宫收缩乏力。多发生于潜伏期。

诊断宫缩乏力不仅应从临床上进行观察,包括子宫收缩微弱、产程延长情况、对母婴的影响,还需对宫缩开始的形式、内压、强度、频率、持续时间、内压波形等诸多因素全面了解。①宫缩周期(开始收缩至下次开始收缩为一周期):随分娩进展不断变化,如周期延长($>5\text{min}$)诊断宫缩乏力;②宫缩程度:分娩开始为30mmHg,第二产程为50mmHg,如宫缩在25mmHg以下,并且反复、持续较长时间,可诊断为宫缩乏力。

协调性(低张性)与不协调性(高张性)宫缩乏力的鉴别,见表3-25。

表3-25 协调性(低张性)与不协调性(高张性)宫缩乏力的鉴别

	协调性(低张性)宫缩乏力	不协调性(高张性)宫缩乏力
发生率	约占分娩的4%	占1%
发生时间	宫颈扩张活跃期多见	潜伏期多见
临床特点	无痛(宫缩间歇时子宫肌松弛)	有痛(宫缩间歇时子宫肌张力仍高)
胎儿窘迫	出现晚	出现早
镇静效果	不明显	明显
缩宫素效果	良好	不佳(宫缩未恢复协调前禁用)

【子宫收缩乏力对母儿的影响】

1. 对产妇的影响

(1)产程延长,导致产妇休息不好。

(2)进食少,精神与体力消耗,可出现疲乏无力、肠胀气、排尿困难等,影响子宫收缩,严重时可引起脱水、酸中毒、低钾血症。

(3)第二产程延长,因膀胱被压迫于胎先露部(特别是胎头)与耻骨联合之间,可导致组织缺血、水肿、坏死,形成膀胱-阴道瘘或尿道-阴道瘘。

(4)胎膜早破及多次肛查或阴道检查,容易增加感染机会。产后宫缩乏力影响胎盘剥离、娩出和子宫壁的血窦关闭,容易引起产后出血。

2. 对胎儿的影响

(1)协调性宫缩乏力容易造成胎头在盆腔内旋转异常,使产程延长,增加手术产机会,对胎儿不利。

(2)不协调性宫缩乏力子宫壁不能完全放松,对子宫胎盘循环影响大,胎儿在子宫内缺氧,容易发生胎儿窘迫。

(3)胎膜早破易造成脐带受压或脱垂,造成胎儿窘迫,甚至胎死宫内。

【治疗措施】

1. 协调性宫缩乏力

无论是原发性还是继发性,首先得寻找原因。若有头盆不称,不能从阴道分娩者,应及时行剖宫产。若排除了头盆不称或胎位异常,估计能经阴道分娩者,应考虑加强宫缩。见表3-26。

表3-26 协调性宫缩乏力的治疗措施

第一产程	一般处理:消除精神紧张,多休息,鼓励多进食,注意营养与水分的补充。不能进食者静脉补充营养及电解质。对初产妇宫口开大不足4cm、胎膜未破者,应给予温肥皂水灌肠。注意排空膀胱

（续　表）

第一产程	加强子宫收缩：经上述一般处理，子宫收缩力仍弱，诊断为协调性宫缩乏力，产程无明显进展，可当宫口扩张 3cm 以上、无头盆不称、胎头已衔接而产程延缓时行人工破膜（需记住人工剥膜时不能人工破膜，且人工破膜应在宫缩间隙时进行，以防引起羊水栓塞这一严重并发症），也可用地西泮静脉注射，催产素静脉滴注，一般以缩宫素 2.5U 加入 5% 葡萄糖液 500ml，从 8 滴/min 开始，根据宫缩强弱进行调整，对于不敏感者，可逐渐增加缩宫素剂量
第二产程	若无头盆不称，应加强宫缩，给予缩宫素静脉滴注促进产程进展。若胎头双顶径已通过坐骨棘平面，等待自然分娩或行会阴后-斜切开，以胎头吸引术或产钳术助产。若胎头仍未衔接或伴有胎儿窘迫征象，应行剖宫产术
第三产程	为预防产后出血，当胎儿前肩娩出时，可给缩宫素，使宫缩增强促使胎盘剥离与娩出及子宫血窦关闭。若产程长、破膜时间长，应给予抗生素预防感染

2. 不协调性宫缩乏力

处理原则是调节子宫收缩，恢复其正常节律性及极性。可给予强镇静药（如哌替啶或地西泮），使产妇充分休息。在宫缩恢复为协调性之前，严禁应用缩宫素。若经上述处理，不协调性宫缩未能得到纠正，或伴有胎儿窘迫征象，或伴有头盆不称，均应行剖宫产术。若不协调性宫缩已被控制，但宫缩仍弱时，可加强宫缩。

【预防措施】

（1）加强孕期保健，积极治疗营养不良及慢性疾病。

（2）及时发现胎位异常及头盆不称，能矫正者，尽早决定分娩方式。

（3）加强产时监护，消除产妇思想顾虑和恐惧心理。

（4）关心产妇休息、饮食、大小便情况，避免过多使用镇静药物，及时发现难产因素。

(二)子宫收缩过强

1. 协调性子宫收缩过程

协调性子宫收缩过程指子宫收缩的节律性、对称性和极性均正常,但收缩力过强、过频。若无胎位异常及头盆不称,分娩可在短时间内结束。总产程不足 3 小时,称急产,多见于经产妇。

(1)临床表现及诊断:协调性子宫收缩过强的节律性、对称性和极性均正常,但子宫收缩力过强、过频,10 分钟以内有 5 次或 5 次以上宫缩,羊膜腔内压＞50mmHg。如产道无阻力,宫口可迅速开全,分娩在短时间内结束。若宫口扩张速度＞5cm/h(初产妇)或＞10cm/h(经产妇),总产程＜3 小时结束分娩,称为急产,经产妇多见。若伴有头盆不称、胎位异常或瘢痕子宫,有可能出现病理性缩复环或发生子宫破裂。

(2)急产对母儿的影响

1)对产妇的影响:①产道损伤:子宫收缩过强、过频,产程过快,可致初产妇宫颈、阴道及会阴撕裂伤,若有梗阻则可发生子宫破裂,危及母体生命;②产后出血:子宫收缩过强,产程过快,使产后子宫肌纤维缩复不良,易发生胎盘滞留或产后出血;③产褥感染:急产来不及消毒造成。

2)对胎儿及新生儿的影响:①胎儿宫内窘迫或死亡:宫缩过强、过频影响子宫胎盘的血液循环,胎儿在子宫内缺氧,易发生胎儿窘迫,甚至胎死宫内。②新生儿窒息:胎儿宫内窘迫未及时处理或手术损伤导致。③产伤:胎儿娩出过快,在产道内受到的压力突然解除可致新生儿颅内出血。如果来不及消毒即分娩,新生儿易发生感染。若坠地可致骨折、外伤等。④新生儿感染:来不及消毒而接产或手术产引起。

(3)预防及处理:有急产史的孕妇,需在预产期前 1～2 周提前住院待产。临产后不应灌肠。提前做好接产及抢救新生儿窒息的准备。胎儿娩出时,勿使产妇向下屏气。若急产来不及消毒及新生儿坠地者,新生儿应肌内注射维生素 K_1 1mg 预防颅内出血,并尽早肌内注射精制破伤风抗毒素 1500U。产后应仔细检查宫颈、阴道、外阴,若有撕裂应及时缝合。若属未消毒的接产,应给予抗生素预防感染。

此类异常强烈的宫缩很难被常规剂量的镇静药抑制,剂量过大又对胎儿不利。若因严重头盆不称、胎先露或胎位异常出现梗阻性难产并导致子宫收缩过强时,子宫下段过度拉长变薄,子宫上下段交界部明显上移形成病理性缩复环。此为先兆子宫破裂的征象,应及时处理,可予乙醚麻醉紧急抑制宫缩而尽快行剖宫产术,否则将发生子宫破裂,危及母儿生命。

2. 不协调性子宫收缩过强

因频繁、粗暴的操作、滥用缩宫素等因素,引起子宫壁局部肌肉呈痉挛性不协调性收缩,形成狭窄环,称子宫痉挛性狭窄环,或子宫进一步呈强直性收缩,可引起病理性缩复环、血尿等子宫破裂的征象。

(1)临床表现:产妇持续性腹痛、拒按,烦躁不安,产程停滞,胎儿窘迫。阴道检查可触及局部收缩甚紧的狭窄环,环的上下肌肉不紧张。此环不随宫缩而上升,因而与病理性缩复环不同。

(2)处理措施:一经确诊,应立即停止操作或停用缩宫素,及时给宫缩抑制药或镇静药,松解狭窄环。不能缓解时,应立即行剖宫产术。

二、产道异常

产道包括骨产道(骨盆腔)与软产道(子宫下段、宫颈、阴道、外阴),是胎儿经阴道娩出的通道。产道异常可使胎儿娩出受阻,临床上以骨产道异常多见。

(一)骨产道异常

【分　类】

1. 骨盆入口平面狭窄

扁平型骨盆最常见,以骨盆入口平面前后径狭窄为主,根据骨盆入口平面狭窄程度,可分 3 级。

Ⅰ级	临界性狭窄,对角径 11.5cm,绝大多数可以自然分娩
Ⅱ级	相对性狭窄,对角径 10～11cm,需经试产后才能决定是否可以经阴道分娩
Ⅲ级	绝对性狭窄,对角径 9.5cm,必须以剖宫产结束分娩

扁平骨盆常见以下两种类型。

(1)单纯扁平骨盆:骨盆入口呈横扁圆形,骶岬向前下突出,使骨盆入口前后径缩短而横径正常。

(2)佝偻病性扁平骨盆:童年患佝偻病,骨骼软化使骨盆变形,骶岬被压向前,骨盆入口前后径明显缩短,使骨盆入口呈横的肾形。骶骨下段向后移,失去骶骨正常弯度,变直向后翘。尾骨呈钩状突向骨盆出口平面。由于髂骨外展,使髂棘间径≥髂嵴间径;由于坐骨结节外翻,耻骨弓角度增大,骨盆出口横径变宽。

2. 中骨盆及骨盆出口平面狭窄

中骨盆及骨盆出口平面狭窄程度,可分 3 级。

Ⅰ级	临界性狭窄,坐骨棘间径 10cm,坐骨结节间径 7.5cm
Ⅱ级	相对性狭窄,坐骨棘间径 8.5～9.5cm,坐骨结节间径 6.0～7.0cm
Ⅲ级	绝对性狭窄,坐骨棘间径≤8.0cm,坐骨结节间径≤5.5cm

我国妇女常见以下两种类型。

(1)漏斗骨盆:常见于男型骨盆。骨盆入口各径线值正常。两侧骨盆壁向内倾斜,形状似漏斗得名。特点:中骨盆及骨盆出口平面均明显狭窄,使坐骨棘间径、坐骨结节间径缩短,耻骨弓角度<90°坐骨结节间径与出口后矢状径之和<15cm。

(2)横径狭窄骨盆:骨盆入口、中骨盆及骨盆出口横径均缩短,前后径稍长,坐骨切迹宽。测量骶耻外径值正常,但髂棘间径及髂峰间径均缩短。中骨盆及骨盆出口平面狭窄,产程早期无头盆不称征象,当胎头下降至中骨盆或骨盆出口时,常不能顺利地转成枕前位,形成持续性枕横位或枕后位造成难产。

3. 骨盆三个平面狭窄

均小骨盆是指骨盆外形属正常女性骨盆,但骨盆三个平面各径线均比正常值小 2cm 或更多者。此种类型骨盆可分为 3 种类型:①骨盆形态仍保持女性骨盆的形状,仅每个平面径线均小于正常值 1～3cm。均小骨盆多见于发育差身材矮小的妇女;②单纯性扁平骨盆,其三个平面的前后径均缩短;③类人猿型骨盆,三个平面的横径均小。三者中以①型多见。

4. 畸形骨盆

骨盆失去正常形态称畸形骨盆,如骨软化症骨盆、偏斜骨盆等。

【临床表现】

1. 骨盆入口平面狭窄

(1)一般情况下,初产妇在预产期前 1～2 周胎头已衔接,若骨盆入口狭窄时,即使已经临产胎头仍未入盆,初产妇腹部多呈尖腹,经产妇呈悬垂腹,经检查胎头跨耻征阳性。胎位异常如臀先露、面先露或肩先露的发生率是正常骨盆的 3 倍。偶有胎头尚未衔接,阴道口见到胎头产瘤的假象,误认为胎头位置较低,此时在耻骨联合上方仍可触及胎头双顶径,多见于扁平骨盆且盆腔较浅时。

(2)若已临产,根据骨盆狭窄程度、产力强弱、胎儿大小及胎位情况不同,临床表现也不尽相同。

①骨盆临界性狭窄:若胎位、胎儿大小及产力正常,胎头常以矢状缝在骨盆入口横径衔接,多取后不均倾势,即后顶骨先入盆,后顶骨逐渐进入骶凹处,再使前顶骨入盆,则矢状缝位于骨盆入口横径上成头盆均倾势,可经阴道分娩。临床表现为潜伏期及活跃期早期延长,活跃期晚期产程进展顺利。若胎头迟迟不入盆,此时常出现胎膜早破及脐带脱垂,其发生率为正常骨盆的 4～6

倍。胎头又不能紧贴宫颈内口诱发反射性宫缩,常出现继发性宫缩乏力。潜伏期延长,宫颈扩张缓慢。

②骨盆绝对性狭窄:即使产力、胎儿大小及胎位均正常,胎头仍不能入盆,常发生梗阻性难产。产妇出现腹痛拒按、排尿困难,甚至尿潴留等症状。检查可见产妇下腹压痛、耻骨联合分离、宫颈水肿,甚至出现病理缩复环、肉眼血尿等先兆子宫破裂征象,若未及时处理则可发生子宫破裂。如胎先露部嵌入骨盆入口时间较长,血液循环障碍,组织坏死,可形成泌尿生殖道瘘。在强大的宫缩压力下,胎头颅骨重叠,严重时可出现颅骨骨折及颅内出血。

2. 中骨盆平面狭窄

(1)胎头能正常衔接:潜伏期及活跃期早期进展顺利。当胎头下降达中骨盆时,由于内旋转受阻,胎头双顶径被阻于中骨盆狭窄部位之上,常出现持续性枕横位或枕后位。同时出现继发性宫缩乏力,活跃期晚期及第二产程延长甚至第二产程停滞。

(2)胎头受阻于中骨盆:有一定可塑性的胎头开始变形,颅骨重叠,胎头受压,使软组织水肿,产瘤较大,严重时可发生颅内出血及胎儿宫内窘迫。若中骨盆狭窄程度严重,宫缩又较强,可发生先兆子宫破裂及子宫破裂。强行阴道助产,可导致严重软产道裂伤及新生儿产伤。

3. 骨盆出口平面狭窄

骨盆出口平面狭窄与中骨盆平面狭窄常同时存在。若单纯骨盆出口平面狭窄者,第一产程进展顺利,胎头达盆底受阻;第二产程停滞,继发性宫缩乏力,胎头双顶径不能通过出口横径。强行阴道助产可导致严重软产道裂伤及新生儿产伤。

【辅助检查】

1. X 线骨盆测量

X 线摄片骨盆测量较临床测量更准确,可直接测量骨盆各个面的径线及骨盆倾斜度,并可了解骨盆入口面及骶骨的形态,胎头位置高低与俯屈情况,以决定在这些方面有无异常情况。但由于 X 线对孕妇及胎儿可能有放射性损害,故此种测量方法只有在非常必要时才使用。

2. B 型超声骨盆测量

骨盆测量是诊断头盆不称和决定分娩方式的重要依据,由于 X 线骨盆测量对胎儿不利,目前产科已很少用。临床骨盆外测量虽方法简便,但准确性较差。故采取阴道超声骨盆测量方法,以协助诊断头盆不称,方法为:①于孕 28～35 周做阴道超声测量骨盆大小。孕妇排空膀胱后取膀胱截石位,将阴道超声探头置入阴道内 3～5cm,屏幕同时显示耻骨和骶骨时,为骨盆测量的纵切面,可测量骨盆中腔前后径,前据点为耻骨联合下缘内侧,后据点为第 4、5 骶椎之间。然后将阴道探头旋转 90°,手柄下沉使骨盆两侧界限清晰对称地显示,为骨盆测量的横切面,可测量骨盆中腔横径,两端据点为坐骨棘最突处。根据骨盆中腔前后径和横径,利用椭圆周长和面积公式,可分别计算骨盆中腔周长和中腔面积。②于孕晚期临产前 1 周,用腹部 B 型超声测量胎头双顶径和枕额径,并计算头围。

3. 计算机断层扫描(CT)骨盆测量

20 世纪 80 年代就开始使用 CT 正、侧位片进行骨盆测量,方法简便,结果准确,胎儿放射线暴露量明显低于 X 线摄片检查。但由于价格昂贵,目前尚未用于产科临床。

4. 磁共振成像(MRI)骨盆测量

MRI 对胎儿无电离损伤,与 CT 及 X 线检查完全不同,而且能清晰地显示软组织影像,可以准确测量骨盆径线,不受子宫或胎儿活动的影响,误差<1%,优于普通 X 线片,胎先露衔接情况在矢状位和横轴位成像上显示良好,有利于很好地评价胎儿与骨盆的相互关系,以便决定分娩方式。MRI 的缺点是价格昂贵。

【诊　　断】

在妊娠期间应查清骨盆有无异常,有无头盆不称,及早做出诊断。

1. 病史

询问孕妇幼年有无佝偻病、脊髓灰质炎、脊柱和髋关节结核及外伤史。若为经产妇,应了解既往有无难产史及其发生原因,新生儿有无产伤等。

2. 一般检查

测量身高,孕妇身高<145cm,应警惕均小骨盆。观察孕妇体型、步态,有无脊柱畸形。

3. 腹部检查

(1)腹部形态:观察腹形,尺测子宫底高度及腰围,B型超声观察胎先露部与骨盆关系,预测胎儿体重,判断能否通过骨产道。

(2)胎位异常:骨盆入口狭窄往往因头盆不称、胎头不易入盆导致胎位异常,中骨盆狭窄影响已入盆的胎头内旋转,导致持续性枕横位、枕后位等。

(3)估计头盆关系:正常情况下,部分初孕妇在预产期前2周,经产妇于临产后,胎头应入盆。若已临产,胎头仍未入盆,则应检查胎头跨耻征。

4. 骨盆测量

(1)骨盆外测量:骨盆外测量各径线小于正常值(2cm)或以上为均小骨盆。骶耻外径<18cm为扁平骨盆。坐骨结节间径<8cm,耻骨弓角度<90°为漏斗骨盆。骨盆两侧斜径(以一侧髂前上棘至对侧髂后上棘间的距离)及同侧直径(从髂前上棘至同侧髂后上棘间的距离)相差>1cm为偏斜骨盆。

(2)骨盆内测量:对角径<11.5cm,骶岬突出为骨盆入口平面狭窄,属扁平骨盆。若坐骨棘间径<10cm,坐骨切迹宽度<2横指,为中骨盆平面狭窄。若坐骨结节间径<8cm,与出口后矢状径之和<15cm,为骨盆出口平面狭窄。

【对母儿的影响】

(1)对产妇的影响:若为骨盆入口平面狭窄,常引起继发性宫缩乏力,导致产程延长或停滞。若为中骨盆平面狭窄,容易发生持续性枕横位或枕后位。胎头长时间嵌顿于产道内,压迫软组织引起局部缺血、水肿、坏死、脱落,于产后形成生殖道瘘。胎膜早破及手术助产增加感染机会。严重梗阻性难产若不及时处理,可导致先兆子宫破裂,甚至子宫破裂,危及产妇生命。

(2)对胎儿及新生儿的影响:头盆不称易发生胎膜早破、脐带脱垂,导致胎儿窘迫,甚至胎儿死亡。产程延长,胎头受压,缺血缺氧容易发生颅内出血。产道狭窄,手术助产机会增多,易发生新生儿产伤及感染。

【分娩时的处理】

明确狭窄骨盆类别和程度,了解胎位、胎儿大小、胎心率、宫缩强弱、宫口扩张程度、破膜与否,结合年龄、产次、既往分娩史进行综合判断,决定分娩方式。见表 3-27。

表 3-27　骨产道异常分娩时的处理

一般处理	安慰产妇,保证营养及水分的摄入,必要时补液
骨盆入口平面狭窄	绝对性骨盆入口狭窄:骨盆入口前后径≤8.0cm,对角径≤9.5cm,胎头跨耻征阳性者,足月活胎不能入盆,不能经阴道分娩,应行剖宫产术结束分娩
	相对性骨盆入口狭窄:骨盆入口前后径 8.5～9.5cm,对角径 10.0～11.0cm,胎头跨耻征可疑阳性,足月胎儿体重<3000g,产力、胎位及胎心均正常时,应在严密监护下进行阴道试产,试产时间以 2～4 小时为宜。试产充分与否的判断,除参考宫缩强度外,应以宫口扩张程度为衡量标准。骨盆入门狭窄的试产应使宫口扩张至 3～4cm 以上。胎膜未破者可在宫口扩张≥3cm 时行人工破膜。若破膜后宫缩较强,产程进展顺利,多数能经阴道分娩。试产过程中若出现宫缩乏力,可用缩宫素静脉滴注加强宫缩。试产 2～4 小时,胎头仍迟迟不能入盆,宫口扩张缓慢,或出现胎儿窘迫征象,应及时行剖宫产术结束分娩

中骨盆平面狭窄	中骨盆平面狭窄主要导致胎头俯屈及内旋转受阻,易发生持续性枕横位或枕后位。产妇多表现活跃期或第二产程延长及停滞、继发性宫缩乏力等若宫口开全,胎头双顶径达坐骨棘水平或更低,可经阴道徒手旋转胎头为枕前位,待其自然分娩,或行产钳或胎头吸引术助产。若胎头双顶径未达坐骨棘水平,或出现胎儿窘迫征象,应行剖宫产术结束分娩
骨盆出口平面狭窄	骨盆出口平面狭窄不应进行阴道试产。临床上常用坐骨结节间径与出口后矢状径之和估计出口大小。若两者之和＞15cm时,多数可经阴道分娩,有时需行产钳或胎头吸引术助产,应做较大的会阴后-侧切开,以免会阴严重撕裂。若两者之和≤15cm,足月胎儿不易经阴道分娩,应行剖宫产术结束分娩
骨盆三个平面狭窄	若估计胎儿不大,产力、胎位及胎心均正常,头盆相称,可以阴道试产。通常可通过胎头变形和极度俯屈,以胎头最小径线通过骨盆腔,可能经阴道分娩。若胎儿较大,头盆不称,胎儿不能通过产道,应及时行剖宫产术

(二)软产道异常

软产道包括子宫下段、宫颈、阴道及骨盆底软组织构成的弯曲管道。软产道异常所致的难产较少见,临床上容易被忽视。在妊娠前或妊娠早期应常规行双合诊检查,了解软产道情况。

1. 外阴异常

(1)会阴坚韧:多见于初产妇,尤以35岁以上的高龄产妇多见。由于会阴组织坚韧,缺乏弹性,使阴道口小,会阴伸展性差,在第二产程中常使胎先露部下降受阻,且可于胎头娩出时造成会阴严重裂伤,分娩时应做预防性会阴侧切。

(2)外阴水肿:妊娠高血压疾病子痫前期、严重贫血、心脏病及慢性肾脏疾病的孕妇,在有全身性水肿的同时,可有重度外阴水肿,以致分娩时妨碍胎先露部的下降,造成组织损伤,感染和愈合不良等情况。在临产前可局部应用50%硫酸镁湿热敷,一日多次;临产后仍有显著水肿者,可在严格消毒下用针进行多点穿刺皮肤放液;分娩时可行会阴侧切术;产后应加强局部护理,严防感染。

(3)外阴瘢痕:外伤或炎症的后遗瘢痕挛缩,可使外阴及阴道口狭小影响先露部的下降。如瘢痕范围不大,分娩时可做适度的会阴侧切;若范围较大,可行剖宫产。

(4)外阴闭锁:由于外伤或感染引起的不完全外阴闭锁,对分娩有一定影响,有时会造成外阴严重裂伤。

(5)外阴其他异常:靠近会阴的炎块或其他肿块,若体积较大,可妨碍正常分娩,如广泛的外阴尖锐湿疣即可妨碍分娩,且常发生裂伤、血肿及感染。分娩时遇有此种情况以剖宫产为宜。

2. 阴道异常

(1)阴道闭锁:①阴道完全闭锁:多因先天性发育畸形所致,患者的子宫也常发育不全,故即使采用手术矫正阴道,受孕的机会也极小。②阴道不完全闭锁:常由于产伤、腐蚀药、手术或感染而形成的瘢痕挛缩狭窄,其中央仅留小孔,闭锁位置低可影响性生活。在妊娠期,基底部<0.5cm厚的瘢痕可随妊娠的进展而充血软化,如仅有轻度环形或半环形狭窄,临产后先露部对环状瘢痕有持续性扩张作用,常能克服此种障碍,完成分娩。若闭锁位置较低,可根据情况做单侧或双侧预防性会阴侧切,以防严重的会阴裂伤。瘢痕广、部位高者不宜经阴道分娩,以剖宫产为宜。

(2)阴道横隔:多位于阴道上、中段,在横隔中央或稍偏一侧常有一小孔,易被误认为宫颈外口。若仔细检查,在小孔上方可触及逐渐开大的宫口边缘,而该小孔的直径并不变大。阴道横隔影响胎先露部下降,当横隔被撑薄,此时可在直视下自小孔处将横隔做X形切开。待分娩结束再切除剩余的隔,用可吸收线间断或连续锁边缝合残端。若横隔高且坚厚，阻碍胎先露部下降，则需行剖宫产术结束分娩。

(3)阴道纵隔：阴道纵隔若伴有双子宫、双宫颈，位于一侧子宫内的胎儿下降，通过该侧阴道分娩时，纵隔被推向对侧，分娩多无阻碍。当阴道纵隔发生于单宫颈时，有时纵隔位于胎先露部的前方，胎先露部继续下降，若纵隔薄可自行断裂，分娩无阻碍。若纵隔厚阻碍胎先露部下降时，须在纵隔中间剪断，待分娩结束后，再剪除剩余的隔，用可吸收线间断或连续锁边缝合残端。

(4)阴道包块：包括阴道囊肿、阴道肿瘤和阴道尖锐湿疣。阴道壁囊肿较大时，阻碍胎先露部下降，此时可行囊肿穿刺抽出其内容物，待产后再选择时机进行处理。阴道内肿瘤阻碍胎先露部下降而又不能经阴道切除者，应行剖宫产术，原有病变待产后再行处理。阴道尖锐湿疣并不少见，较大或范围广的尖锐湿疣可阻塞产道，阴道分娩可能造成严重的阴道裂伤，以行剖宫产术为宜。

(5)肛提肌痉挛：可使胎头下降受阻。在阴道检查未发现有器质性病变，而阴道有狭窄环时，可用硬膜外麻醉解除痉挛。

3. 子宫颈异常

(1)子宫颈粘连和瘢痕：可为损伤性刮宫、感染、手术和物理治疗所致。宫颈粘连和瘢痕易致宫颈性难产。轻度的宫颈膜状粘连可试行粘连分离、机械性扩展或宫颈放射状切开，严重的宫颈粘连和瘢痕应行剖宫产术。

(2)子宫颈坚韧：常见于高龄初产妇，宫颈成熟不良，缺乏弹性或精神过度紧张使宫颈挛缩，宫颈不易扩张。此时可静脉推注地西泮 10mg。也可在宫颈两侧各注入 0.5% 利多卡因 5～10ml，若不见缓解，应行剖宫产术。

(3)子宫颈水肿：多见于扁平骨盆、持续性枕后位或滞产，宫口未开全时过早使用腹压，致使宫颈前唇长时间被压于胎头与耻骨联合之间，血液回流受阻引起水肿，影响宫颈扩张。轻者可抬高产妇臀部，减轻胎头对宫颈压力，也可在宫颈两侧各注入 0.5%

利多卡因 5～10ml 或地西泮 10mg 静脉推注。待宫口近开全,用手将水肿的宫颈前唇上推,使其逐渐越过胎头,即可经阴道分娩。若经上述处理无明显效果,可行剖宫产术。

(4)子宫颈癌:妊娠合并子宫颈癌时,因宫颈硬而脆,影响宫颈扩张,如经阴道分娩可能发生大出血、裂伤、感染及癌扩散,故必须行剖宫产术,于术后予以抗生素预防感染,术后 2～4 周再进行放、化疗。对妊娠期合并的宫颈早期浸润癌,可于剖宫产后 6～8 周行广泛性子宫切除及盆腔淋巴结清扫术。术中解剖层次反较未孕者清晰,手术并不困难,出血也不多。孕 20 周以后者先取出胎儿,再行宫颈癌根治术。

三、胎位异常

胎儿先露部的指示点与母体骨盆的关系称胎方位,简称胎位。正常的胎位应为胎体纵轴与母体纵轴平行,胎头在骨盆入口处,并俯屈,颏部贴近胸壁,脊柱略前弯,四肢屈曲交叉于胸腹前,整个胎体呈椭圆形,称为枕前位。除枕前位以外,其余的胎位均为异常胎位。

(一)持续性枕后位

持续性枕后位是指产妇已正式临产,胎头不论在骨盆上口、中骨盆或盆底均处于枕后位,直至产程结束时,胎头枕部仍位于母体骨盆后方。

【病　因】

1. 骨盆形态异常

常发生于男性型骨盆或类人猿骨盆,这两类骨盆常伴中骨盆狭窄。90%的持续性枕后位都是由于骨盆形态异常引起,是胎头适应骨盆前半部窄小、后半部宽大、前后径长的表现。

2. 骨盆狭窄

均小骨盆狭窄,枕后位胎头在中骨盆难以进行>90°的内旋转,常易停滞于枕后位。

3. 头盆不称

胎头与骨盆大小不相称时，妨碍胎头内旋转，使持续性枕后位的发生率增加。

4. 胎头俯屈不良

持续性枕后位胎头俯屈不良，以较枕下前囟径(9.5cm)增加1.8cm 的枕额径(11.3cm)通过产道，影响胎头在骨盆腔内旋转。若以枕后位衔接，胎儿脊柱与母体脊柱接近，不利于胎头俯屈，前囟成为胎头下降的最低部位，而最低点又常转向骨盆前方，当前囟转至前方，胎头枕部转至后方，形成持续性枕后位。

5. 子宫收缩乏力

影响胎头下降、俯屈及内旋转，容易造成持续性枕后(横)位。反过来，持续性枕后(横)位使胎头下降受阻，也容易导致宫缩乏力，两者互为因果关系。

6. 子宫内外环境的影响

胎盘附于子宫前壁，前壁的子宫肌瘤及充盈的膀胱等，均可阻碍胎头向前旋转。

【临床表现】

(1)持续性枕后位的胎头常于临产后才衔接，如头盆稍有不称，则可不衔接，使潜伏期延长。

(2)因胎头不能衔接于子宫颈，常伴有宫缩乏力，使子宫颈扩张缓慢，活跃期延长。

(3)枕后位胎儿枕骨压迫直肠，故子宫颈口未开全就有肛门下坠及排便感，产妇过早使用腹压，致子宫颈水肿和产妇疲劳，影响产程进展。

(4)当宫颈口开全后，胎头下降受阻或延缓，故持续性枕后位常致第二产程延长。

【分娩机制】

枕后位内旋转时向后旋转 45°，使矢状缝与骨盆前后径一致。胎儿枕部朝向骶骨呈正枕后位，其分娩方式有以下两种。

1. 胎头俯屈较好

胎头继续下降至前囟先露抵达耻骨联合下时,以前囟为支点,胎头继续俯屈使顶部及枕部自会阴前缘娩出。继之胎头仰伸,相继由耻骨联合下娩出额、鼻、口、颏,此为枕后位经阴道分娩最常见的方式。

2. 胎头俯屈不良

当鼻根出现在耻骨联合下时,以鼻根为支点,胎头先俯屈,从会阴前缘娩出前囟、顶部及枕部,然后胎头仰伸,使鼻、口、颏部相继由耻骨联合下娩出。因胎头以较大的枕额周径旋转,胎儿娩出有困难,多需手术助产。

【诊断与检查】

1. 腹部检查

在母体前腹壁的 2/3 部分可扪及胎肢,胎背偏向母体侧方或后方,胎心音在母体腹侧偏外侧或胎儿肢体侧最响亮。有时,可在胎儿肢体侧耻骨联合上方摸到胎儿颏及面部。

2. 肛门检查及腹部联合触诊

肛门检查感到盆腔后部空虚,当宫颈口开至 3～5cm 时,肛门检查矢状缝在骨盆右斜径上,腹部触诊颏在耻骨左上方的为右枕后位;反之则为左枕后位,将胎头稍向上推有利于腹壁之手触到颏部,一旦发现,应密切注意产程进展。

3. 阴道检查

是确定枕后位的重要方法。当宫颈口开大 3～5cm 时检查,即可确诊。阴道检查的作用有以下几种。

(1)了解胎头入盆的深度及有无胎头水肿(产瘤),同时应确诊胎头双顶径达到坐骨棘平面的水平。

(2)了解骨缝及囟门的位置,胎头矢状缝为左或右斜径线,大囟门在骨盆前方、小囟门在骨盆后方为枕后位。

(3)检查胎儿耳郭及耳屏的位置及方向以判定胎位,宫口开大 5cm 以上可以检查,耳郭朝向骨盆后方为枕后位。

（4）了解胎头位置,可通过触中骨盆及骨盆下口了解胎头下降至骨盆哪个平面,通过摸坐骨棘间径是否够 5 横指,触骶骨中下段弧度及骨盆侧壁是否立直了解骨盆有无异常。

【处理措施】

见表 3-28。

表 3-28　胎位异常的处理措施

第一产程	潜伏期:应耐心等待,给予营养、侧卧及充分休息,可适当应用镇静药及安定药,争取自然纠正胎方位
	宫颈口开 3～4cm,无头盆不称(CPD)时可考虑人工破膜。如产力差,应静脉滴注缩宫素加以纠正。如产力纠正后,胎头阻滞于中骨盆或宫颈口扩张缓慢,<1cm/h 或停滞于 2cm 无进展时,或存在胎儿窘迫,应考虑剖宫产以结束分娩
第二产程	第二产程进展缓慢,初产妇已近 2 小时,经产妇已近 1 小时,应行阴道检查
	当胎头双顶径已达坐骨棘平面或更低时,可先行徒手将胎头枕部转向前方,使矢状缝与骨盆出口前后径一致,或自然分娩,或阴道助产(低位产钳术或胎头吸引术)
	若转为枕前位有困难时,也可向后转为正枕后位,再以产钳助产。若以枕后位娩出时,需做较大的会阴后侧切开,以免造成会阴裂伤。若胎头位置较高,疑有 CPD,应行剖宫产术
第三产程	第三产程因产程延长,容易发生产后宫缩乏力,胎盘娩出后应立即静脉注射或肌内注射子宫收缩药,以防发生产后出血
	做好新生儿复苏抢救准备
	有软产道裂伤者,应及时修补,并给予抗生素预防感染

(二)持续性枕横位

胎头以枕横位入盆,临产后不论在骨盆入口中段或出口,凡经过充分试产直至结束分娩时,其胎头仍取枕横位者,称为持续性枕横位,发生率次于枕后位。

【病　　因】

1. 骨盆形态异常

常见于扁平型及男型骨盆,其中扁平型骨盆最常见。由于扁平型骨盆前后径小,男型骨盆入口面前半部狭窄,使入口面可利用的前后径较短,故胎头多以枕横位入盆,男型骨盆的中骨盆横径短小,胎头下降过程中难以转至枕前位,而持续于枕横位。

2. 头盆不称

因骨盆狭窄,头盆大小不称,以枕横位入盆的胎头向前旋转受阻。

3. 胎头俯屈不良

此时胎头通过产道的径线相应增大,妨碍胎头内旋转及下降。

4. 宫缩乏力

多因继发性宫缩乏力影响胎头内旋转及下降。

【分娩机制】

多数枕横位在产力推动下,胎头枕部可向前旋转 90°称为枕前位最后自然分娩。如不能转为枕前位,可以有以下几种分娩机制。

(1)部分枕横位于下降过程中胎头无内旋转动作,从临产到分娩结束,均为枕横位,称为持续性枕横位。

(2)如果胎头以枕后位衔接,下降过程中不能完成>90°的内旋转,而是旋转至枕横位时即停顿下来,称为持续性枕横位,这是枕后位发展的结果。

【诊　　断】

见表 3-29。

表 3-29　持续性枕横位的诊断

腹部体征	腹部触诊胎背与胎体各占一半,胎儿额部在耻骨联合左或右侧方,对侧触及胎儿枕部,额的同侧触到小肢体,胎心音于胎背处最响亮,较枕前位略靠产母腹壁外侧
肛门检查	胎头矢状缝在骨盆横径上
阴道检查	胎头矢状缝在骨盆横径上,通常大小囟门均能扪及,小囟门在母体左侧称枕左横位,小囟门在母体右侧称为枕右横位

【处理措施】

见表 3-30。

表 3-30　持续性枕横位的治疗措施

处理原则	手转胎头:手转胎头成枕前位,如产力好,可自然分娩。如第二产程延长,产力差,则应以产钳助产
	产钳助产:此法容易损伤膀胱,临产经验不多者,最好慎重使用。最佳方法则应徒手旋转成枕前位或枕后位,再采用产钳助产
处理措施	凡以枕横位入盆者,除明显头盆不称外,均应试产
	若试产过程中出现产程异常,当宫颈扩张 3～5cm 时,可做阴道检查,将拇指,示指及中指深入宫颈内拨动胎头,配合宫缩向前旋转为枕前位,旋转成功后产妇取侧卧体位,使胎方位保持为枕前位;当宫颈口扩张开全或近开全时,将手伸入阴道内将拇指与其余四指自然分开握住胎头向前旋转为枕前位,枕横位纠正后胎头一般均能很快下降,经阴道自然分娩或用产钳助产或胎头吸引器助产
	若徒手旋转胎方位失败,胎头位置较高,尚在＋2 以上,则应行剖宫产术

(三)胎头高直位

胎头高直位是指胎头以不屈不伸的姿态进入骨盆入口平面，即胎头的矢状缝落在骨盆入口平面的前后径上，大囟门及小囟门分别位于前后径两侧。其发病率仅次于持续性枕横位及枕后位。

胎头高直位分为胎头高直前位及高直后位。高直前位是指胎头枕骨向前靠近耻骨联合者，又称枕耻位；高直后位是指胎头枕骨向后靠近骶岬者，又称枕骶位。

【病　因】

1. 头盆不称

是胎头高直位发生最常见的原因。常见于骨盆入口平面狭窄、扁平骨盆、均小骨盆及横径狭小骨盆，特别是当胎头过大、过小及长圆形胎头时易发生胎头高直位。

2. 腹壁松弛及腹直肌分离

胎背易朝向母体前方，胎头高浮，当宫缩时易形成胎头高直位。

3. 胎膜早破

胎膜突然破裂，羊水迅速流出，宫缩时胎头矢状缝易固定于骨盆入口前后径上，形成胎头高直位。

【临床表现】

多表现头入盆困难，活跃早期宫口开大延缓或停滞，活跃期晚期，若胎头衔接，产程进展顺利；若胎头不衔接，则活跃期停滞。高直后位可有胎头不下降，宫口开大缓慢或不开大；或活跃早期宫口开大 3～5cm 停滞；也可在宫口开全时，胎头先露部仍不下降，在棘平或棘上水平等表现。

【分娩机制】

(1)高直前位：临产后，胎头极度俯屈，以枕骨下部支撑在耻骨联合处，额、顶、颏转向骶岬。由于胎头极度俯屈，首先是大囟滑过骶岬，然后是额部沿骶岬向下滑动，一旦胎头极度俯屈的姿势得以纠正，胎头不需内旋转，可按一般枕前位机转通过产道分娩,但因胎头的入盆与下降遇到困难,整个产程较长。若俯屈得不到纠正,胎头无法入盆,就需以剖宫产结束分娩。

(2)高直后位:最突出表现是胎头高浮,迟迟不能入盆。主要由于胎头枕部与胎背所形成的弧形正对着母体向前突出的脊椎腰骶部,前凸的腰骶部妨碍胎头下降,较长的胎头矢状径又位于较短的骨盆入口前后位上,致使胎头高浮而无法衔接入盆。若胎背能向一侧旋转 45°称为枕左后或枕右后位,胎头即有可能下降,在临床实际工作中,高直后位能够入盆并经阴道分娩是极少见的。

【诊断与检查】

见表 3-31。

表 3-31　胎头高直位的诊断检查

腹部检查	可见腹部前壁触及胎背,触不到肢体,胎头横径短与胎儿大小不成比例,在腹中线偏左可听到胎心;高直后位时,腹部可全部触及肢体,在腹中线偏右听到胎心,耻骨联合上方可触及胎颏
阴道检查	胎头矢状缝均位于骨盆入口的前后径上,偏离角度不超过15°,小囟门在耻骨联合下,大囟门在骶岬前,为高直前位;相反,则为高直后位。可触及胎头上有一与宫口开大大小一致,直径 3~5cm 的局限性水肿,高直前位者位于枕骨正中,高直后位者位于两顶之间
B 型超声检查	高直前位时可在母体腹壁正中探及胎儿脊柱;高直后位时在耻骨联合上方探及眼眶反射。高直前(后)位时胎头双顶径与骨盆入口横径一致

【处理措施】

见表 3-32。

表 3-32　胎头高直位的处理措施

高直前位	胎儿枕部若能向一侧转 45°至枕左前位或枕右前位,即有可能正常分娩。一般可采用加强宫缩,使其自然转位,但必须是骨盆正常,头盆相称,经检查后,严密观察 1～2 小时的产程进展。如试产失败则行剖宫产
高直后位	胎头若向一侧转 45°至枕左后位或枕右后位,一旦确诊,应行剖宫产
	为预防胎头高直位的发生,在妊娠晚期或临产早期,令孕产妇取侧卧式

(四)前不均倾位

枕横位入盆的胎头侧屈以其前顶骨先入盆,称为前不均倾位。

【病　　因】

1. 头盆不称

前不均倾位的形成与头盆不称有一定关系。

2. 骨盆倾斜度过大

胎头可利用的骨盆入口面较小,胎头不易入盆,后顶骨搁于骶岬上方,前顶骨先进入骨盆入口。

3. 悬垂腹

孕妇腹壁松弛,子宫前倾,使胎头前顶骨先入盆。

4. 扁平骨盆

骨盆入口前后径小,胎头双顶不能入盆,为适应骨盆形态,胎头侧屈,前顶首先入盆。

综上所述,当骨盆倾斜度过大,悬垂腹或腹壁松弛时,胎儿身体向前倾斜,可使胎头前顶先入盆,若同时有头盆不称,则更有可能出现前不均倾势这种异常胎位。

【临床表现】

1. 胎膜早破

前不均倾位发生胎膜早破,超过一般胎膜早破的发生率。

2. 产程早期腹部检查

可在耻骨联合上触及迟迟不衔接、不下降或出现骑跨征的胎头。

3. 尿潴留

产程延长,子宫收缩乏力,引起神经反射性尿潴留。此外,胎头前顶骨紧紧嵌顿于耻骨联合后方压迫尿道,故前不均倾位患者可于临产早期出现尿潴留。

4. 宫颈水肿

前不均倾位时胎头前顶骨紧紧嵌顿于耻骨联合后方压迫宫颈,使血液和淋巴液回流受阻,导致宫颈受压迫以下的软组织水肿。

5. 胎头水肿

由于产程停滞,胎头受压过久,可出现胎头水肿,水肿的范围常与宫颈扩张大小相符,一般直径为 3～5cm,故称之为胎头"小水肿"。枕左横位前不均倾位时,胎头水肿应在右顶骨;枕右横前不均倾位时,胎头水肿应在左顶骨。剖宫产取出胎儿后,应检查胎头水肿部位,这是核实前不均倾位的可靠方法。

【分娩机制】

前不均倾位时,因耻骨联合后面直而无凹陷,前顶骨紧紧嵌顿于耻骨联合后,使后顶骨无法越过骶岬而入盆,需行剖宫产术。

【诊断与检查】

1. 腹部检查

临产早期可在耻骨联合上方扪及胎头顶部。随前顶骨入盆胎头折叠于胎肩后方,在耻骨联合上方可能不能触及胎头,造成胎头已经衔接入盆的假象。

2. 阴道检查

阴道检查时在耻骨联合后方可触及前耳,感觉胎头前顶紧嵌于耻骨联合后方,盆腔前半部被塞满,而盆腔后半部则显得很空虚,系因后顶骨大部分尚在骶岬以上。胎头矢状缝在骨盆横径上,但逐渐向后移而接近骶岬,这是由于胎头侧屈加深所致。盆腔后部空虚,子宫颈前唇水肿,尿道受压造成不容易导尿。

【处理措施】

见表 3-33。

表 3-33　前不均倾位的处理措施

预防	首先要预防前不均倾位的发生,凡是会引起前不均倾位的因素,可于产前或临产早期尽量予以纠正,如妊娠晚期腹部松弛或悬垂腹者,可加用腹带纠正胎儿向前倾斜。产程早期令产妇取坐位或半卧位,使产妇双髋关节伴膝关节屈曲,均有利于缩小骨盆倾斜度,避免前顶先入盆,防止前不均倾位发生
处理	前不均倾位的诊断一旦确定,除极个别骨盆正常或较大,胎儿较小,产力强者可给予短期试产外,其余均应尽快做剖宫产术

(五)面先露

胎头以颜面为先露称为面先露,多于临产后发现。常由额先露继续仰伸形成,以颏骨为指示点,有 6 种胎位,颏左(右)前、颏左(右)横、颏左(右)后,以颏左前及颏右后位较多见。

【病　　因】

1. 骨盆狭窄

骨盆入口狭窄时,胎头衔接受阻,阻碍胎头俯屈,导致胎头极度仰伸。

2. 头盆不称

临产后胎头衔接受阻,造成胎头极度仰伸。

3. 腹壁松弛

经产妇悬垂腹时胎背向前反曲,颈椎及胸椎仰伸形成面先露。

4. 脐带过短或脐带绕颈

使胎头俯屈困难。

5. 畸形及其他疾病

无脑儿因无顶骨,可自然形成面先露。先天性甲状腺肿,胎头俯屈困难,也可导致面先露。

【临床表现】

胎儿颜面部不能紧贴子宫下段及宫颈,引起子宫收缩乏力,产程延长。由于颜面部骨质不易变形,容易发生会阴裂伤。颏后位可发生梗阻性难产,处理不及时时,可致子宫破裂。

【分娩机制】

(1)面先露很少发生在骨盆入口上方,通常是额先露在胎头下降过程中胎头进一步仰伸而形成面先露。分娩机制包括仰伸、下降、内旋转及外旋转。

(2)颏右前位时,胎头以前囟颏径,衔接于骨盆入口左斜径上,下降至中骨盆平面。胎头极度仰伸,颏部为最低点,向左前方转45°,使颏部达耻骨弓下,形成颏前位。当先露部达盆底,颏部抵住耻骨弓,胎头逐渐俯屈,使口、鼻、眼、额、顶、枕相继自会阴前缘娩出,经复位及外旋转,使胎肩及胎体相继娩出。

(3)颏后位时,若能向前内旋转135°,可以颏前位娩出;若内旋转受阻,成为持续性颏后位,足月活胎不能经阴道自然娩出。

(4)颏横位时,多数可向前转90°形成颏前位娩出,持续性颏横位则不能自然娩出。

【诊断与检查】

1. 腹部检查

因胎头极度仰伸入盆受阻,胎体伸直,宫底位置较高。颏后位时,在胎背侧触及极度仰伸的枕骨隆突是面先露的特征,于耻骨联合上方可触及胎儿枕骨隆突与胎背之间有明显凹沟,胎心较遥远而弱。颏前位时,胎体伸直使胎儿胸部更贴近孕妇腹前壁,使胎儿肢体侧的下腹部胎心听诊更清晰。

2. 肛门检查

触不到圆而硬的颅骨,可触到高低不平、软硬不均的颜面部。

3. 阴道检查

若宫口开大 3～5cm 时可触及胎儿口、鼻、颧骨及眼眶,并依据颏部所在位置确定其胎位。

4. B 型超声检查

可看到过度仰伸的胎头,确定胎头枕部及眼眶的位置,可以明确面先露并能确定胎位。

【处理措施】

(1)面先露均在临产后发生。如出现产程延长及停滞时,应及时行阴道检查。

(2)颏前位时,若无头盆不称,产力良好,有可能经阴道自然分娩。

(3)如出现继发性宫缩乏力,第二产程延长,可用产钳助娩,但会阴后侧切开要足够大。若有头盆不称或出现胎儿窘迫征象,应行剖宫产术。

(4)持续性颏后位时,难以经阴道分娩,应行剖宫产术结束分娩。

(5)如颏横位能转成颏前位,可经阴道分娩,持续性颏横位常出现产程延长和停滞,应行剖宫产术。

(六)臀先露

臀先露是异常胎位中最常见的一种。因胎臀比胎头小,分娩时胎头未经变形或因过度仰伸往往后出头娩出困难,脐带脱垂也多见,使围生儿死亡率增高,是枕先露的 3～8 倍。臀先露以骶骨为指示点,有骶左前、骶左横、骶左后,骶右前、骶右横、骶右后 6 种胎位。

【病　　因】

原因不十分明确,可能的因素有以下几个方面。

1. 早产

妊娠未足月,特别在 30 周或 30 周以前时,羊水量相对偏多,胎儿常取臀先露,一旦发生早产,即以臀先露方式分娩。

2. 羊水过多或经产妇

此时子宫腔空间较大或子宫壁较松弛,胎儿易在宫腔内自由活动,以致形成臀先露。

3. 胎儿在宫腔内活动受限

致使胎头不易随妊娠月的增加而转为头位,如子宫畸形(单角子宫、双角子宫、子宫不完全纵隔等),双胎,羊水过少等。

4. 胎儿下降受阻或衔接受阻

如有骨盆狭窄、胎儿过大或相对性头盆不称、前置胎盘、肿瘤阻塞盆腔等情况。

5. 胎儿畸形

如无脑儿、胎儿脑积水等。

6. 胎盘种植于子宫角或底部

这种情况下臀先露的发生率升高。

7. 长型胎头

此种胎头的枕部凸出、脸部变长,胎头两侧面平行,即所谓"臀先露胎头"。此种特殊胎头形态的枕额径增长,可能是形成臀先露的原因之一。足月臀先露胎儿至少1/3具有此种形态的胎头。

【临床表现与分类】

孕妇常感肋下有圆而硬的胎头。由于胎臀不能紧贴子宫下段及宫颈内口,常导致宫缩乏力,产程延长。

1. 单纯臀先露

最多见,又称为腿直臀先露,是指胎儿双髋关节屈曲,双膝关节伸直,先露为胎儿臀部。

2. 完全臀先露

较多见,又称为混合臀先露,是指胎儿双髋关节及膝关节均屈曲,先露为胎儿臀部及双足。

3. 不完全臀先露

较少见。是指胎儿以一足或双足、一膝或双膝、一足一膝为先露,膝先露是暂时性胎方位,产程开始后多转为足先露。不完全臀先露有以下几种情况:①足先露:双侧髋关节与膝关节均伸直;②膝先露:双侧髋关节伸直而膝关节屈曲;③双侧先露不同:一侧为足先露,另一侧为膝先露。不完全臀先露往往是在临产过程中演变而成,最容易发生脐带脱垂,尤其是两侧先露不同的不完全臀先露脐带脱垂机会更大。

【分娩机制】

以骶右前位为例。

1. 胎臀娩出

临产后,胎臀以粗隆间径衔接于骨盆入口右斜径,并不断下降,前髋下降稍快,先抵骨盆,在遇盆底阻力后,臀部向母体右前方做 45°内旋转,使前髋位于耻骨联合后方,而粗隆间径与母体骨盆出口前后径一致。胎体为适应产道弯曲度而侧屈,后臀先从会阴前缘娩出,胎体稍伸直,使前臀从耻骨弓下娩出。继之双腿双足娩出。当胎臀及两下肢娩出后,胎体行外旋转,使胎背转向前方或右前方。

2. 胎肩娩出

当胎体行外旋转的同时,胎儿双肩径于骨盆入口右斜径或横径入盆,并沿此径线逐渐下降,当双肩达骨盆底时,前肩向右旋转 45°转至耻骨弓下,使双肩径与骨盆出口前后径一致,同时胎体侧屈使后肩及后上肢从会阴前缘娩出,继之前肩及上肢从耻骨弓下娩出。

3. 胎头娩出

当胎肩娩出时,胎头以矢状缝衔接于骨盆入口的左斜径或横径上,逐渐下降、俯屈,当胎头达盆底时,其枕部紧贴于耻骨联合之后并以位于耻骨弓下的枕骨下凹为支点,胎头继续俯屈,于是颏、面、额部相继露于会阴部而最终胎头全部娩出。

【诊　断】

见表 3-34。

表 3-34 臀先露的诊断

腹部检查	子宫呈纵椭圆形,胎本纵轴与母体纵轴一致。在宫底部可触及圆而硬、按压时有浮球感的胎头;若未衔接,在耻骨联合上方触及不规则、软而宽的胎臀,胎心在脐左(右)上方听得最清楚。衔接后,胎臀位于耻骨联合之下,胎心听诊以脐下最明显
肛门检查	临产前检查,因先露部较高,子宫底稍加压力使先露向下,其主要感觉不是光滑而硬的胎头,而是不规则并较软的胎臀或触到胎足、胎膝
阴道检查	在肛门检查不明确时应做阴道检查,了解骨盆情况,宫颈口开大情况,是否破膜,并决定分娩方式
B型超声波检查	孕妇腹壁厚,先露高,胎头嵌顿于肋骨下需做超声显像检查。超声检查可以了解以下情况
	胎头是否仰伸,仰伸程度如何
	测量胎头双顶径、胸围、腹围及股骨长度,用以估计胎儿大小
	胎儿是否畸形
	确定臀先露的类型:了解胎儿下肢是否屈曲良好,紧紧盘于胎儿腹部前且高于臀部,还是屈曲不良,盘得不紧且低于臀部
	胎盘位置:胎盘在子宫前壁者不宜做外倒转术
	如在臀先露旁见到一团软组织阴影,应警惕脐带先露

【对母儿的影响】

1. 对母体的影响

因胎臀不规则,不能紧贴子宫下段及宫颈,易发生胎膜早破、继发性宫缩乏力及产程延长,使产后出血及感染机会增加;有时因后出胎头困难或宫口未开全,行助产造成宫颈、子宫下段及会阴撕裂伤。

2. 对胎儿的影响

臀先露易发生胎膜早破、脐带脱垂,胎膜早破使早产儿及低体重儿增多,脐带受压可致胎儿窘迫,甚至死亡。后出胎头牵拉困难,易发生新生儿窒息、颅内出血、臂丛神经损伤等。

【妊娠期矫正方法】

在妊娠 30 周前,臀先露大多数都能自行转为头先露。若妊娠 30 周后仍为臀先露应予以矫正。常用的矫正方法见表 3-35。

表 3-35　臀先露的妊娠期矫正方法

胸膝卧位	让孕妇排空膀胱,松解裤带,采取胸膝卧位,每日 2～3 次,每次 15 分钟,连做一周后复查。这种姿势可使胎臀退出盆腔,借助胎儿重心改变自然完成头先露的转位。成功率 70％以上
激光照射或艾灸至阴穴	可用激光照射两侧至阴穴(足小趾外侧,距趾甲角 0.1 寸),也可用艾条灸,每日 1 次,每次 15～20 分钟,5 次为 1 个疗程
仰卧臀高位	孕妇排空膀胱后,松解裤带,仰卧于床上,腰部用枕头或被褥垫高,使腰臀与床缘成 30°～45°,仰卧 10～15 分钟后,迅速将身体向胎肢侧转动,侧卧 5 分钟。每日 2 次,每次 15～45 分钟,3～7 日为 1 个疗程
甩臀运动	方法是令孕妇双足分开直立,双手扶桌沿,双膝及臀部顺胎头屈曲方向做规律的连续旋转,每日早、晚各 1 次,每次 15 分钟,7 日为 1 个疗程
外倒转术	用上述矫正方法无效者,可行外倒转术。术前 30 分钟口服利托君 10mg。行外转胎位术时,最好在 B 型超声及胎儿电子监测下进行。孕妇平卧,两下肢屈曲稍外展,露出腹壁查清胎位,听胎心率

（续 表）

外倒转术	操作步骤:松动胎先露部(两手插入胎先露部下方向上提拉使之松动),转胎(两手把握胎儿两端,一手将胎头沿胎儿腹侧,保持胎头俯屈,轻轻向骨盆入口推移,另手将胎臀上推,与推胎头动作配合,直至转为头先露)。动作应轻柔,间断进行
	若术中或术后发现胎动频繁而剧烈或胎心率异常,应停止转动并退回原胎位观察半小时

【外倒转术】

见表 3-36。

表 3-36　臀先露的外倒转术

适应证	凡无以下禁忌证者,均适于行外倒转术
禁忌证	曾行剖宫产术或子宫肌瘤剔除术
	不良分娩史
	骨盆狭窄
	产前出血,如前置胎盘
	羊水过多
	脐带绕颈
	估计胎儿体重<2 500g 或>3 500g
	胎盘附着于子宫前壁
	先兆早产、胎儿慢性窘迫、胎儿畸形
	妊娠期高血压

(续 表)

施行外倒转术的时机和影响因素	大多数学者认为,施行外倒转术最佳时机为孕 30～32 周。但是也有学者认为,初产妇孕 32 周前或经产妇孕 34 周前,大多数臀先露能自然回转,无须行外倒转术;孕 38 周后因胎儿长大且羊水量相对减少,外倒转术不易成功
	另外,影响外倒转术成功的因素有:腹部肥胖,孕妇精神紧张,子宫易激惹,臀先露已衔接入盆,胎腿伸展等

【分娩方式指征】

见表 3-37。

表 3-37   臀先露的分娩方式指征

剖宫产的指征	放宽剖宫产的指征,能稳定降低围生儿死亡率,对狭窄骨盆、软产道异常、胎儿体重＞3500g、胎儿窘迫、妊娠并发症、高龄产妇、B 型超声见胎头过度仰伸、有脐带先露或膝先露、有难产史、不完全臀先露、瘢痕子宫等,均应行剖宫产术
阴道分娩的指征	孕龄≥36 周
	单臀先露
	胎儿体重为 2500～3500g
	无胎头仰伸
	骨盆大小正常
	无其他剖宫产指征

【分娩期矫正方法】

临产初期应根据产妇年龄、胎次数、骨盆类型、胎儿大小、胎儿是否存活、臀先露类型及有无并发症等,对分娩方式做出正确判断。

(1)选择性剖宫产:如狭窄骨盆、软产道异常、胎儿体重＞

3500g、胎儿窘迫、胎膜早破、脐带脱垂、妊娠并发症、高龄初产、有难产史、不完全臀先露等均应行剖宫产术结束分娩。

（2）经阴道分娩：则做如下处理。

1）第一产程：产妇应侧卧休息，不宜站立走动，给予足够的水分和营养以保持较好的体力。少做肛查及阴道检查，不灌肠，尽量避免胎膜破裂。一旦破膜，应立即听胎心。若有胎心异常，应行阴道检查，了解有无脐带脱垂。若有脐带脱垂，胎心尚好，宫口未开全，为抢救胎儿，需立即行剖宫产术；若无脐带脱垂，可严密观察胎心及产程进展。当宫口开大 4～5cm 时，胎足即可经宫口脱出至阴道。为了使宫颈和阴道充分扩张，消毒外阴之后，使用"堵"外阴方法。当宫缩时用无菌巾以手掌堵住阴道口，让胎臀下降，避免胎足先下降，待宫口及阴道充分扩张后才让胎臀娩出。宫口近开全时，要做好接产和抢救新生儿窒息的准备。

2）第二产程：接产前，应导尿。初产妇应做会阴后-侧切开术。有 3 种分娩方式：①自然分娩：胎儿自然娩出，不做任何牵拉。本方式极少见，仅见于经产妇、胎儿小、宫缩强、骨盆宽大者。②臀位助产：当胎臀自然娩出至脐部后，胎肩及后出胎头由接产者协助娩出。脐部娩出后，一般应在 2～3 分钟娩出胎头，最长不能超过 8 分钟，后娩出胎头，有主张用单叶产钳效果佳。③臀牵引术：胎儿全部由接产者牵拉娩出，此种手术对胎儿损伤大，一般情况下应禁止使用。

3）第三产程：如产程延长并发子宫乏力性出血，胎盘娩出后，应肌内注射缩宫素，防止产后出血，缝合完好，预防感染。

（七）肩先露

肩先露又称横位，是指胎肩为先露部，胎体位于骨盆入口以上，胎体纵轴与母体纵轴交叉成直角或垂直。肩先露是最不利于分娩的胎位。除死胎及早产儿胎体可折叠而自然娩出外，足月活胎不可能经阴道自然娩出。若不及时处理，容易造成子宫破裂，威胁母儿生命。肩先露以肩胛骨为指示点，有肩左前、肩左后、肩右前、肩右后 4 种胎位。

【病　　因】

(1)经产妇所致腹壁松弛,如悬垂腹时子宫前倾使胎体纵轴偏离骨产道,斜向一侧或呈横产式。

(2)早产儿,尚未转至头先露时。

(3)前置胎盘。

(4)骨盆狭窄。

(5)子宫异常或肿瘤,影响胎头入盆。

(6)羊水过多。

【临床表现】

(1)肩先露的先露部为肩,对宫颈口及子宫下段的贴合不均匀,常易发生胎膜早破及宫缩乏力。

(2)胎膜破后,羊水外流,胎儿上肢或脐带容易脱垂,导致胎儿窘迫,以致死亡。

(3)临产后,随着宫缩增强,迫使胎肩下降,胎肩及胸廓的一小部分挤入盆腔内,肢体折叠弯曲,颈部被拉长,上肢脱出于阴道口外,但胎头及臀部仍被阻于骨盆入口上方,形成所谓嵌顿性横位或称忽略性横位;子宫收缩继续增强而胎儿无法娩出,子宫上段逐渐变厚,下段变薄、拉长,在上下两段之间形成病理性缩复环。产程延长后,此环很快上升达脐上,此时做检查可在子宫下段发现固定压痛点,并可能发现产妇有血尿,这些表现均属于先兆子宫破裂的临床征象,如不及时处理,随时可发生子宫破裂。

(4)有时由于分娩受阻过久,宫缩可变得越来越弱,间隔时间越来越长,直至子宫呈麻痹状态。对此情况若缺乏认识,若任产程继续延长,可能导致宫腔严重感染,危及母儿生命。

【诊　　断】

见表 3-38。

表 3-38　肩先露的诊断

腹部检查	子宫轮廓呈横椭圆形,耻骨联合上方较空虚,摸不到胎臀或胎头,母体一侧可触及胎头,胎臀在另一侧。肩前位时,胎背朝向母体腹壁,触之宽大平坦;肩后位时,母体腹壁触及不规则的胎儿小肢体。胎心在脐周两侧最清楚。根据腹部检查多能确定胎位
肛门检查及阴道检查	未破膜时,肛门检查不易触及先露部;如宫颈口已开,胎膜已破,阴道检查可触及肩胛骨或肩峰、锁骨、肋骨及腋窝。腋窝尖端指向胎儿肩部及头端位置,据此可确定胎头在母体左或右侧。肩胛骨朝向母体前或后方,可确定肩前位或肩后位
B型超声检查	通过胎头、脊柱、胎心等检测,能准确诊断肩先露,并能确定胎位

【处理措施】

见表 3-39。

表 3-39　肩先露的处理措施

妊娠期	妊娠 30 周以后仍为横位或斜位者,可采用膝胸卧位、仰卧臀高位或艾灸至阴穴,促使胎儿自行转为头先露。如未成功,可试行腹部外倒转术转成头先露,并包裹腹部固定胎儿为纵产式
	若外倒转术失败,妊娠近足月应提前在 35～38 周住院,住院后重点监护临产征兆及胎膜早破,行选择性剖宫产。无条件住院者,需与产妇和家属说明出现胎膜早破或临产现象立刻来医院

（续　表）

分娩期	应根据胎产次、胎儿大小、胎儿是否存活、宫口扩张程度、胎膜是否破裂、有无并发症等，综合判断决定分娩方式
	横位伴有阴道试产禁忌证、妊娠期未能纠正者，根据宫颈口开大、胎儿大小及胎儿存活情况决定分娩方式，如胎儿存活，胎心良好，应于妊娠38周入院择期行剖宫产
	宫口开全，胎膜已破，无感染迹象且胎心好的经产妇，可考虑在全麻下行内倒转术结束分娩，但术后应仔细检查除外子宫破裂及子宫颈裂伤，产后抗生素预防感染及防治产后出血
	忽略性横位胎儿已死不宜做内倒转术，如宫颈口开全，在乙醚麻醉下行断头术。如遇忽略性横位伴有宫内感染者，在剖宫产的同时可行子宫切除术

（八）复合先露

复合先露是指胎头或胎臀伴有肢体（上肢或下肢）作为先露部同时进入骨盆入口。此种胎位在临床上以一手或一前臂沿胎头脱出最常见，多发生于早产者。

【病　　因】

胎先露部与骨盆入口未能完全嵌合，或在胎先露部周围有空隙均可发生，以经产妇腹壁松弛者、临产后胎头高浮、骨盆狭窄、胎膜早破、早产、双胎妊娠及羊水过多等为常见。

【临床经过】

复合先露若仅胎手露于胎头旁，或胎足露于胎臀旁者，多能顺利经阴道分娩。在破膜后，上臂完全脱出则能阻碍分娩。下肢和胎头同时入盆，直伸的下肢也能阻碍胎头下降，若不及时处理可致梗阻性难产，威胁母儿生命。胎儿可因脐带脱垂死亡，也可因产程延长、缺氧造成胎儿窘迫，甚至死亡等。

【诊断及鉴别诊断】

骨盆大、胎儿小,虽以头与手为先露,产程仍可能表现正常。足月儿无论有无头盆不称存在,复合先露本身即可导致分娩困难,产程可表现异常。临床多表现为第二产程延长。阴道检查若发现胎先露旁侧有肢体,可明确诊断。常为头与手复合先露,在胎头旁扪及小手。

注意臀先露及肩先露进行鉴别。臀先露时,如臀与足同时入盆,则扪及足旁为臀。肩先露时,肢体旁为肩部而非胎头。

【处理措施】

(1)发现复合先露,首先应排除头盆不称。确认无头盆不称,让产妇向脱出肢体的对侧侧卧,肢体常可自然缩回。

(2)脱出肢体与胎头已入盆,待宫口近开全或开全后上推肢体,将其回纳,然后经腹部下压胎头,使胎头下降,以产钳助娩。

(3)如有明显头盆不称或伴有胎儿窘迫征象,应尽早行剖宫产术。

第七节　分娩期并发症

一、子宫破裂

子宫破裂是指子宫体部或子宫下段于分娩期或妊娠期发生破裂,为产科严重并发症,威胁母儿生命。子宫破裂如未能及时诊断、处理,常导致胎儿及产妇死亡,主要死于出血、感染性休克。子宫破裂绝大多数发生于妊娠 28 周之后,分娩期最多见。

子宫破裂按发生时间分为妊娠期破裂和分娩囊破裂,按原因分为自发性破裂和损伤性破裂,按发生部位分为子宫体部破裂和子宫下段破裂,按破裂程度分为完全性破裂和不完全性破裂。

【病因与发病机制】

1. 胎儿先露部下降受阻

因骨盆狭窄、头盆不称、胎位异常、胎儿畸形等造成梗阻性难产,使胎儿先露部下降受阻,子宫下段过度扩张变薄,导致子宫下段破裂。此外,阴道瘢痕造成狭窄、盆腔肿瘤嵌顿于先露部也可造成胎儿先露部下降受阻。

2. 瘢痕子宫

瘢痕子宫为较常见的原因。既往有子宫肌瘤剔除、剖宫产(特别是古典式剖宫产)等手术史的孕产妇,在妊娠晚期或临产后,由于子宫腔内压力增大或子宫收缩,可使原有切口瘢痕破裂,甚至于自发性破裂。

3. 子宫收缩药应用不当

多见于临产过程中不恰当地应用缩宫素、麦角类药物、前列腺素栓剂,却没有良好的监护。少数病例见于对以上药物极度敏感者。

4. 分娩时手术损伤

如阴道助产时不适当或粗暴应用产钳术、内倒转术、穿颅术、断头术、臀位牵引术等,可导致严重的宫颈阴道裂伤合并子宫下段破裂。

5. 子宫肌壁病变

如先天性子宫发育不良、双子宫妊娠、单角子宫妊娠等,易发生子宫破裂;多次人工流产、子宫穿孔、人工剥离胎盘及葡萄胎、绒毛膜癌等,由于部分子宫肌壁变薄或坏死,易导致子宫破裂。

【临床表现】

根据子宫破裂的发展过程,可分为先兆子宫破裂与子宫破裂两种。先兆破裂为时短暂,若无严密观察产程往往被忽略,发展为破裂。尤其为前次剖宫产史,常见于瘢痕破裂,有时在手术时才发现子宫肌层裂开。

1. 先兆子宫破裂

先兆子宫破裂的 4 个征象是病理性缩复环形成、下腹部压痛、胎心率改变及血尿。先兆子宫破裂常见于产程长、有梗阻性难产因素的产妇。

(1)腹痛:患者多有持续性下腹疼痛,拒按,烦躁不安,心率和呼吸加快。

(2)病理性缩复环:临产后,当胎先露下降受阻时,强有力的阵缩使子宫下段被过度牵拉变薄,而子宫体部增厚变短,两者之间形成明显的环状凹陷,称病理性缩复环。子宫收缩频繁,呈强直性或痉挛性,子宫下段膨隆,压痛明显,胎先露部被固定于骨盆入口处。病理性缩复环随产程进展,逐渐上升达脐水平甚至脐上,这一点有别于生理性缩复环及子宫痉挛狭窄环。若不及时处理,子宫将在病理性缩复环处或其下方破裂。

(3)排尿困难及血尿:由于先露部压迫,膀胱壁充血,可出现排尿困难和血尿。

(4)胎心率改变:由于宫缩过强、过频,胎儿血供受阻,胎心率可增快、减慢或听不清,电子胎心监护图形可见重度变异减速、晚期减速或延长减速,提示胎儿窘迫。

2. 子宫破裂

(1)不完全子宫破裂:子宫肌层已全部或部分破裂,但浆膜层或腹膜层尚保持完整,宫腔与腹腔未相通,胎儿仍位于宫腔内。腹部检查时,子宫不全破裂处有固定压痛点。如破裂位于阔韧带两叶之间,可形成阔韧带血肿,患者在宫体一侧可扪及逐渐增大且有压痛的包块,伴胎心率改变,可出现频发胎心率减速。

(2)完全性子宫破裂:子宫肌层及浆膜层全部破裂,宫腔与腹腔相通。产妇常感撕裂状剧烈腹痛,子宫收缩消失,疼痛缓解,但随血液、羊水及胎儿进入腹腔,很快出现严重的腹膜刺激征及失血性休克征兆。伴子宫颈撕裂或延及下段者可出现少量阴道出血。阴道检查:可见鲜血流出,已扩张的宫颈口回缩,先露部上升。若破裂口位置较低,可自阴道扪及子宫下段裂口。腹部检查:全腹有压痛和反跳痛,在腹壁下可清楚扪及胎体,在胎儿侧方可扪及缩小的宫体,胎动和胎心消失。

【辅助检查】

1. 腹部检查

全腹压痛和反跳痛,腹肌紧张,可叩及移动性浊音,腹壁下胎体可清楚扪及,子宫缩小,位于胎儿一侧,胎动停止,胎心消失。

2. 阴道检查

子宫破裂后,阴道检查可发现胎先露的上移,宫颈口缩小,可有阴道流血,有时可触到破裂口;但若胎儿未出宫腔,胎先露不会移位,检查动作要轻柔,有时会加重病情。

3. B 型超声诊断

可见胎儿游离在腹腔内,胎儿的一边可见收缩的子宫及腹腔积液。

4. 腹腔或后穹穿刺

可明确腹腔内有无出血。

【诊　　断】

依靠病史、体征,根据子宫破裂的临床表现一般即可得出诊断,但子宫后壁发生破裂时,诊断较困难。需根据患者病史进行分析,尤其是具有子宫破裂高危因素时,患者出现腹膜刺激征及休克期或休克早期的临床表现时,均应考虑子宫破裂的可能。阴道检查虽对子宫破裂诊断有一定帮助,但可加重病情,故除产后疑有子宫破裂需探查宫腔外,一般不宜做阴道检查。B 型超声可协助诊断,但临床大多不必行此项检查就可诊断。

【鉴别诊断】

见表 3-40。

表 3-40　子宫破裂的鉴别诊断

重型胎盘早剥	重型胎盘早剥可引起剧烈腹痛、胎心率改变及内出血休克征象,易与子宫破裂相混淆。但重型胎盘早剥多伴有重度子痫前期——子痫病史或外伤史,腹部检查子宫呈板样硬,宫底升高,胎位不清,无病理性缩复环,B 型超声检查可见胎盘后血肿,胎儿在宫腔内

（续 表）

羊膜腔感染	有产程延长和多次阴道检查史,可出现腹痛和子宫压痛等症状及体征,容易与子宫破裂相混淆。羊膜腔感染可出现体温升高,血白细胞计数和中性粒细胞升高。腹部触诊及 B 型超声检查提示胎儿仍在宫腔内

【治疗措施】

见表 3-41。

表 3-41 子宫破裂的治疗措施

先兆子宫破裂	发现先兆子宫破裂时必须立即给予抑制子宫收缩的药物,如吸入或静脉麻醉,肌内注射或静脉注射镇静药物,如哌替啶 100mg。停用宫缩药,尽快施行剖宫产术
子宫破裂	子宫破裂一旦确诊,应立即给予大量输血、输液抗休克,同时立即施行剖宫产术,应用大剂量抗生素防治感染。手术方式应根据患者的年龄、胎次、一般情况、子宫破裂程度与部位、手术距离破裂发生时间长短及有无严重感染而决定
	患者无子女,子宫破裂时间在 12 小时以内,裂口边缘尚整齐、无明显感染者,可考虑修补缝合术
	裂口较大,撕裂多处,且有感染可能者,应考虑做次全子宫切除术
	子宫裂口不仅在下段,且延及宫颈口者,应考虑做全子宫切除术
	在阔韧带内有巨大血肿时,须打开阔韧带,推开输尿管及膀胱,避免损伤,游离、结扎子宫动脉之上行者及其伴随静脉。如术时仍有活动性出血,可先行同侧髂内动脉结扎术,以控制出血
	子宫破裂的孕产妇,均应仔细检查膀胱、输尿管、宫颈与阴道,如发现裂伤,应同时予以修补

【预防措施】

(1)建立完善的孕产妇系统保健手册,加强围生期保健。

(2)正确处理产程,严密观察产程进展,警惕并尽早发现先兆子宫破裂征象并及时处理。

(3)严格掌握宫缩药的应用指征,合理使用缩宫素,遵循低浓度、慢速度、专人守护的原则,以免子宫收缩过强。凡有头盆不称,胎位异常或曾行子宫手术者均禁用。前列腺素、蓖麻油等引产更应严密观察。

(4)有子宫破裂高危因素者,应在预产期前 1～2 周入院待产。

(5)正确掌握产科手术助产的指征及技术,按操作常规进行阴道助产术,避免粗暴操作。阴道助产术后应仔细检查宫颈及宫腔,发现损伤及时修补。

(6)正确掌握剖宫产指征,对前次剖宫产指征为骨盆狭窄、术式为子宫体部切口、子宫下段切口有撕伤或术后感染愈合不良者,均需行剖宫产终止妊娠。

二、羊水栓塞

羊水栓塞(AFE)是指在分娩过程中羊水突然进入母体血液循环引起急性肺栓塞、过敏性休克、弥散性血管内凝血(DIC)、肾衰竭或猝死等一系列严重的分娩期并发症。AFE 是由于污染羊水中的有形物质(胎儿毳毛、角化上皮、胎脂、胎粪)和促凝物质进入母体血液循环引起。羊水栓塞也可发生在足月分娩和妊娠 10～14 周钳刮术时,死亡率高达 60% 以上,是孕产妇死亡的主要原因之一。近年研究认为,羊水栓塞主要是过敏反应,是羊水进入母体循环后,引起母体对胎儿抗原产生的一系列过敏反应,故建议命名为"妊娠过敏反应综合征"。

【病　　因】

羊水栓塞多发生在产时或破膜时,亦可发生于产后,多见于足月产,但也见于中期引产或钳刮术中,大多发病突然,病情凶险。羊水栓塞的发生通常需要具备以下基本条件。

(1)子宫收缩过强或强直性子宫收缩(包括缩宫素使用不当),致羊膜腔内压力过高。

(2)胎膜破裂(其中 2/3 为胎膜早破,1/3 为胎膜自破)。

(3)宫颈或宫体损伤处有开放的静脉或血窦。

发生羊水栓塞通常有以下诱因:经产妇居多;多有胎膜早破或人工破膜史;常见于宫缩过强或缩宫素(催产素)应用不当;胎盘早期剥离、前置胎盘、子宫破裂或手术产易发生羊水栓塞。

【羊水进入母体的途径】

1. 宫颈内静脉

在产程中,宫颈扩张使宫颈内静脉有可能撕裂,或在手术扩张宫颈、剥离胎膜时、安置内监护器引起宫颈内静脉损伤,静脉壁的破裂、开放,是羊水进入母体的一个重要途径。

2. 胎盘附着处或其附近

胎盘附着处有丰富的静脉窦,如胎盘附着处附近胎膜破裂,羊水则有可能通过此裂隙进入子宫静脉。

3. 胎膜周围血管

如胎膜已破裂,胎膜下蜕膜血窦开放,强烈的宫缩亦有可能将羊水挤入血窦而进入母体循环。另外,剖宫产子宫切口也日益成为羊水进入母体的重要途径之一。

【临床表现】

羊水栓塞起病急骤、来势凶险,常来不及做实验室检查患者已经死亡,因此早期诊断极其重要。多数病例在发病时常首先出现一些前驱症状。如羊水侵入量极少,则症状较轻,有时可自行恢复;如羊水浑浊或入量较多时相继出现典型的临床表现。

1. 发病时期

羊水栓塞通常发生在自然破膜或人工破膜过程中(70%)及剖宫产(19%)和产后 48 小时内(11%)。发生的主要诱因是宫缩过强、滥用缩宫素引产或催产。

2. 前驱症状

多数病例在发病时常首先出现突发寒战、烦躁不安、咳嗽气急、发绀、呕吐等前驱症状，这些症状往往被误认为感冒、宫缩过强、产妇紧张，而未引起助产者注意。

3. 呼吸循环衰竭

羊水栓塞根据病情缓急可分为暴发型和缓慢型两类。

(1)暴发型呼吸循环系统：症状明显，继前驱症状后即出现呼吸困难、发绀、心率增快且进行性加重、面色苍白、四肢厥冷、血压下降，也可出现昏迷和抽搐，肺部听诊可出现湿啰音。严重者发病急骤，仅惊叫一声或打一个哈欠，血压即消失，呼吸、心搏骤停。

(2)缓慢型呼吸循环系统：症状较轻，甚至无明显症状，待至产后出现流血不止、血液不凝时始被发现。

4. 全身出血倾向

部分羊水栓塞患者经抢救度过了呼吸循环衰竭的休克期，继而出现 DIC。呈现以子宫大出血为主的全身出血倾向，且血液不凝。部分羊水栓塞病例，缺少呼吸循环系统的症状，起病即以产后不易控制的大出血为主要表现。

5. 多脏器损伤

本病全身脏器均受损害，除心脏外，肾脏是最常受损害的器官。当两个或两个以上重要器官同时或相继发生功能衰竭时，则称为多器官功能衰竭（MOF）。其病死率与衰竭器官数目相关，1个器官衰竭持续＞1天，其病死率为 40%，2个器官衰竭时病死率上升为 60%，3个或 3 个以上器官衰竭时则病死率高达 98%。

【辅助检查】

1. 凝血功能检查

首先进行与 DIC 有关的实验室检查。目前 DIC 诊断的指标如下。

(1)血小板计数不高于 $5×10^9$/L 或进行性下降。

(2)纤维蛋白原不高于 1.5g/L 或进行性下降。

(3)凝血酶原时间延长 3 秒以上。

(4)3P 试验阳性。

2. 血涂片寻找羊水有形物质

抽取下腔静脉或右心房的血 5ml,离心沉淀后取上层物做涂片,用 Wright-Giemsa 染色,镜检发现鳞状上皮细胞、毳毛、黏液,或行苏丹Ⅲ染色寻找脂肪颗粒,可协助诊断。

3. 宫颈组织学检查

当患者行全子宫切除,或死亡后进行尸体解剖时,可以对宫颈组织进行组织学检查,寻找羊水成分的证据。

4. 非侵入性检查方法

(1)Sialyl Tn 抗原检测:胎粪及羊水中含有神经氨酸-N-乙酰氨基半乳糖(Sialyl Tn)抗原,羊水栓塞时母血中 Sialyl Tn 抗原浓度明显升高。应用放射免疫竞争法检测母血 Sialyl Tn 抗原水平,是一种敏感和无创伤性的诊断羊水栓塞的手段。

(2)其他:测定母亲血浆中羊水-胎粪特异性的粪卟啉锌水平、纤维蛋白溶酶及 C_3、C_4 水平也可以帮助诊断羊水栓塞。

5. 胸部 X 线检查

90%患者可出现胸片异常。双肺出现弥散性点片状浸润影,并向肺门周围融合,伴有轻度肺不张和右心扩大。

6. 心电图检查

ST 段下降,提示心肌缺氧。

7. 超声心动图检查

可见右心房、右心室扩大、心排出量减少及心肌劳损等表现。

8. 肺动脉造影术

是诊断肺动脉栓塞最可靠的方法,可以确定栓塞的部位和范围。但临床较少应用。

9. 与 DIC 有关的实验室检查

可进行 DIC 筛选试验(包括血小板计数、凝血酶原时间、纤维蛋白原)和纤维蛋白溶解试验(包括纤维蛋白降解产物、优球蛋白溶解时间、鱼精蛋白副凝试验)。

10. 尸检

(1)肺水肿、肺泡出血,主要脏器(如肺、心、胃、脑等组织)及血管中找到羊水有形物质。

(2)心脏内血液不凝固,离心后镜检找到羊水有形物质。

(3)子宫或阔韧带血管内可见羊水有形物质。

【诊　　断】

主要靠临床表现,在血中找到胎儿有形物质可支持诊断。在胎膜破裂、胎儿娩出或手术中产妇突然出现寒战、烦躁不安、气急、尖叫、呛咳、呼吸困难、大出血、凝血功能障碍及不明原因休克、出血量与休克不成比例,应首先考虑为羊水栓塞,并在积极抢救的同时做进一步检查,以明确诊断。

【美国的诊断标准】

美国羊水栓塞的诊断标准为:①出现急性低血压或心脏骤停;②急性缺氧,表现为呼吸困难、发绀或呼吸停止;③凝血功能障碍或无法解释的严重出血;④上述症状发生在子宫颈扩张、分娩、剖宫产时或产后30分钟内;⑤排除了其他原因导致的上述症状。

【治疗措施】

羊水栓塞抢救成功的关键在于早诊断、早处理。当患者出现寒战、呛咳、呼吸困难、休克与出血量不成比例、多部位出血、血液不凝时应首先考虑羊水栓塞,应边组织抢救,边进行实验室检查,决不可等待有检验结果后再予急救。

1. 抗过敏

羊水栓塞过敏患者应早期应用抗过敏药物肾上腺皮质激素,稳定溶酶体膜,保护细胞,抗过敏,同时也有解除痉挛作用。地塞米松 20mg 静脉注射后,再用 20mg 静脉滴注并根据病情重复使用。也可用氢化可的松 100～200mg,静脉滴注,每日用量可达500～1000mg。

2. 有效给氧

立即高浓度面罩给氧,流量 5～10L/min。如 5 分钟不改善,应及时行气管插管人工呼吸机正压给氧。保持血氧饱和度在 90％以上。尽快开放静脉通道,至少两条,便于用药及输液,同时抽取下腔静脉血 5ml 用于诊断。心搏骤停者立即徒手心肺复苏。

3. 解除肺动脉高压

供氧只能解决肺泡氧压,而不能解决肺血流低灌注,必须尽早解除肺动脉高压,才能根本改善缺氧,预防急性右心衰竭、末梢循环衰竭和急性呼吸衰竭。常用药物有下列几种。

罂粟碱	对冠状血管和肺、脑血管均有扩张作用,是解除肺动脉高压的理想药物
氨茶碱	具有解除肺血管痉挛、扩张冠状动脉及利尿作用,还有解除支气管平滑肌痉挛作用
阿托品	解除肺血管痉挛,还能抑制支气管的分泌功能,改善微循环
酚妥拉明	解除肺血管痉挛

4. 抗休克

补充血容量	在抢救过程中,应尽快输新鲜全血和血浆以补充血容量。另外,在补充血容量时注意不要补充过量的晶体,要以补充血液,特别是凝血因子和纤维蛋白原为主。扩容首选低分子右旋糖酐 500ml 静脉滴注(每日量不超过 1000ml)。应做中心静脉压(CVP)测定,了解心脏负荷状况,指导输液量及速度,并可抽取血液寻找羊水有形成分
升压药	多巴胺 10～20mg 加于 5％葡萄糖液 250ml 中静脉滴注;间羟胺 20～80mg 加于 5％葡萄糖液 250～500ml 中静脉滴注,滴速为 20～30 滴/min。根据血压情况调整滴速
纠正酸中毒	在抢救过程中应及时做动脉血气分析及血清电解质测定。若有酸中毒可用 5％碳酸氢钠 250ml 静脉滴注,若有电解质紊乱,应及时纠正

5. 防治 DIC

肝素	用于治疗羊水栓塞早期的高凝状态,尤其在发病后 10 分钟内使用效果更佳。在应用肝素时以试管法测定凝血时间控制在 15 分钟左右。肝素过量有出血倾向时,可用鱼精蛋白对抗,1mg 鱼精蛋白对抗肝素 100U
补充凝血因子	应及时输新鲜血或血浆、纤维蛋白原等
抗纤溶药物	纤溶亢进时,用氨基己酸(4～6g)、氨甲苯酸(0.1～0.3g)、氨甲环酸 0.5～1.0g 加于 0.9％氯化钠注射液或 5％葡萄糖液 100ml 静脉滴注,抑制纤溶激活酶,使纤溶酶原被激活,从而抑制纤维蛋白的溶解。补充纤维蛋白原 2～4g/次,使血纤维蛋白原浓度达 1.5g/L

6. 预防肾衰竭

羊水栓塞患者经抢救度过了肺动脉高压及右侧心力衰竭、凝血功能障碍等几个阶段后,常常因肾缺血时间长、肾血管栓塞而导致肾小管肾小球坏死、肾功能障碍,故在抢救过程中应随时观察尿量,使每小时尿量不少于 30ml,24 小时尿量不少于 400ml。当血容量补足后,仍少尿应选用呋塞米 20～40mg 静脉注射,或 20％甘露醇 250ml 快速静脉滴注(10ml/min),扩张肾小球动脉(有心衰时慎用)预防肾衰竭。无效者提示急性肾衰竭,应尽早采取血液透析等急救处理。

7. 预防心力衰竭

(1)为防止心力衰竭,脉快者应及早应用强心药,如毛花苷 C 0.2～0.4mg 加于 10％葡萄糖溶液中,缓慢静脉注射;或用毒毛花苷 K 0.125～0.25mg 加入 10％葡萄糖溶液中,缓慢静脉注射,加强心肌收缩,增加心搏量。

(2)为减轻右心负荷,可用测血压袖带分别缚于四肢,加压至收缩压与舒张压之间,以阻断部分静脉回流。

（3）应用利尿药,如呋塞米 20～40mg 或依他尼酸 20～50mg,稀释后静脉注射,有利于消除肺水肿。

8. 预防感染

选用对肾脏毒性小的广谱抗生素。

9. 产科处理

（1）分娩前出现羊水栓塞,应先抢救母亲,积极治疗急性心力衰竭、肺功能衰竭、监护胎心率变化,病情稳定以后再考虑分娩情况。

（2）在第一产程出现羊水栓塞,考虑剖宫产终止妊娠。若患者系初产,新生儿为活产,术时出血不多,则可暂时保留子宫,宫腔填塞纱布以防产后出血。如宫缩不良,行子宫切除。在行子宫切除时不主张保留宫颈,防止少量羊水继续从宫颈血管进入母体循环,羊水栓塞的病情无法得到有效的缓解。

（3）在第二产程出现羊水栓塞,可考虑阴道分娩。分娩以后,如有多量的出血,虽经积极处理后效果欠佳,应及时切除子宫。

（4）分娩以后宫缩药的应用有争论,有人认为会促进更多的羊水成分进入血液循环,但多数人主张使用宫缩药。

【预防措施】

注意以下各项,有利于预防羊水栓塞。

（1）为减少子宫颈管的小血管破损,人工破膜时不兼行剥膜。

（2）掌握人工破膜的时机,破膜应避开宫缩最强的时间。

（3）严格掌握剖宫产指征,正确掌握剖宫产的手术技巧。手术操作应轻柔,防止切口延长;胎儿娩出前应尽量先吸净羊水,以免羊水进入子宫切口开放的血窦内。

（4）对死胎、胎盘早期剥离等情况,应严密观察。

（5）避免产伤、子宫破裂、子宫颈裂伤等。

①分娩时勿使宫缩过强,子宫收缩过强使宫腔内压力增高,可能引起子宫下段内膜破裂,则宫缩时羊水由间隙进入母体。需适当给予镇静药及抑制子宫收缩药,以缓减宫缩。

②人工剥膜与人工破膜,扩张宫颈和剥膜时均注意避免损伤,破膜后羊水可直接与开放的静脉接触,在宫缩增强的情况下易使羊水进入母血循环。人工破膜时必须在宫缩间歇时进行,减少羊水进入母体血循环的机会。

③正确使用缩宫素,并严密观察,防止宫缩过强,在使用缩宫素时应专人看护。

④对有诱发因素者,严密观察警惕本病的发生,如剖宫产、前置胎盘、胎盘早期剥离、急产等。

三、产后出血

产后出血(PPH)是指胎儿娩出后 24 小时内出血量≥500ml,剖宫产时≥1000ml。严重产后出血是指胎儿娩出后 24h 内出血量≥1000ml,80％产后出血发生在产后 2 小时内,是分娩期严重的并发症,是导致孕产妇死亡的原因之一。在我国,产后出血近年来一直是引起孕产妇死亡的第一位原因。

【病　因】

1. 宫缩乏力

是产后出血最常见原因。宫缩乏力时,胎盘剥离面血窦持续开放,可在短期内大量失血。常见因素有以下几种。

(1)全身因素:精神过度紧张、合并慢性全身性疾病等。

(2)产科因素:产程过长、前置胎盘、胎盘早剥、妊娠期高血压疾病、宫腔感染、产后尿潴留等。

(3)子宫因素:多胎妊娠、羊水过多、巨大胎儿等使子宫肌纤维过度伸展,瘢痕子宫、急产、多次分娩等可导致子宫壁损伤,子宫畸形、子宫肌瘤等子宫病变,均可影响子宫收缩。

(4)药物因素:产程中过量使用麻醉药、镇静药、宫缩抑制药等。

2. 软产道裂伤

软产道裂伤后,尤其未及时发现,可导致产后出血。常见原因有阴道手术助产(如产钳助产、臀牵引术等),巨大胎儿分娩,急产,软产道静脉曲张,外阴水肿,软产道组织弹性差而产力过强等。

3. 胎盘因素

(1)胎盘滞留:胎儿娩出后 30 分钟胎盘仍未排出,胎盘剥离面血窦开放出血。常见原因包括:①胎盘嵌顿:由于宫缩药使用不当等因素,宫颈内口附近肌纤维环形收缩,胎盘剥离后嵌顿于宫腔无法娩出;②胎盘不全剥离:胎儿娩出后过早按压宫底或牵拉脐带,胎盘不全剥离,剥离面血窦开放;③膀胱充盈:膀胱位于子宫前方,充盈时压迫子宫下段使胎盘不能排出。

(2)胎盘粘连:指胎盘全部或部分粘连子宫壁不能自行剥离。多次人工流产、子宫内膜炎或蜕膜发育不良等是常见原因。若完全粘连,一般不出血;若部分粘连,则部分胎盘剥离面血窦开放而胎盘滞留影响宫缩造成产后出血。

(3)胎盘植入:指胎盘绒毛植入子宫肌层。部分植入血窦开放,出血不易止住。

(4)胎盘部分残留:胎盘大部分已排出宫腔,副胎盘或部分胎盘小叶残留于宫腔,影响子宫收缩。

4. 凝血功能障碍

任何原发性或继发性凝血功能障碍,包括原发性血小板减少、再生障碍性贫血等内科并发症及胎盘早剥、羊水栓塞、重度子痫前期、死胎等产科并发症,均可导致产后大出血。

以上因素可单独存在,也可两个或两个以上的因素合并存在。

【临床表现】

主要为阴道出血量多,继发失血性休克、贫血及感染。临床表现与出血量的多少、出血速度及产妇机体反应、全身状况有关。如出血量多、速度快,超过机体代偿能力时,可发生休克。若抢救不及时,可造成不可逆性死亡。休克前常出现眩晕、打呵欠、口渴、呕吐、烦躁不安等,随后有出冷汗、面色苍白、脉搏细弱、呼吸急促、血压下降等休克表现。诊断的关键在于正确判断出血的原因,以便及时抢救处理。见表3-42。

表 3-42　产后出血的原因

宫缩乏力	胎盘娩出后出现较多的阴道流血,多为间歇性。触诊子宫宫体柔软,轮廓不清,按摩后子宫变硬,停止按摩子宫又变软,注射宫缩药出血减少或停止。软产道无裂伤,胎盘胎膜完整,凝血功能正常
软产道裂伤	胎儿娩出后或娩出过程中,持续性出血,色鲜红,宫缩良好,应首先考虑软产道裂伤,并检查软产道。如子宫收缩良好,无明显撕裂伤,但仍有大量阴道出血者,则应仔细检查子宫,以排除子宫破裂
胎盘因素	胎盘娩出前阴道有暗红色间断流血,当子宫收缩时出血停止,松弛时出血增多,首先考虑为胎盘因素所致。胎盘部分粘连或部分植入时,未粘连部分可发生剥离而出现出血不止。胎盘剥离不全与剥离后滞留宫腔,多伴有宫缩乏力。胎盘嵌顿时,在子宫下段可发现狭窄环
凝血功能障碍	孕前及孕期已有出血倾向,子宫收缩良好,有持续性阴道出血且血液不凝,不易止血,胎盘胎膜娩出完整,应考虑凝血功能障碍性出血,需进一步做相关凝血功能的化验检查

【诊　　断】

判断出血量不推荐目测法,该法评估的失血量往往明显少于实际出血量。推荐使用以下方法,见表 3-43。

表 3-43　产后出血的诊断

容积法	使用带有刻度的量具收集并测定出血量
面积法	按照敷料被血浸湿的面积计算出失血量。血染面积 10cm×10cm 时出血量约 5ml,血染面积 15cm×15cm 时出血量约为 10ml

(续　表)

称重法	失血量(ml)＝[胎儿娩出后接血敷料湿重(g)－接血前敷料干重(g)]/1.05(血液比重 g/ml)
休克指数法(SI)	休克指数＝脉率/收缩压(mmHg),SI＝0.5 为正常;SI＝1.0 时为轻度休克;1.0～1.5 时。失血量为全身血容量的 20%～30%;1.5～2.0 时,失血量为 30%～50%;若 2.0 以上,失血量为 50%以上,为重度休克

【辅助检查】

如考虑为凝血功能障碍,需要进行以下方面的检查:PT、APTT、PC、纤维蛋白原、FDP 及血块收缩试验。

【治疗措施】

本病的治疗原则为:针对出血原因,迅速止血;补充血容量、纠正失血性休克及防治感染。

1. 止血

迅速检查出血原因,排除软产道裂伤及胎盘因素所致的出血。若为软产道裂伤,须及时准确地修补缝合,否则可采取以下措施。

(1)按摩子宫

按摩子宫	用手指在腹壁对宫体做有规律的按摩,如膀胱充盈应立即导尿,排空膀胱
	清除宫腔内血块或采用双手压迫按摩子宫法:一手放于阴道内顶住子宫前壁,另一手在下腹按摩压迫子宫后壁,两手相对进行,可刺激子宫收缩并有压迫子宫血窦的作用

(2)注射宫缩药

①缩宫素 10U 肌内注射或子宫肌层注射或子宫颈注射,继之10～20U 加入 500ml 晶体液中静脉滴注,常规滴速 250ml/h,根

据患者的反应调整滴速。大剂量应用缩宫素时可引起高血压、水中毒和心血管系统不良反应;禁止快速静脉注射未稀释的缩宫素[快速静脉注射未稀释的缩宫素,可导致低血压、心动过速和(或)心律失常]。

②卡贝缩宫素 $100\mu g$,单剂静脉注射。

③卡前列氨丁三醇 $250\mu g$,深部肌内注射或子宫肌层注射,必要时可重复使用。

④米索前列醇 $200\sim600\mu g$,顿服或舌下给药。卡前列甲酯栓经直肠或阴道给药。

⑤麦角新碱也可应用。

(3)纱布填塞宫腔

纱布填塞宫腔	适用于子宫收缩不良者,用长6m、宽8cm、厚4～6层的无菌纱布条,在温生理盐水或甲硝唑中浸泡挤干,从宫角开始,左右折,不留空隙,包括子宫下子宫颈处
	操作过程严格执行无菌技术,避免感染
	注意观察血压、脉搏、阴道流血量、子宫高度,继续应用宫缩药
	24 小时后取出纱条。取出前应先肌内注射宫缩药,使子宫进一步收缩,并给予抗生素防止感染

(4)盆腔血管结扎术:结扎子宫动脉、髂内动脉

结扎子宫动脉、髂内动脉	用以上方法仍不能止血时,需及时行剖腹手术止血。结扎子宫动脉止血效果准确,简单迅速,且不影响再次妊娠与分娩
	在子宫动脉内侧 1.5～2.0cm 处子宫肌壁和子宫动脉外阔韧带无血管区贯穿缝扎。缝合时尽量多缝些子宫肌层,以利止血。但不要透过蜕膜层,以免感染
	如出现子宫破裂、子宫卒中、胎盘植入等难以控制的大出血者,可行髂内动脉结扎

（续 表）

先辨认髂内、外动脉及输尿管,于输尿管外侧,髂内动脉起始部下方2～3cm 处纵行切开后腹膜 4～5cm 长,分离出髂内动脉,用 2 根 7 号丝线带出,间距 0.5cm 行双重结扎,4 号线缝合后腹膜切口

（5）介入治疗:随着介入医学的发展,选择性动脉造影及髂内动脉栓塞术在妇产科中的应用逐渐增多,对难以控制的产后出血,通过股动脉穿刺,既可快速输血扩容,又能进行造影及栓塞,有效控制子宫出血,保留子宫。

（6）子宫切除:经上述各种止血措施无效时,为抢救产妇生命,可行子宫切除术。

2. 胎盘滞留的处理

胎儿娩出后有活动性出血	若出血少,应及时应用宫缩药,如缩宫素 10U 肌内注射,若 0.5 小时后尚无胎盘剥离征象,应进行人工剥离胎盘手术
	若出血多,应立即行人工剥离胎盘术。剥离有困难者,应考虑胎盘植入的可能。手术时五指并拢伸入宫颈口,探到胎盘边缘,四指并排伸直,掌背向宫壁,做锯状向上剥离,外手配合固定子宫体,待整个胎盘剥离后取出
	不可多次反复进入宫腔。胎盘取出后,要详细检查胎盘、胎膜是否完整。术后应用抗生素
胎盘植入	如有活动性出血,在剖宫产术中可先行盆腔血管结扎、子宫局部楔形切除、介入等保守治疗;经阴道分娩者,在输液和(或)输血的前提下,进行介入或保守性手术等治疗;如保守治疗无效,不能有效止血,应及时行子宫切除术
胎盘、胎膜残留	手取困难者,可用大号刮匙清除
胎盘嵌顿	在子宫狭窄环以上,可静脉注射哌替啶 100mg,待子宫狭窄环松解后用手取出胎盘

3.抗休克治疗

(1)补充血容量:在寻找病因的同时,积极抢救。发现产妇出血多时应立即静脉输液,做输血的准备。输血和补液是抢救休克的主要措施。急性出血性休克输血必须快速进行,以维持血压≥100mmHg、动脉压≥80mmHg,紧急情况下同时开放数条输液通道。补液的量、速度及液体的选择需要根据患者的具体情况、血流的动力学变化及生化的测定结果而定。

血液和血液制品:成分输血在治疗产后出血中起着非常重要的作用。止血复苏强调在大量输注红细胞时,早期/积极的输注血浆及血小板以纠正凝血功能异常,而无须等待凝血功能检查结果,限制早期输入过多的液体来扩容(晶体液不超过2000ml,胶体液不超过1500ml),允许控制性低血压的条件下进行复苏。

需要注意以下几点。

注意点	建议10U红细胞悬液+1000ml新鲜冰冻血浆+1U机采血小板输注
	一般情况下,血红蛋白>100g/L可不考虑输注红细胞,血红蛋白<70g/L应考虑输血,血红蛋白<60g/L几乎都需输血
	如出血较为凶险且出血尚未完全控制或继续出血的风险较大,可适当放宽输血指征
	在剖宫产术中如出血超过1500ml,有条件可考虑自体输血

输液量的估计可根据:临床症状或CVP测定来推算。

输液量	如失血量达500ml以上,输平衡液或葡萄糖液
	如出血达800~1000ml以上时,根据情况输全血并输液,如平衡液1000ml
	如出血>2000ml时,除输入出血量的70%外,尚需输液2000ml
	如出血3000ml以上,应输入出血量的80%~90%,并要求输新鲜血及需输入平衡液2000ml
	输液的速度可根据血压来决定,以免引起肺水肿

（2）纠正酸碱失调和电解质紊乱：适量补充碱性液体。

常用者有	5%NaHCO₃5ml/kg，可按 5ml/kg 计算的 1/2～2/3 量输入，以后酌情再给
	11.2%乳酸钠，按 3ml/kg 体重计算剂量

（3）血管活性药物的应用：在补足血容量后，如血压仍低，可用多巴胺 20mg 加 5%葡萄糖液 500ml 静脉滴注。休克好转时，为改善微循环和组织灌注量，可应用舒血管药物，如酚妥拉明等。

4．抗感染治疗

抗感染治疗	预防性或治疗性应用抗生素
	产妇在失血后抵抗力低，加之在抢救失血性休克时进行手术操作较多，增加感染机会
	当休克恢复、出血停止后，必须给予控制感染的中西药物，预防并控制感染

四、脐带异常

（一）脐带先露与脐带脱垂

胎膜未破时脐带位于胎先露前方或一侧，称为脐带先露，也称隐性脐带脱垂。若胎膜已破，脐带进一步脱出于胎儿先露的下方，经宫颈进入阴道内，甚至到外阴部，称为脐带脱垂。

【病　　因】
（1）胎头未衔接时如头盆不称、胎头入盆困难。
（2）胎位异常，如臀先露、肩先露、枕后位。
（3）胎儿过小或羊水过多。
（4）脐带过长。
（5）脐带附着异常及低置胎盘等。

【对母儿的影响】

1. 对胎儿影响

胎先露部尚未衔接、胎膜未破时,脐带先露可在宫缩时因胎先露部下降,脐带一过性受压导致胎心率异常;胎先露部已衔接、胎膜已破者,脐带受压于胎先露部与骨盆之间,引起胎儿缺氧,甚至胎心完全消失。以头先露最严重,肩先露最轻;若脐带血液循环阻断超过 7~8 分钟,则胎死宫内。

2. 对产妇影响

增加剖宫产手术率。

【诊　　断】

有脐带脱垂危险因素存在时,应警惕脐带脱垂的发生。胎膜未破,于胎动、宫缩后胎心率突然变慢,改变体位、上推胎先露部及抬高臀部后迅速恢复者,应考虑有脐带先露的可能,临产后应行胎心监护。胎膜已破出现胎心率异常,应立即行阴道检查,了解有无脐带脱垂和脐带血管有无搏动。在胎先露部旁或其前方及阴道内触及脐带者,或脐带脱出于外阴者,即可确诊。B 型超声及彩色多普勒超声等有助于明确诊断。

【处理措施】

1. 脐带先露的处理

经产妇、胎膜未破、宫缩良好者,取头低臀高位,密切观察胎心率,等待胎头衔接,宫口逐渐扩张,胎心持续良好者,可经阴道分娩。初产妇或足先露、肩先露者,应行剖宫产术。

2. 脐带脱垂的处理

发现脐带脱垂,胎心尚好,胎儿存活者,应争取尽快娩出胎儿。

(1)宫口开全:胎头已入盆,行产钳术牵拉娩出胎儿;若臀先露应立即行臀牵引;若胎心消失时间较长,应按死胎处理。

(2)宫颈未开全:产妇立即取头低臀高位,将胎先露部上推,应用抑制子宫收缩的药物,以缓解或减轻脐带受压;严密监测胎心同时,尽快行剖宫产术。

【预防措施】

(1)妊娠晚期及临产后,超声检查有助于尽早发现脐带先露。

(2)对临产后胎先露迟迟不入盆者,尽量不做或少做肛查或阴道检查。

(3)需人工破膜者,应行高位破膜,避免脐带随羊水流出而脱出。

(二)脐带缠绕

脐带围绕胎儿颈部、四肢或躯干者,称为脐带缠绕。90%为脐带绕颈,以绕颈 1 周者居多,占分娩总数的 20%左右。

【病　因】

脐带缠绕发生原因与脐带过长、胎儿小、羊水过多及胎动频繁等有关。脐带绕颈对胎儿影响与脐带缠绕松紧、缠绕周数及脐带长短有关。

【临床表现】

1. 胎先露部下降受阻

脐带缠绕使脐带相对变短,影响胎先露部入盆,可使产程延长或停滞。

2. 胎儿窘迫

当缠绕周数多、过紧使脐带受牵拉,或因宫缩使脐带受压,导致胎儿血循环受阻,胎儿缺氧。

3. 胎心率变异

出现频繁的变异减速。

4. 脐带血流异常

彩色多普勒超声检查在胎儿颈部发现脐带血流信号。

5. B 型超声检查

见脐带缠绕处皮肤有明显压迹,脐带缠绕 1 周呈 U 形压迹,内含一小圆形衰减包块,并可见其中小短光条;脐带缠绕 2 周呈 W 形;脐带缠绕 3 周或 3 周以上呈锯齿形,其上为一条衰减带状回声。

【处理措施】

出现上述情况应高度警惕脐带缠绕,特别是胎心监护出现频繁的变异减速,经吸氧、改变体位不能缓解时,应及时终止妊娠。

（三）其他脐带异常

1. 脐带长度异常

脐带正常长度为 30～100cm,平均长度为 55cm。脐带短于30cm 者,称为脐带过短。妊娠期间脐带过短常无临床征象,临产后因胎先露部下降,脐带被牵拉过紧,使胎儿血循环受阻,因缺氧出现胎心率异常;严重者导致胎盘早剥。胎先露部下降受阻,引起产程延长,以第二产程延长居多。经抬高床脚和吸氧,胎心率仍无改善,应立即行剖宫产结束分娩。脐带过长易造成脐带绕颈、绕体、打结、脱垂或脐带受压。

2. 脐带打结

脐带打结有假结和真结两种。①脐带假结:指因脐血管较脐带长,血管卷曲似结,或因脐静脉较脐动脉长形成纤曲似结,通常对胎儿无大危害。②脐带真结:较少见,多先为脐带缠绕胎体,后因胎儿穿过脐带套环而成真结。若脐带真结未拉紧则无症状,拉紧后胎儿血循环受阻可致胎死宫内。多数在分娩后确诊。

3. 脐带扭转

脐带扭转是指胎儿活动使脐带顺其纵轴扭转呈螺旋状,生理性扭转可达 6～11 周。脐带过分扭转在近胎儿脐轮部变细呈索状坏死,引起血管闭塞或伴血栓形成,胎儿可因血供中断而致死亡。

4. 脐带附着异常

正常情况下,脐带附着于胎盘胎儿面的近中央处。脐带附着于胎盘边缘者,称为球拍状胎盘,分娩过程中对母儿无大影响,多在产后检查胎盘时发现。脐带附着于胎膜上,脐带血管通过羊膜与绒毛膜间进入胎盘者,称为脐带帆状附着,若胎膜上的血管跨过宫颈内口位于胎先露部前方,称为前置血管。当胎膜破裂时,伴前置血管破裂出血达 200～300ml 时可导致胎儿死亡。若前置血管受胎先露部压迫,可导致脐血循环受阻,胎儿窘迫或死亡。临床表现为胎膜破裂时发生无痛性阴道流血,伴胎心率异常或消失,胎儿死亡。取流出血涂片检查,查到有核红细胞或幼红细胞并有胎儿血红蛋白,即可确诊。产前超声检查应注意脐带附着在胎盘的部位。

5. 脐血管数目异常

正常脐带有两条脐动脉,一条脐静脉。如只有一条脐动脉,称为单脐动脉。大多数病例在产前用 B 型超声可以发现,如果 B 型超声只发现单脐动脉这一因素,而没有其他结构异常,新生儿预后良好;如果同时有其他超声结构异常,非整倍体及其他畸形的风险增高,如肾脏发育不全、无肛门、椎骨缺陷等。

第八节　产褥期并发症

一、产褥感染

产褥感染是指分娩时及产褥期生殖道受病原体感染,引起局部和全身的炎性变化。它与医疗条件密切相关。农村、边远、贫困地区多发,是产妇死亡的主要原因之一。

产褥病率是指分娩 24 小时以后的 10 天内,每日测量 4 次体温,体温有 2 次达到或超过 38℃者。产褥病率的原因主要为产褥感染、其他原因的感染,如上呼吸道、泌尿道、乳腺感染等。产褥病率的主要病因是产褥感染,但也包括其他疾病,如乳腺炎、上呼吸道感染、泌尿系统感染等。

【病　因】

1. 感染途径

(1)自身感染(内源性感染):寄生于正常孕妇生殖道的微生

物,多数并不致病,当抵抗力降低和(或)病原体数量、毒力增加等感染诱因出现时,由非致病微生物转化为致病微生物而引起感染。近年研究表明,内源性感染更重要,因孕妇生殖道病原体不仅可导致产褥感染,而且还能通过胎盘、胎膜、羊水间接感染胎儿,导致流产、早产、胎儿生长受限、胎膜早破、死胎等。

(2)外来感染(外源性感染):指外界病原体进入产道所致的感染。可通过医务人员消毒不严或被污染衣物、用具、各种手术器械及产妇临产前性生活等途径侵入机体。

2. 感染的诱因

机体对入侵的病原体的反应,取决于病原体的种类、数量、毒力及机体自身的免疫力。任何削弱产妇生殖道和全身防御功能的因素均有利于病原体的入侵与繁殖,如贫血、营养不良、慢性疾病、近预产期性交、胎膜早破、产前产后出血、产科手术操作、产程延长、合并阴道炎、细菌性阴道病及宫颈炎等,均可成为产褥感染的诱因。病情的轻重取决于病原体的种类、数量、毒力及机体防御能力。

3. 病原体种类

产褥感染的病原体种类繁多,孕期及产褥期阴道内的生态环境复杂,存在大量需氧菌、厌氧菌、真菌、衣原体及支原体,以厌氧菌为主。非致病菌在特定的环境下可致病。

(1)需氧性链球菌:是外源性感染的主要致病菌,以 B 族溶血链球菌致病性最强,毒力、播散力均较强,可引起严重感染。其临床特点为发热早,体温超过 38℃,伴有寒战、脉速、腹胀、子宫复旧不良、子宫或附件区压痛等,甚至引发败血症。

(2)埃希菌属:大肠埃希菌和变形杆菌是产褥感染常见的病原菌,也是引起菌血症和感染性休克最常见的病原菌。大肠埃希菌寄生在会阴、阴道、尿道口周围,可于产褥期迅速繁殖而致病。

(3)葡萄球菌:主要致病菌是金黄色葡萄球菌和表皮葡萄球菌。金黄色葡萄球菌多为外源性感染,很容易引起严重的伤口感染,表皮葡萄球菌存在于阴道菌群中,引起感染较轻。

(4)厌氧性链球菌:以消化性链球菌和消化球菌最常见。存在于正常阴道中,当产道损伤、组织缺氧时,该菌迅速繁殖,常与大肠埃希菌混合感染,产生大量脓液并发出恶臭。

(5)厌氧类杆菌属:是一组厌氧的革兰阴性杆菌,有加速血液凝固的特点,可引起局部感染及邻近部位的血栓性静脉炎。

(6)其他病原体:支原体、衣原体、梭状芽孢杆菌、淋球菌等均可导致产褥感染。

【病理与临床表现】

发热、疼痛、异常恶露为产褥感染三大主要症状。产褥早期发热的最常见原因是脱水,但在2~3日低热后突然出现高热,应考虑感染可能。因感染部位、程度、扩散范围不同,其临床表现也不同。依感染发生部位,分为会阴、阴道、宫颈、腹部伤口、子宫切口局部感染,急性子宫内膜炎,急性盆腔结缔组织炎,腹膜炎,血栓静脉炎,脓毒血症及败血症等。

1. 急性外阴、阴道、宫颈炎

(1)急性外阴、阴道、宫颈炎患者常在分娩时会阴部损伤或手术产导致感染,以葡萄球菌和大肠埃希菌感染为主。

(2)会阴裂伤或会阴后-侧切开伤口感染表现为会阴部疼痛,坐位困难,可有低热。

(3)局部伤口红肿、发硬、伤口裂开,压痛明显,脓性分泌物流出,较重时可出现低热。

(4)阴道裂伤及挫伤感染表现为黏膜充血、水肿、溃疡、脓性分泌物增多。

(5)感染部位较深时,可引起阴道旁结缔组织炎。宫颈裂伤感染向深部蔓延,可达宫旁组织,引起盆腔结缔组织炎。

2. 子宫感染

(1)产后子宫感染:包括急性子宫内膜炎、子宫肌炎。产褥期感染时子宫内膜是最常受累的部位。细菌经胎盘剥离面侵入,先扩散到蜕膜层引起急性子宫内膜炎,之后可继续侵犯浅肌层、深肌层乃至浆膜层,导致子宫肌炎。由于子宫内膜充血、坏死,阴道内有大量脓性分泌物且有臭味。若为子宫肌炎,则子宫复旧不良。根据临床表现可分为轻重两种情况。轻者表现为低热,体温不超过 38℃,恶露量多浑浊,有臭味,下腹疼痛及压痛,如能及时治疗,内膜数日修复。重者表现为寒战、高热、头痛、脉速、白细胞增高,而子宫内膜反应轻,往往局部体征不明显,易误诊。

(2)体检:腹部尤其宫底部有压痛,还可伴有高热、头痛、白细胞增多等感染征象。

3. 急性盆腔结缔组织炎、输卵管炎

(1)病原体沿宫旁淋巴和血行达宫旁组织,出现急性炎性反应而形成炎性包块,同时波及输卵管,形成急性输卵管炎。临床表现为下腹痛伴肛门坠胀,可伴寒战、高热、脉速、头痛等全身症状。

(2)体征:下腹明显压痛、反跳痛、肌紧张;宫旁一侧或两侧结缔组织增厚、压痛和(或)触及炎性包块,严重者整个盆腔形成"冰冻骨盆"。淋病奈瑟菌沿生殖道黏膜上行感染,达输卵管与盆腹腔,形成脓肿后高热不退。患者白细胞持续增高,中性粒细胞明显增多,核左移。

4. 急性盆腔腹膜炎、弥漫性腹膜炎

炎症扩散至子宫浆膜层,形成盆腔腹膜炎,继续发展为弥漫性腹膜炎,出现全身中毒症状:高热、寒战、恶心、呕吐、腹胀、下腹剧痛,体检时下腹明显压痛、反跳痛。产妇因产后腹壁松弛,腹肌紧张多不明显。腹膜炎性渗出及纤维素沉积可引起肠粘连,常在直肠子宫陷凹形成局限性脓肿,刺激肠管和膀胱导致腹泻、里急后重及排尿异常。如病情不能彻底控制可发展为慢性盆腔炎。

5. 血栓性静脉炎

(1)厌氧性链球菌和类杆菌是常见的致病菌。常见盆腔内血栓性静脉炎及下肢血栓性静脉炎两大类。

（2）常累及卵巢静脉、子宫静脉、髂内静脉、髂总静脉及下腔静脉，多为单侧，多发生在产后 1～2 周，继子宫内膜炎之后出现寒战、高热，且反复发作，可持续数周，不易与盆腔结缔组织炎相鉴别，诊断有一定的困难。

（3）下肢血栓性静脉炎者，病变多位于股静脉及大隐静脉，常发生在产后 2～3 周，全身反应轻，患者自觉患肢疼痛难忍，受累静脉呈条索状，触痛明显，由于下肢静脉回流受阻，致使患肢肿胀发硬，皮肤发白，习称"股白肿"。下肢血栓性静脉炎病程持续较久，肿胀消退很慢。可通过彩色多普勒超声血流显像检测出。如患侧踝部、腓肠肌部、大腿中部的周径大于对侧 2cm 时，也可做出诊断。

6. 脓毒血症及败血症

（1）如感染血栓脱落进入血液循环可引起脓毒血症，在身体各处（如肺、脑、肾等处）形成脓肿或肺栓塞而致死。

（2）若病原体大量进入血液循环并繁殖形成败血症，表现为持续高热、寒战、全身明显中毒症状，可危及生命。常继发于宫旁结缔组织炎和盆腔腹膜炎后。

（3）临床表现寒战、高热、谵妄、昏迷和抽搐，抢救不及时可发生中毒性休克而危及生命。

【辅助检查】

查血尿常规、CRP、ESR 则有助于早期诊断。急性期取分泌物做鉴定病原体种类对确诊和治疗极其重要，可在消毒阴道与宫颈后，用棉拭子通过宫颈管取宫腔分泌物，为保证标本的可靠性，需在拭子外面加一套管。另外，还可经阴道后穹穿刺取直肠子宫陷凹分泌物或脓液。检测方法有以下几种。

1. 病原体培养和药物敏感试验

对治疗极有参考价值，但注意厌氧菌培养时应在厌氧培养基中培养。

2. 分泌物涂片检查

对淋球菌或厌氧菌感染有一定的参考意义。

3. 病原体抗原抗体检测

可采用相应免疫试剂盒进行快速检测。

通过仔细全面体检,双合诊及三合诊,可触及增粗的输卵管或盆腔脓肿包块,诊断不难。必要时可进行 B 型超声、彩色多普勒、CT、MRI 等对其炎性包块、脓肿进行定性定位检测。近年来,非介入性检查如多普勒彩色超声、CT 及磁共振成像,已逐渐取代了静脉造影,并已广泛应用。

【诊　　断】

凡是产后出现持续性发热、局部红肿、压痛、恶露异常者,应考虑产褥感染的存在。并详细询问病史,认真进行全身及局部体检注意有无引起感染的诱因,排除可致产褥病率的其他因素或切口感染等。见表 3-44。

表 3-44　产褥感染的诊断

病史	详细询问病史、分娩经过、产褥期状况,认真进行全身及局部体检。注意有无引起感染的诱因,排除可致产褥病率的其他因素或切口感染等,查血尿常规、C 反应蛋白(CRP)、ESR 则有助于早期诊断
病原体确诊	急性期取分泌物做鉴定病原体种类对确诊和治疗极其重要
	病原体培养和药物敏感试验:对治疗极有参考价值,但注意厌氧菌培养时应在厌氧培养基中培养
	分泌物涂片检查:对淋球菌或厌氧菌感染有一定的参考意义
	病原体抗原抗体检测:可采用相应免疫试剂盒进行快速检测
确定病变部位	通过仔细全面体检,双合诊及三合诊,可触及增粗的输卵管或盆腔脓肿包块,诊断不难。必要时可进行 B 型超声、彩色多普勒、CT、MRI 等对其炎性包块、脓肿或静脉血栓进行定性定位检测

【治疗措施】

见表 3-45。

表 3-45　产褥感染的治疗措施

一般治疗	卧位:半卧位以利脓液流于陶氏腔(又称道格拉斯腔),或使炎症局限于盆腔
	饮食:进食高蛋白、易消化的食物,多饮水,补充足够维生素,增强全身抵抗力,纠正贫血及水、电解质紊乱
	发热者:以物理退热方法为主,高热者酌情予双氯芬酸栓 50~100mg 塞肛门退热,一般不使用安替比林退热,以免体温不升
	重症患者:应少量多次输新鲜血或血浆、白蛋白,以提高机体免疫力
药物治疗	抗感染治疗:未能确定病原体时,应根据临床表现及临床经验,选用广谱高效抗生素,如青霉素、氨苄西林、头孢类或喹诺酮类抗生素等,必要时进行细菌培养及药物敏感试验,应用相应的有效抗生素。然后依据细菌培养和药敏试验结果,调整抗生素种类和剂量,保持有效血药浓度。对于青霉素过敏者,可采用克林霉素,对厌氧菌亦有较好的抗菌作用。病情危重者可短期加用糖皮质激素,以提高机体的应激能力
	血栓性静脉炎的治疗:对既往有血栓栓塞史,特别是有易栓倾向的妇女(蛋白 C、蛋白 S、抗凝血酶Ⅲ缺陷),整个孕期应给予肝素预防治疗,并监测 APTT。产后在抗感染同时,加用肝素,维持 4~7 日。也可加用活血化瘀中药及溶栓类药物。如化脓性血栓不断扩散,可结扎卵巢静脉、髂内静脉,或切开病灶静脉直接取出栓子。严密观察血栓的发展变化,防止肺栓塞的发生,妊娠期及产褥期合并静脉血栓,经过正确诊断并积极治疗,通常预后较好
	尿激酶:尿激酶为近年治疗血栓栓塞的有效药物。溶栓治疗强调尽量早期进行,但孕期溶栓应谨慎,在溶栓治疗的 24 小时内应避免其他创伤性操作或手术。溶栓同时给予抗凝治疗,可以有效地预防血管再度闭塞的发生。对有抗凝禁忌的患者,或有下肢血栓广泛形成,出现肺栓塞的危险时,可采用手术取栓。用药期间监测凝血功能。口服双香豆素、阿司匹林等,也可用活血化瘀中药治疗

(续 表)

手术治疗	局部病灶的处理：有宫腔残留者应予以清宫，对外阴或腹壁切口感染者可采用物理治疗，如红外线或超短波局部照射；有脓肿者应切开引流；盆脓肿者行阴道后穹隆穿刺或切开引流，并取分泌物培养及药物敏感试验
	严重的子宫感染：经积极的抗感染治疗无效，病情继续扩展恶化者，尤其是出现败血症、脓毒血症者，应果断及时地行子宫全切术或子宫次全切除术，以清除感染源，拯救患者的生命，切不可为保留子宫而贻误时机

【预防措施】

见表 3-46。

表 3-46　产褥感染的预防措施

加强围生期卫生宣教	保持全身及外阴清洁，妊娠晚期避免性交，加强营养，有外阴阴道炎和宫颈炎者应及早治疗
临产前	注意避免胎膜早破，产程异常者要及早处理，避免滞产、产道损伤、产后出血等引起感染的诱因
接产中	接产中应严格无菌操作，正确掌握手术指征。产后严密观察，对可能发生产褥感染者，如阴道助产、产程延长、产后出血、胎膜早破、合并内科疾患者、机体抵抗力低下者等，应预防性应用抗生素
减少探视	减少和婉拒不必要的探视，以免探视者带菌交叉感染
注意个人卫生	腹部或会阴伤口拆线后可淋浴，产后 10 天内应避免盆浴以防逆行性感染。勤换内裤和卫生巾或卫生护垫，并及时更换污染的床单

二、晚期产后出血

分娩 24 小时后,在产褥期内发生的子宫大量出血,出血量超过 500ml,称为晚期产后出血,又称产褥期出血。多于产后 1～2 周发病最常见,也有迟至产后 6 周左右发病。晚期产后出血发病率的高低与产前保健及产科质量水平密切相关。近年来,随着剖宫产率的升高,晚期产后出血的发生率有上升趋势。

【病　因】

1. 胎盘、胎膜残留

是阴道分娩最常见的原因,多发生于产后 10 天左右,黏附在宫腔内的残留胎盘组织发生变性、坏死、机化,形成胎盘息肉,当坏死组织脱落时,暴露基底部血管,引起大量出血。

2. 蜕膜残留

蜕膜多在产后 1 周内脱落,并随恶露排出。若蜕膜剥离不全长时间残留,影响子宫复旧,继发子宫内膜炎症,引起晚期产后出血。

3. 子宫胎盘附着面复旧不全

若胎盘附着面复旧不全可引起血栓脱落,血窦重新开放,导致子宫出血。多发生在产后 2 周左右。

4. 感染

子宫内膜感染者导致胎盘附着面处复旧不良、子宫收缩不良,从而引起子宫大量出血。

5. 剖宫产切口裂开

多见于子宫下段横切口剖宫产,常发生于:①子宫切口感染;②切口选择不合理,切口过高、过低或偏向一侧累及子宫动脉;③缝合不合理,如组织对位不良、手术操作粗暴、活动性出血血管缝扎不紧、切口两侧角部回缩血管未缝扎、缝线过松或牵拉过紧、缝扎组织过多过密及肠线过粗等;④忽视切口延长裂伤。

6. 其他

胎盘部位滋养细胞肿瘤、子宫黏膜下肌瘤、子宫内膜息肉、宫腔内异物、宫颈糜烂、宫颈恶性肿瘤等均可能引起晚期产后出血。

【临床表现】

1. 症状

(1)胎盘残留:主要表现为红色恶露时间延长,反复出血,甚至突然大出血,失血性休克,多发生于产后 10 天左右。妇科检查发现子宫复旧不全,宫口松弛,有时可见残留组织堵塞宫口,患者可伴有发热。

(2)胎膜残留:主要表现为持续性红色恶露时间过长,大出血少见。

(3)蜕膜残留:好发于产后 2 周左右,临床表现与胎盘残留不易鉴别,宫腔刮出物病理检查可见坏死蜕膜,混以纤维素、玻璃样变的蜕膜细胞和红细胞,但不见绒毛。

(4)子宫复旧不全或子宫内膜修复不全:子宫胎盘附着部位血管在胎盘排出后即有血栓形成,其后血栓机化,透明样变,血管上皮增厚,管腔狭窄、堵塞。

(5)剖宫产术后子宫切口裂开:多见于子宫下段剖宫产横切口的两侧端。切口裂开患者常表现为术后 3 周左右突然发生的无痛性大量阴道流血,并反复发作,短时间内患者陷于休克状态。

2. 体征

(1)出血多而急者,常呈贫血貌。

(2)血容量严重不足时可出现血压下降、出冷汗、脉搏细弱,甚至意识丧失等休克征。

(3)妇科检查见宫口松弛或有组织堵塞,双合诊时子宫增大、软或有触痛。

(4)剖宫产术后者,可以食指轻触子宫下段剖宫产切口部位,有时可触及子宫下段明显变软。

(5)滋养细胞肿瘤者,有时可于产道内发现转移结节。

【辅助检查】

1. 化验检查

查血常规,血红蛋白常有不同程度的降低,合并感染者,白细胞及中性粒细胞常升高;尿绒促性素或血绒促性素检测,有助于诊断胎盘残留及排除产后滋养细胞肿瘤;宫腔分泌物培养或涂片检查。

2. B型超声检查

可了解子宫复旧情况、宫腔内是否有残留组织、子宫切口愈合情况。

3. 病理检查

将子宫内刮出物送病检,可有助于确诊胎盘、胎膜残留或胎盘附着部位复旧不良,可找到妊娠晚期的绒毛或可见到不同状态的血管。

排除胎盘部位滋养细胞肿瘤,该病镜下一般不见绒毛结构和间质,几乎完全由中间型滋养细胞构成,瘤细胞圆形、多角形或梭形,胞质丰富,有异质性,很少见到朗格汉斯细胞、合体细胞与中间型滋养细胞伴存的情况。

【诊　断】

(1)根据病史、临床表现、体征和辅助检查即可做出诊断。

(2)诊断标准

①分娩24小时后产褥期内发生子宫出血表现为产后恶露不净,血色由暗转红,伴感染时有臭味出血,血量少或中等,一次大量出血时可伴凝血块,出血多时患者休克。

②有下腹痛、低热或产后低热史。

③子宫稍大而软,伴感染时子宫或切口处有压痛,切口处血肿形成可及包块,宫口松弛,有时可触及残留的胎盘组织。

④血常规显示有贫血及感染。

⑤B型超声检查提示宫腔内有残留组织,或剖宫产术后子宫下段切口血肿,愈合不良或子宫发现肿瘤病灶。

【鉴别诊断】

见表3-47。

表 3-47　晚期产后出血的鉴别诊断

子宫黏膜下肌瘤合并感染	一般通过 B 型超声检查及化验检查即可明确诊断
胎盘部位滋养细胞肿瘤	通过尿、血绒促性素检测及病理检查可明确诊断
产褥期外伤性出血	有外伤史或性交史,妇科检查阴道或宫颈有裂伤及活动性出血
功能性子宫出血	多发生于产褥期后,可通过诊断性刮宫,将刮出物送病理检查可确诊

【治疗措施】

1. 治疗原则

以急救为先,抗休克、输血、止血,并迅速找到出血原因,给予相应处理。

2. 治疗方法

产后流血	若少量或中等量流血,持续不净,B 型超声提示子宫腔无凝血块及残留内时,可给予子宫收缩药和抗生素,促使子宫收缩,控制感染。不要常规给予清宫术
胎盘和胎膜残留	患者入院时,出血量多、休克时,应先积极抢救失血性休克,输血、输液补充血容量。B 型超声提示子宫内有大块物时,在应用抗生素及子宫收缩药的同时,进行吸宫术
	术中有时见胎盘及胎膜堵塞宫颈口,或有大量血块潴留宫腔内,应立即用卵圆钳钳夹后,尽量吸宫,或用大刮匙清宫,有条件时应在 B 型超声监视下清宫。动作应轻柔,不要过多伤及子宫组织,以免感染扩散或引起更多的出血
	刮出物送病理检查可排除滋养细胞疾病,但由于在所有产后清宫所得标本都可能找到变性绒毛及蜕膜,所以不能完全根据病理结果诊断胎盘残留

（续　表）

剖宫产后伤口裂开	如患者一般情况尚好,出血不多时,可暂卧床休息,予抗生素、宫缩药和止血药治疗,放置导尿管。对于伤口不大者可期待自愈。若出血多,或已处于失血性休克状态,在积极补充血容量,快速输血,抢救休克,给予抗生素治疗的同时,立即剖腹探查,术中发现切口裂口,做子宫全切或次全子宫切除
	在宫腔感染存在的情况下,如果裂口修补不易愈合有再度裂开的可能。对此类患者不能采用纱布填塞止血,以免扩大裂口,引起更多的出血
手术治疗	刮宫术:对疑有胎盘、胎膜、蜕膜残留或胎盘附着部位复旧不全者,应行刮宫术。术前做好备血、建立静脉通道及开腹手术准备,刮出物送病理检查,以明确诊断,术后继续给予抗生素及子宫收缩药。剖宫产术后阴道大量流血,组织残留机会极小,伤口裂开可能最大,应慎刮宫
	软产道损伤或血肿:及时切开清除积血并缝合止血,不能缝合时可用纱布压迫止血
	剖腹探查术:对疑有剖宫产后子宫切口裂开者,若仅少量阴道流血,可先住院给予抗生素及支持疗法,密切观察病情变化。如流血量多,可行剖腹探查术。术中若原切口周围组织坏死范围小,炎症反应轻微,可做清创缝合及髂内动脉、子宫动脉上行支结扎止血或行髂内动脉栓塞术。若组织坏死范围大,应酌情做子宫次全切除或子宫全切术

【预防措施】

1. 预防胎盘残留

引起晚期产后大出血的主要原因是胎盘及胎膜残留,因此对产后 2 小时内阴道流血较多或怀疑胎盘残留时,应仔细检查胎盘、胎膜。如有残缺,应立即探查取出,必要时用大刮勺刮宫,产后给子宫收缩药及抗生素,避免产褥感染及影响子宫复旧。

2. 预防严重并发症发生

剖宫产引起产后大出血是最严重并发症之一。所以,术中的注意事项包括以下几点。

(1)剖宫产时子宫下段横切口不宜过低。因宫颈处纤维组织多,血供相对较少,切口愈合能力较子宫下段差,切口越接近子宫颈外口感染机会越大。

(2)术中避免横切口向两侧角部撕裂,切口可先行钝性分离,长度视胎儿大小而定,一般 10～12cm。当胎儿过大时,可在横切口两侧角略向上剪开,使切口呈弧形,以免切口撕裂损伤子宫动脉。

(3)缝合切口时注意检查两侧角,有时外侧肌层完整,而内侧黏膜肌层有撕裂,应仔细检查按解剖关系缝合。如有活动性出血时,可先钳夹后用丝线单独缝扎止血,避免多次缝扎,缝合不宜过紧、过密。尽量不穿透蜕膜层,以免影响血供导致伤口愈合不良。

(4)缝线缝合不宜太多,因随着子宫的复旧,切口在短期内迅速缩短,而这时的缝线尚未溶解,缝线太多易致组织缺血、坏死及感染。

(5)术后及时纠正贫血,控制感染。

三、产褥期抑郁症

产褥期抑郁症(PPD)是指女性于产褥期出现明显的抑郁症状或典型的抑郁发作,是产褥期精神综合征最常见的一种类型,主要表现为持续和严重的情绪低落及一系列症候,如动力减低、失眠、悲观等,甚至影响对新生儿的照料能力。PPD 与产后心绪不宁和产后精神病同属产褥期精神综合征。典型的产后抑郁症通常在产后 2 周内发病,产后 4～6 周症状明显。可在 3～6 个月自行恢复,但严重的也可持续 1～2 年,再次妊娠则有 20%～30%的复发率。其临床特征与其他时间抑郁发作无明显区别。

【病　　因】

病因不明,可能与下列因素有关:遗传因素、心理因素、妊娠因素、分娩因素和社会因素等。

1. 内分泌因素

在妊娠分娩的过程中,体内内分泌环境发生了很大变化,尤其是产后 24 小时内体内激素水平的急剧变化是产后抑郁症发生的生物学基础。胎盘类固醇与孕产妇的情绪变化有关。胎盘类固醇升高,可以使孕产妇情绪愉快,反之可以使产妇表现抑郁。产褥期抑郁症与垂体、甲状腺功能低下有关。

2. 遗传因素

有精神病家族史,特别是有家族抑郁症病史的产妇,产后抑郁的发病率高。

3. 生产因素

生产过程是产褥期抑郁症的一个重要的诱因,分娩疼痛、其他产妇情绪的影响、产程的长短及不同分娩方式给产妇的刺激不同,均可使孕妇在心理上、生理上产生不平衡,诱发产后抑郁症。

4. 躯体疾病因素

有躯体疾病或残疾的产妇易发生产后抑郁,尤其是感染、发热时对产后抑郁的促发有一定影响。再有中枢神经功能的易感性、情绪及运动信息处理调节系统(如多巴胺)的影响,可能与产后抑郁的发生有关。

5. 社会心理因素

产妇人格特征、分娩前心理准备不足、产后适应不良、产后早期心绪不良、睡眠不足、照顾婴儿过于疲劳、产妇年龄小、夫妻关系不和、缺乏社会支持、家庭经济状况、分娩时医务人员态度、婴儿性别和健康状况等,均与产后抑郁症的发生密切相关。

【临床表现】

1. 情绪改变

典型突出的症状是持久的情绪低落,表现为表情阴郁、无精打采、困倦、易流泪和哭泣。患者经常感到心情压抑、郁闷,常因小事大发脾气。在很长一段时期内,多数时间情绪是低落的,即使其间有过几天或1～2周的情绪好转,但很快又陷入抑郁。

2. 自我评价降低

自暴自弃,自罪感;对婴儿健康过分焦虑;自责,担心不能照顾好婴儿;与家人、丈夫关系不协调。

3. 对生活和家庭缺乏信心

觉得生活无意义;主动性降低,创造性思维受损;不情愿喂养婴儿;严重者有自杀意念或伤害婴儿的行为。

4. 躯体症状

易疲倦;入睡困难、早醒;食欲下降;性欲的减退乃至完全丧失。

【诊断标准】

美国精神病学会(APA,1994年)在《精神疾病的诊断与统计手册》(DSM-Ⅳ)一书中,制定了产褥期抑郁症的诊断标准。如表3-48所示。

表 3-48　APA 诊断标准

在产后 2 周内出现下列 5 条或 5 条以上的症状,必须具备前 2 条	情绪抑郁
	对全部或多数活动明显缺乏兴趣或愉悦
	体重显著下降或增加
	失眠或睡眠过度
	精神运动性兴奋或阻滞
	疲劳或乏力
	遇事均感毫无意义或有自罪感
	思维能力减退或注意力不集中
	反复出现想死亡的想法
在产后 4 周内发病	产褥期抑郁症诊断困难,产后常规进行自我问卷调查对早期发现和诊断很有帮助

【筛选方法】

见表 3-49。

表 3-49　筛选方法

爱丁堡产后抑郁量表（EPDS）	是目前多采用的自评量表,包括 10 项内容,于产后 6 周进行调查,每项内容分 4 级评分(0～3)分,总分相加≥13 分者可诊断为产褥期抑郁症,9 或 10 分也提示可能有抑郁障碍
	这一调查问卷易于管理、简便、可靠,是目前普遍采用的一种有效的初级保健筛查工具,但不能评估病情的严重程度
Zung 抑郁自评量表（SDS）	为短程自评量表,操作方便,容易掌握,不受年龄、经济状况等因素影响,适于综合医院早期发现抑郁患者、衡量抑郁状态的轻重度及治疗中的变化
	这是一个 20 道题的自评调查表,将抑郁程度分为 4 个等级;中国常模 SDS 标准分为(41.88±10)分,分界值标准为 53 分,即将 SDS>53 分者定为阳性(抑郁症状存在)
贝克抑郁问卷（BDI）	也是一种常见抑郁筛查工具,BDI 是一个 21 道题的问卷,包括认知、情感和身体因素,被证实对诊断产后抑郁临床患者和非临床患者均具有较好的一致性和重复性
	但是 BDI 问卷中包含了身体状况方面的内容,对于身体处于不适状态的孕妇和产妇来说,BDI 问卷结果会比其他方法偏高
汉密尔顿抑郁量表（HAMD）	是经典的抑郁评定量表,也是临床上评定抑郁状态时应用得最为普遍的量表,本量表有 17 项、21 项和 24 项 3 种版本,简单、准确、便于掌握,但有时与焦虑不易鉴别
症状自评量表（SCL90）	是当前使用最为广泛的精神障碍和心理疾病门诊检查量表,对于有心理症状(即有可能处于心理障碍或心理障碍边缘)的人有良好的区分能力,适用于检测是否有心理障碍、有何种心理障碍及其严重程度如何

【治疗措施】

产褥期抑郁症通常不能很好地诊断和进行适宜的治疗,所以必须引起我们的充分重视。产褥期抑郁症的治疗包括心理治疗和药物治疗。

1. 心理治疗

心理治疗为产褥期抑郁症重要的治疗手段,包括心理支持、咨询与社会干预等。通过心理咨询,解除致病的心理因素(如婚姻关系紧张、想生男孩却生女孩、既往有精神障碍史等)。为产妇提供更多的情感支持及社会支持,指导产妇对情绪和生活进行自我调节。对产褥期妇女多加关心和无微不至地照顾,尽量调整好家庭关系,指导其养成良好的睡眠习惯。

2. 药物治疗

药物治疗适用于中、重度抑郁症及心理治疗无效患者。应在专科医师指导下用药为宜,可根据以往疗效及个性化选择药物。应尽量选用不进入乳汁的抗抑郁药,首选 5-羟色胺再吸收抑制药。见表 3-50。

表 3-50　抗抑郁症的常用药物

5-羟色胺再吸收抑制药	盐酸帕罗西汀:起始量和有效量为 20mg,每日早餐时 1 次,2～3 周后如疗效不好且不良反应不明显,可以 10mg 递增,最大剂量 50mg(体弱者 40mg),每日 1 次。肝肾功能不全患者慎用。注意不宜骤然停药
	盐酸舍曲林:开始每日 50mg,每日 1 次,与食物同服。数周后增至每日 100～200mg。常用剂量为每日 50～100mg,最大剂量为每日 150～200mg(此量不得连续应用不得超过 8 周)。需长期应用者,需用最低有效量
三环类抗抑郁药	阿米替林:常用量开始每次 25mg,每日 2～3 次,然后根据病情和耐受情况逐渐增至每日 150～250mg,分 3 次口服,最高剂量每日不超过 300mg,维持量每日 50～150mg

【预防措施】

应加强对孕妇的精神关怀,对孕妇普及有关妊娠、分娩的常识,减轻其紧张、恐惧心理,完善自我保健。同时在孕妇分娩过程中,多加关心和爱护,这些对于预防产褥期抑郁症具有积极的意义。见表 3-51。

表 3-51　抗抑郁症的预防措施

加强围产期保健	对孕妇及家人普及有关妊娠、分娩常识,减轻孕妇对妊娠、分娩的紧张、恐惧心情,完善自我保健,促进家庭成员间的相互支持
密切观察	对于有精神疾病家族史尤其是抑郁症家族史的孕妇,应定期密切观察,避免一切不良刺激,给予更多关爱、指导
充分关注	对分娩过程给予充分关注,医护人员要充满爱心和耐心,并在生理及心理上全力支持,如开展陪伴分娩及分娩镇痛
心理咨询与疏导	对于有高危因素(不良分娩史、孕前情绪异常、手术产、滞产等)者进行干预,及早进行心理咨询与疏导

四、产褥中暑

产褥中暑是指产妇在产褥期因高温环境中体内余热不能及时散发,引起中枢性体温调节功能障碍的急性热病。表现为高热,水、电解质紊乱,循环衰竭和神经系统功能损害等。本病起病急骤,发展迅速,处理不当可遗留严重的后遗症,甚至死亡。

【病　　因】

产后,产妇在妊娠期内积存的大量液体需排出,部分通过尿液,部分通过汗腺排出。当外界气温超过 35℃ 时,机体靠汗液蒸发散热。而汗液蒸发需要空气流通才能实现。如果产妇所处居室和身体小环境处在高温、高湿状态,严重影响出汗散热,导致体温调节中枢功能衰竭而出现高热、意识丧失和呼吸、循环功能衰竭。当人体处于超过散热机制能力的极度热负荷时,因体内热积蓄过度而引起高热,发生中暑,即使经抢救存活,常留有神经系统的后遗症。

【临床表现】

1. 中暑先兆

发病急骤,发病前有短暂的先兆症状称中暑先兆。出现口渴、多汗、心悸、恶心、胸闷、四肢无力。

2. 轻度中暑

中暑先兆未能得到及时处理,产妇体温开始升高,随后出现面色潮红、胸闷、脉搏增快、呼吸急促、口渴,痱子布满全身。

3. 重度中暑

产妇体温高达 41～42℃,呈稽留热型,可出现谵妄、抽搐、昏迷、面色苍白、呼吸急促、脉搏细数、血压下降、皮肤干燥无汗、瞳孔缩小、反射减弱。若不及时抢救,数小时内可因呼吸、循环衰竭而死亡。

【诊   断】

产褥期中暑的发病时间常在极端高温季节,患者家庭环境及衣着情况均有助于诊断,其高热、谵妄及昏迷、无汗为产褥期中暑的典型表现。本病须与产后子痫、产褥感染鉴别诊断,产褥感染时可以发生产褥中暑,产褥中暑患者又可并发产褥感染。

【治疗措施】

1. 先兆中暑及轻症治疗

产妇若有头昏、头痛、口渴、多汗、疲乏、面色潮红、脉率快、出汗多、体温升高至 38℃ 的症状,首先应迅速降温,置患者于室温 25℃ 或以下的房间中,同时采用物理降温,在额部、二侧颈部、腋窝、腹股沟、腘窝部有浅表大血管经过处放置冰袋,全身可用酒精擦浴、扇风,同时注意水和电解质的平衡,适时补液及给予镇静药。

2. 重症中暑治疗

(1)物理降温:体温 40℃ 或以上,出现痉挛、谵妄、昏迷、无汗的患者,为达到迅速降温的目的,可将患者躺在恒温毯上,按摩四肢皮肤,使皮肤血管扩张,加速血液循环以散热。降温过程中以肛表测体温,如已降至 38.5℃,即将患者置于室温 25℃ 的房间内,用冰袋置于前面已述的颈、腋窝、腹股沟部继续降温。

(2)药物降温:首选良药是氯丙嗪,具有调节体温中枢、扩张血管、加速散热、松弛肌肉、减少震颤、降低器官的代谢和氧消耗量的功能,防止身体产热过多。剂量为 25～50mg 加入生理盐水 500ml 中,静脉滴注 1～2 小时。用药时需动态观察血压,情况紧急时可将氯丙嗪 25mg 或异丙嗪 25mg 溶于 5％生理盐水 100～200ml 中于 10～20 分钟静脉滴入。若在 2 小时内体温并无下降趋势,可重复用药。降温过程中应加强护理,注意体温、血压、心脏情况,一待肛温降至 38℃ 左右时,应即停止降温。

(3)对症治疗:①积极纠正水、电解质紊乱,24 小时补液量控制在 2000～3000ml,并注意补充钾、钠盐。②抽搐者可用地西泮。③血压下降者用升压药物,一般用多巴胺及间羟胺。④疑有脑水肿者,用甘露醇脱水。⑤有心力衰竭者,可用快速洋地黄类药物,如去乙酰毛花苷。⑥有急性肾衰竭者,在适度时机用血液透析。⑦糖皮质激素有助于治疗脑水肿及肺水肿,并可减轻热辐射对机体的应激和组织反应,但用量不宜过大。⑧患者在产褥期易有产褥感染,同时易并发肺部其他感染,可用抗生素预防。⑨重症产褥期中暑抢救时间可以长达 1～2 个月或更多,有时需用辅助呼吸,故需有长期抢救的思想准备。

【预防措施】

(1)关键在于预防,做好卫生宣教。保持居室通风,室温不宜过高,产妇穿着应有利于散热,宜穿宽大、透气、舒适的衣物。

(2)产妇应多喝水,尤其要补充盐水。

(3)体温较高时应立即给予冷水、酒精擦浴,快速物理降温,大多轻症患者能得到控制。

第九节 产科 DIC

DIC(弥散性血管内凝血)是许多疾病在进展过程中产生凝血功能障碍的最终共同途径,是一种临床病理综合征。在某些致病因素的作用下,凝血因子和血小板被激活,大量凝血物质进入血循环,引起血管内广泛性的微血栓形成,凝血因子大量被消耗,并继发纤溶亢进,引起凝血功能障碍性出血,继而发生循环功能障碍及组织坏死的一种综合征。DIC 是一种产科严重并发症,不是一种独立的疾病,引起多器官功能障碍综合征是死亡的主要原因。

【病　　因】

引起 DIC 的病因可来自于基础疾病,感染性疾病和恶性疾病约占 2/3。另外,DIC 的主要病因也包括产科灾难和外伤。诱发 DIC 的基础疾病包括以下几种。

(1)全身感染/严重感染:包括细菌、病毒、寄生虫、立克次体等。

(2)外伤:包括多发性创伤、大面积的灼伤、脂肪栓塞等。

(3)器官损害:如重症胰腺炎等。

(4)恶性肿瘤:包括各种实体瘤、白血病、骨髓增生性疾病等。

(5)产科灾难:包括羊水栓塞、胎盘早剥、死胎综合征等。

(6)其他:包括严重肝衰竭、严重中毒或蛇咬伤、输血反应、器官移植排异反应等。

【主要特点】

绝大多数起病急骤,发展甚为迅猛。常在短时间内危及生命,也可能与亚急性型及慢性 DIC 病例漏诊较多有关。多以阴道倾倒性大出血及休克为主要甚至唯一表现,但休克的严重程度与出血量不成比例,其他部位出血相对较少,亦可见注射部位及手术创口渗血不止。DIC 病程发展及分期不明显,常可由高凝期直接进入纤溶亢进期,故阴道流出的血多不凝固,提示患者可能已进入消耗性低凝血期。病因较为明确并易于祛除,预后相对较好。

【分型与分期】

1. 分型

根据 DIC 起病的急缓和病程长短可分为以下三种类型。见表 3-52。

表 3-52　DIC 的分型

急性型	多见于感染性流产、胎盘早剥及羊水栓塞等引起的 DIC。发病急骤,多于数小时或 1～2 天起病,病情发展变化迅速,预后凶险。原发疾病的表现常常掩盖 DIC 的症状或 DIC 的症状未及充分表现即导致死亡。由于大量外源性促凝物质短时间内进入母体血循环,引起血液凝固高度障碍,出血症状较明显和严重,常伴短暂或持久的血压下降。实验室检查常有明显改变
亚急性型	多见于死胎滞留等,多于数天至数周发病,病程发展较为缓慢,临床 DIC 症状可以明显或较轻,凝血功能轻度障碍
慢性型	可见于妊娠高血压疾病、部分死胎滞留等患者。病程发展甚为缓慢,病程较长,可持续数周以上。临床表现常不典型,以血栓栓塞为多见,早期出血不严重,可以仅仅只有实验室检查改变,其发生可为全身性或局部性

2. 分期

根据 DIC 发病过程的病理表现可分为临床前期、早期 DIC(高凝血期)、中期 DIC(消耗性低凝血期)、晚期 DIC(继发性纤溶期)四期。见表 3-53。

表 3-53　DIC 的分期

临床前期	DIC 临床前期亦称前 DIC,是指在 DIC 基础疾病存在的前提下,体内与凝血、纤溶过程有关各系统或血液流变学等发生了一系列病理变化,但尚未出现典型 DIC 临床症状及体征,或尚未达到 DIC 确诊标准的一种亚临床状态。一般存在于 DIC 发病前的 7 天之内,血液呈高凝状态,血小板活化,凝血过程的激活已经开始,但尚无广泛微血栓形成,纤溶过程尚未或刚刚启动,血小板、凝血因子的消耗及降解均不明显。根据凝血相关的分子标志物有助于诊断
早期 DIC	促凝物质进入血循环,血液处于高凝状态,血小板和凝血因子被激活。微循环中广泛发生微血栓形成。临床上无明显出血,抽血时易凝固。皮肤黏膜可有栓塞性损害。休克及脏器功能衰竭表现较轻,呈可逆性
中期 DIC	由于广泛性微血栓的形成,消耗了大量的血小板和凝血因子,血液呈低凝状态。此期有广泛出血、微循环衰竭、休克,以及微血栓栓塞的临床表现
晚期 DIC	由于过度凝血,引起纤溶功能亢进,产生高纤溶酶血症。纤溶酶降解了纤维蛋白(原)及其他凝血因子,使出血更严重

【临床表现】

DIC 临床表现与基础疾病有关。DIC 时何种蛋白溶解过程(凝血或纤溶)处于优势,将在很大程度上决定临床表现的特征。以凝血为主者可只表现为血栓栓塞性 DIC;以纤溶为主者可发展为急性消耗性出血。也可在上述之间呈现一种广谱的,涉及不同类型的 DIC 临床表现。见表 3-54。

表 3-54　DIC 的临床表现

出血	产科 DIC 以子宫出血最常见,而且常误认为是子宫收缩不良的产后出血,延误抢救时间。表现为皮肤出血斑点、牙龈出血、咯血、呕血、尿血,以及注射针眼和手术切口出血、渗血。子宫出血的特征是产后大出血,血液不凝。手术野出血表现为创面广泛性渗血
血栓栓塞	由于小动脉、毛细血管或小静脉内血栓引起各种器官微血栓形成,导致器官灌注不足、缺血或坏死
	肾脏 DIC 的表现为急性肾功能不全、血尿和少尿或无尿
	心脏 DIC 的表现为急性心功能不全,有心律失常,甚至发生心源性休克
	肺内 DIC 表现为呼吸困难、肺水肿和肺出血
	脑内 DIC 可导致谵妄、惊厥,甚至昏迷
	肾上腺 DIC 可引致肾上腺皮质坏死出血
	脑垂体坏死出血可导致席汉综合征,表现为脱发、闭经、第二性征减退
休克	急性 DIC 能导致休克,休克的程度与出血量不成比例。休克发生迅速,有休克出现早,且不易恢复的特点
重要脏器功能受损	肾脏受损率 25%～67%,表现为血尿、少尿,甚至无尿
	中枢神经功能障碍表现意识改变、抽搐或昏迷
	呼吸功能受影响表现肺出血、不同程度的低氧血症
	消化系统表现消化道出血等
	肝功能障碍 22%～57%,表现黄疸、肝衰竭

【辅助检查】

1. 消耗性凝血障碍的检查

(1)血小板计数,动态观察更有意义,95%以上患者呈进行性减少,多<$100×10^9$/L。

(2)凝血酶原时间,主要测外源性凝血系统功能,DIC 时因子Ⅱ、Ⅴ、Ⅶ、Ⅹ等被消耗,使凝血酶原时间延长,常>15 秒或比正常对照组>3 秒以上。

(3)纤维蛋白原定量是诊断 DIC 的重要指标,如<1.5g/L(150mg%)有诊断价值。

(4)全血凝固时间于高凝阶段明显缩短,随着凝血因子的消耗和纤溶亢进,凝血时间逐渐延长。

(5)部分凝血活酶时间,主要检查内源性凝血功能,DIC 时因子Ⅷ、Ⅸ、Ⅺ等被消耗减少,本试验比正常对照组>10 秒以上。

2. 纤溶亢进的检查

(1)凝血酶时间,血浆纤维蛋白原明显减少或 FDP 增多时,凝血酶时间延长,如比对照组延长 5 秒有诊断价值。

(2)鱼精蛋白副凝集试验(3P 试验),DIC 时形成多量的纤维蛋白单体,并与 FDP 结合成可溶性复合物,复合物受鱼精蛋白作用后,可析出纤维蛋白素状物,称为阳性。

(3)血 FDP 测定,正常人血液中只含微量的 FDP,定量 1～5mg/L。

3. 其他检查

(1)外周血涂片检查:破碎红细胞>2%时有诊断意义。

(2)血沉测定:妊娠晚期由于纤维蛋白原增加,血沉加快,1 小时为 50mm 左右,DIC 时处于低纤维蛋白状态,血沉常变慢,1 小时为 10mm 左右。

(3)抗凝血酶含量测定:DIC 时血中凝血酶、活化的凝血因子、纤溶酶增加,抗凝血酶能与它们结合形成复合物使其失去活性,因而被大量消耗,使血浆中抗凝血酶浓度下降,正常血浆浓度为 0.2mg/ml。

(4)血小板 β 血栓球蛋白(β-TG)测定:β-TG 是血小板特有的蛋白质,由血小板 α 颗粒释放,DIC 时血浆 β-TG 增加。

【诊断标准】

1. 存在易引起 DIC 的基础疾病

如感染、恶性肿瘤、病理产科、大型手术及创伤等。

2. 有下列两项以上临床表现

(1)严重或多发性出血倾向。

(2)不易用原发病解释的微循环衰竭或休克。

(3)广泛性皮肤、黏膜栓塞,灶性缺血坏死、脱落及溃疡形成,或不明原因的肺、肾、脑等脏器功能衰竭。

(4)抗凝治疗有效。

3. 实验室指标同时有下列各项中三项以上异常

(1)血小板计数$<100\times10^9/L$ 或进行性下降(肝病、白血病患者血小板计数$<50\times10^9/L$),或以下 4 项中 2 项以上血浆血小板活化产物升高:β-TG、PF-4、TXB_2、GMP-140。

(2)血浆纤维蛋白原含量$<1.5g/L$ 或进行性下降,或$>4.0g/L$(在白血病及其他恶性肿瘤$<1.8g/L$,肝病$<1.0g/L$)。

(3)3P 实验阳性或血浆 FDP $>20mg/L$(肝病 FDP $>60mg/L$),或 D-聚体阳性。

(4)PT 延长 3 秒以上或呈动态变化(肝病延长 5 秒以上),APTT 延长 10 秒以上或缩短 5 秒以上。

(5)血浆纤溶酶原抗原$<200mg/L$。

(6)AT-Ⅲ活性$<60\%$或蛋白 C(PC)活性降低(不适用于肝病)。

(7)血浆因子Ⅷ:活性$<50\%$(肝病必备)。

(8)血浆内皮素-1(ET-1)水平$>8ng/L$ 或凝血酶调节蛋白(TM)较正常增高 2 倍。

4. 疑难病例应有下列二项以上异常

(1)血浆凝血酶原碎片(F1+2)、凝血酶抗凝血酶Ⅲ复合物(TAT)或纤维蛋白肽 A(FPA)水平增高。

(2)血浆可溶性纤维蛋白单体复合物(SFMC)水平增高。

(3)血浆纤溶酶抑制复合物(PIC)水平增高。

(4)血浆组织因子(TF)水平增高或组织因子途径抑制物(TFPI)水平下降。

采用积分法更有利于 DIC 的诊断。见表 3-55。

表 3-55　DIC 和 pre-DIC 的积分诊断标准

	失代偿性(显性)	代偿性(非显性)
原发疾病		
存在	+2 分	+2 分
不存在	0 分	0 分
Plt($\times 10^9$/L)	>100　0 分	>100　0 分
	<100+1 分	<100+1 分
	<50+2 分	动态观察:升高−1 分,稳定 0 分,降低+1 分
SFMC/FDP	不升高 0 分	不升高 0 分
	中度升高+2 分	升高+1 分
	高度升高+3 分	动态观察:升高−1 分,稳定 0 分,不升高+1 分
PT(秒)	未延长或延长<30 分	未延长或延长<30 分
	延长 3~6+1 分	延长>3+1 分
	延长>6+2 分	动态观察:缩短−1 分,稳定 0 分,延长+1 分
Fg(g/L)	≥1.0　0 分	特殊检查:AT 正常−1 分,降低+1 分
	<1.0+1 分	PC 正常−1 分,降低+1 分
		TAT 正常−1 分,降低+1 分
		PAP 正常−1 分,降低+1 分
		TAFI 正常−1 分,降低+1 分

判断标准:积分≥5 分者,符合显性 DIC 诊断;<5 分,提示非显性 DIC。每日需要重复测定记分,以动态观察 Plt(血小板);SFMC/FDP[可溶性纤维蛋白单体复合物/纤维蛋白(原)降解产物];PT(凝血酶原时间);Fg(纤维蛋白原);AT(抗凝血酶);PC(蛋白 C)TAT(凝血酶-抗凝血酶Ⅲ复合物);PAP(纤溶酶-抗纤溶酶复合物);TAFI(凝血酶活化纤溶抑制物)。

【基层医院的诊断标准】

同时有下列三项或三项以上即可确诊 DIC。

(1)血小板$<100\times10^9$/L,或呈进行性下降。

(2)血浆纤维蛋白原含量<1.5g/L,或进行性下降。

(3)3P 试验阳性或血浆 FDP>20mg/L。

(4)凝血酶原时间缩短或延长 3 秒以上,或呈动态性变化。

(5)外周血破碎红细胞$>10\%$。

(6)不明原因的血沉降低或血沉应增快的疾病,但其值正常。

(7)血凝块静置 2 小时内出现溶解现象;血凝块变小,或完整性破坏,或血块周边血清呈毛玻璃样混浊。

【鉴别诊断】

DIC 需与重症肝病及原发性纤维蛋白溶解亢进相鉴别。

1. 重症肝病

血小板生成减少或消耗过多,血小板功能受到抑制,凝血因子或纤溶成分的合成减少或消耗增多,或循环抗凝物质生成增多或消耗减少而引起出血。临床上可有广泛的出血,尤以皮肤、黏膜和内脏出血多见。

2. 原发性纤溶症

较罕见,是由于激活纤溶系统的组织型纤溶酶原活化物(t-PA)、尿激酶型纤溶酶原活化物(u-PA)的活性增强或由于抑制 t-PA、u-PA 的纤溶酶原活化抑制物(PAI)的活性减低所引起。临床出血表现类似 DIC,止血需要抗纤溶剂而不是肝素,须与 DIC 鉴别。见表 3-56。

表 3-56　DIC 与重症肝病及原发性纤维蛋白溶解亢进鉴别要点

类别	DIC	重症肝病	原发性纤溶亢进
发生率	易见	多见	罕见
血小板计数	重度减低	正常或减低	正常
血小板活化分子标志物（PF-4、β-TG、TXB_2、GMP-140）	显著增加	正常或轻度增加	正常
红细胞形态	碎片,棘刺状,头盔状	正常	正常
3P 试验	阳性	阴性**	阴性
FDP	增加	正常**	正常
Ⅷ:C	减低	正常	正常
凝血因子激活标志物（TAT、F_{1+2}、FPA）	显著增加	正常	正常
D-二聚体	升高	正常**	正常

** 如肝病并发纤溶亢进,则可为阳性或增加

【治疗措施】

1. 原发病的治疗或诱因的去除

治疗原发病的目的在于阻止促凝物质的释放,阻断 DIC 的诱发因素。密切监测凝血功能的变化,并根据凝血功能的改变程度,选择合适的产科处理措施。在产前合并 DIC 的患者,对于病情发展迅速且短期内难以结束分娩者应考虑手术终止妊娠。尽早娩出胎儿、胎盘和清除宫腔内容物。DIC 较为明显者在给予肝素治疗及补充凝血因子的基础上进行引产。

2. 抗生素的合理应用及抗休克治疗

细菌产生的内毒素是诱发 DIC 的因素,及时控制感染,减少内毒素的产生直接有利于 DIC 的治疗,亦可为去除诱因而行手术

治疗时创造条件。及时清除感染病灶,并给予大剂量抗生素治疗。

抗菌治疗应及早开始,一步到位。宜选用广谱抗菌药或两种以上联合应用,如有细菌学监测,可给予敏感抗生素,否则应选择对革兰阴性杆菌有效的药物。应根据患者临床情况,特别是肝、肾功能状态,确定用药方法及剂量。密切观察病情,及时调整抗菌药物的种类和剂量。

休克造成机体微循环灌流不足,组织缺氧引起酸中毒等,应及时用5‰碳酸氢钠予以纠正,低血容量造成的休克可补充输液或输血纠正,同时给予吸氧,纠正电解质紊乱。

抗休克必须采用扩张血管、升压药物。对 DIC 本身微循环衰竭引起的休克,一般抗休克治疗效果差,有待 DIC 的控制。

3. 肝素

肝素是常用而有效的抗凝药,作用是阻断凝血过程,防止血小板、凝血因子消耗,但对已形成的微血栓无效。产科 DIC 使用肝素治疗必须慎重,因体内常有较大创面,使用不当反而增加流血。原则上凡有促凝物质入血引起进行性凝血因子消耗者,都可使用肝素。

(1)肝素的抗凝机制:目前认为,主要是通过抗凝血酶Ⅲ与丝氨酸蛋白酶结合使其灭活,凝血因子Ⅱ、Ⅷ、Ⅸ、Ⅹ等被激活后都属于丝氨酸蛋白酶,因此肝素对凝血过程具有广泛的抗凝作用。肝素注入后 10 分钟即显效果,其半衰期为 2 小时,用后 4～6 小时被破坏,因分子量大,不能通过胎盘,故不影响胎儿的凝血功能。

(2)肝素的合理应用问题

1)普通肝素的应用:DIC 时肝素可防止血小板及各种凝血因子的消耗,阻断血栓形成,改善微循环,修复受损的血管内皮细胞。但肝素对于已形成的微血栓无效。肝素不通过胎盘,对胎儿是安全的。肝素的适应证与用量随病情而异。

急性羊水栓塞时 DIC 的发生较急,多在数分钟内出现严重症状,如急性呼吸衰竭、低血压、子宫强烈收缩及昏迷等,应及时处理。不应等实验室检查即可静脉注射,首剂 50mg,然后再采用连续静脉滴注,滴注剂量以每小时 25～35U/kg(肝素 1mg＝125U)。死胎滞留而伴有严重凝血功能障碍者,可静脉滴注肝素50mg,每 4 小时重复给药,24～48 小时后停用肝素再行引产。对妊娠高血压疾病患者,如存在慢性 DIC 或凝血功能亢进时,可早期开始肝素治疗。败血症诱发 DIC 时,早期肝素治疗可挽救患者的生命。

肝素的用药方法,一般采用连续静脉滴注效果较好。剂量按每小时滴入 100mg 左右计算,24 小时给予 200～400mg。

2)低分子量肝素:每日 200U/kg,分 2 次皮下注射,用药间隔时间 8～12 小时,疗程 5～8 天。低分子量肝素保留了抗因子 Xa的活性而抗凝血酶的作用减弱,具有抗凝作用强、出血危险小、生物利用度高、不良反应少、安全等优点。但低分子量肝素可促进纤溶酶原活化剂的释放,增强纤维蛋白溶解作用,这对已有明显纤溶亢进的 DIC 患者的影响尚不了解。另外,标准肝素的抗凝血酶作用是 DIC 治疗的重要部分,低分子量肝素的抗凝血酶作用减弱从理论上讲不一定对 DIC 的治疗有利,其效果和优越性有待进一步证实。

3)肝素过量的表现及处理:肝素治疗过程中,一般情况恶化,出血现象加重,或已停止、减轻的出血现象再度加重而且能排除DIC 加重的出血症状。试管法凝血时间超过 30 分钟,APTT 超过 100 秒。肝素过量可用鱼精蛋白对抗,剂量与末次肝素剂量相同。用法:鱼精蛋白加入 25％葡萄糖液 20ml 静脉缓慢注入(3～10 分钟),每次注入鱼精蛋白剂量不宜超过 50mg。若为低分子肝素则用 0.6ml 鱼精蛋白中和 0.1ml 低分子肝素。

4)肝素治疗有效的指标:①出血停止或逐步减轻。②休克改善或纠正,如血压回升、脉压增大、肢体转暖及发绀减轻或消失。③尿量明显增加。④PT 比治疗前缩短 5 秒以上,纤维蛋白原及血小板计数不再进一步下降或有不同程度的回升。

其他凝血象检查逐步改善。肝素治疗有效的 DIC 患者,各项凝血指标恢复时间为:PT 约 24 小时;纤维蛋白原 1～3 天;优球蛋白溶解时间 12～72 小时,F_{1+2} 效价下降约需数日至 1 周,血小板计数回升则需要数日至数周不等。

5)停用肝素的指征和方法:①诱发 DIC 的原发病已控制或缓解。②病情明显改善,如出血停止、休克纠正、发绀消失、尿量＞30ml/h,有关脏器功能恢复正常。③PT 缩短至接近正常,纤维蛋白原升至 100～150g/L 以上,血小板数量逐渐回升。④凝血时间超过肝素治疗前 2 倍以上,或超过 30 分钟,或 APTT 延长接近 100 秒。⑤出现肝素过量的其他症状、体征及实验室检查异常,如出血征象加重等。

肝素停药需逐步进行,一般取逐日减半的方式以免 DIC 复发。停药 6～8 小时应复查 DIC 有关指标,以后每日检查 1 次,连续 3～5 天,以观察凝血紊乱是否消失或 DIC 是否复发。经治疗稳定后,仍宜每日监测血小板数量、凝血酶原时间、纤维蛋白原、3P 试验。

若肝素治疗效果不满意,要考虑:①病因未除。②可能原发病太严重,DIC 进展迅猛,肝素尚未充分发挥作用,患者已死于顽固休克或多器官功能障碍综合征。③血小板大量破坏,血小板第Ⅳ因子(PF-4)大量释放于血循环拮抗肝素的作用。④抗凝血酶Ⅲ(AT-Ⅲ)减少,肝素必须通过 AT-Ⅲ发挥作用,AT-Ⅲ活性在 85％以上,DIC 治疗效果最佳。⑤酸中毒未纠正或者肝素剂量不合适。

6)使用肝素注意事项:以下情况慎用肝素:既往有严重遗传性或获得性出血性疾病,如血友病等;手术后 24 小时以内,或大面积创伤开放伤口未经良好止血;严重肝病,多种凝血因子合成障碍,如纤维蛋白原低于 0.5g/L;近期有咯血的活动性肺结核、有呕血或黑粪的活动性溃疡病。

感染性休克、胎盘早剥、颅内出血或晚期 DIC 进入纤溶亢进状态时禁用肝素。

经常检查血 pH 值,及时纠正酸中毒,必要时补充叶酸及维生素。严密观察肝素出血的毒副作用。最早出血为肾脏和消化道出血。

(3)丹参或复方丹参注射液:用法:30～60ml,溶于 5％葡萄糖液 200ml 中,快速静脉滴注,每日 2～3 次,7～10 天为 1 个疗程。可单独使用,重症 DIC 亦可与肝素合并应用,而且不需减少肝素用量。有扩张血管、抑制血小板聚集及抗凝作用。不良反应小,无明显禁忌证。

(4)AT-Ⅲ:DIC 时 AT-Ⅲ降低,足量的 AT-Ⅲ可使肝素充分发挥作用,提高疗效。用法:第一天输注 1000～2000U,以后每日给予 500～1000U,疗程 5～7 天,使其在体内的活性达到 80％～160％为宜。

(5)活化蛋白 C:在凝血启动过程中,凝血酶与血管内皮释放的 TM 结合成复合物,降解 PC,使之转变成有活化的 PC(APC)。在蛋白 S 存在时,APC 通过对因子 Ⅴa 及 Ⅷ:C 的灭活而发挥抗凝作用。此外,APC 还能阻滞因子 Xa 与血小板的结合及促进纤维蛋白的溶解。APC 已经通过Ⅲ期临床试验,取得良好的效果。

4. 抗血小板药物的应用

见表 3-57。

表 3-57　抗血小板药物

药物	作用、用法用量
右旋糖酐	低或中分子右旋糖酐(肝素加入右旋糖酐内静滴效果较好)可以降低患者红细胞和血小板的黏附和凝聚,并有修复血管内皮细胞的作用,每日用量 500～1000ml;在严重出血倾向时,以选用中分子右旋糖酐为宜

（续　表）

药物	作用、用法用量
双嘧达莫	双嘧达莫可抑制血小板磷酸二酯酶的活性,从而抑制血小板的聚集和释放反应。每次 400～600mg,置于 100ml 液体中静脉滴注,每 4～6 小时重复 1 次,24 小时剂量可达 1000～2000mg。与阿司匹林合用可减半。
阿司匹林	阿司匹林主要阻断血栓素的产生而对 PGI_2 合成酶无影响,大剂量两者都要受到抑制,因血栓素酶对阿司匹林的敏感性高于前列腺素环氧酶,每日用量 60～80mg

5. 血小板及凝血因子的补充

见表 3-58。

表 3-58　血小板及凝血因子的补充

项目	内　容
补充血容量	新鲜全血。为防止 DIC 的加重及复发,在全血中加入适量肝素,1 毫升全血中加入 5～10U,并计入全天肝素治疗总量
新鲜血浆	所含血小板及凝血因子与新鲜全血一致,由于去除了红细胞,一方面可减少输入容积,另一方面可避免红细胞破坏产生红细胞素等促凝血因素进入 DIC 患者体内,故是DIC 患者较理想的血小板及凝血因子的补充制剂
纤维蛋白原	特别是用于有明显低纤维蛋白原症的 DIC 患者。每次用量2～4g,静脉滴注,以后根据血浆纤维蛋白原含量而补充,以使血浆纤维蛋白原含量达到 1.0g/L。输纤维蛋白原5～6g 才增加 1g 纤维蛋白原

（续 表）

项目	内 容
血小板悬液	当血小板＜$50×10^9$/L 而出血明显加剧时,可给予浓缩血小板,需要在充分抗凝治疗的基础上进行且需要足够量的血小板,首次剂量至少在 8U 以上,24 小时用量最好在 $10\sim16$U
维生素 K	为肝脏合成第Ⅱ、Ⅶ、Ⅸ、Ⅹ因子所必需,每日静滴维生素 K 40mg,可促进维生素 K 依赖的凝血因子的合成
	用中心静脉压监测补液速度与用量,以防补液过慢过少,达不到迅速补充血容量的目的;又防补液过快过多,发生心力衰竭

6. 脏器功能的恢复措施

见表 3-59。

表 3-59　脏器功能的恢复措施

项目	内 容
保持适度的纤溶活力	保持适度的纤溶活力有助于防止和清除微循环内的纤维蛋白栓塞。纤溶抑制药不常规应用,只有当 DIC 的基础病因及诱发因素已经去除、DIC 处于纤溶亢进阶段且在肝素治疗的同时才能用适量的纤溶抑制药。常用的有抑肽酶、氨基己酸、氨甲苯酸及氨甲环酸
溶栓治疗	只适用于纤溶功能低下,弥散性微血栓形成持续时间过长患者。可用促纤溶药物溶解血栓,改善组织血液供应,恢复脏器功能。常用链激酶、尿激酶
强心、升压	对伴有休克者,可给予多巴胺、间羟胺,增强心肌收缩力,增加心输出量,升高血压

项目	内　容
脱水疗法	重症者,须早行脱水疗法,并及时补充营养和热量,以利脏器功能的恢复。20％白蛋白与大剂量呋塞米静脉滴注,白蛋白可防止发生低血压和减少钾、钠的丧失,而呋塞米则将多余的水经肾脏排出。呋塞米与多巴胺合用,可增加心肌的收缩力,又有利尿、升压、降低血肌酐的作用。肾功能损害早期应用连续动静脉血滤器(CAVH),特别是在注射呋塞米后,尿量仍不增多时采用。CAVH能滤出体内过多的水分、尿素氮、肌酐、尿酸和过高的钾、镁离子及各种酸性终末代谢产物,并能补充营养、热量和钠、钙等电解质,维持机体内环境的相对平衡,为脏器功能恢复创造条件

7. 关于 DIC 患者终止妊娠方式问题

一般认为,除有产科指征或需紧急终止妊娠外,阴道分娩比剖宫产或子宫切除好,因为手术可使切口严重出血及腹腔内广泛出血。阴道分娩时尽量避免会阴侧切和软组织的损伤,产后应及时使用宫缩药以减少出血。如需手术则应尽量在手术前纠正凝血机制紊乱。当有明显的血小板减少性紫癜或持续的凝血障碍存在时,手术需推迟至补充新鲜血或凝血因子、待凝血功能改善后再实施手术。术中如子宫有损伤或出血,最好采取综合措施修补及止血,而不首先考虑切除子宫。

8. 子宫切除术的选用

急性羊水栓塞、重型胎盘早剥引发的 DIC,因促凝物质对子宫壁的刺激和发生在宫壁内微血管的栓塞与出血,均可减低子宫的收缩力,加重子宫出血。此种出血,注射宫缩药和按压子宫,或宫腔内添纱布等措施,非但不能止血,反而将宫壁内的促凝物质挤入母血,加重 DIC。结束分娩后,留在子宫壁内的凝血活酶,仍有随血流经下腔静脉入右心和肺循环的可能,故在子宫出血不能控制时,需创造条件及早切除子宫。

【预防措施】

见表 3-60。

表 3-60 DIC 的预防措施

项目	内 容
加强孕期检查	及时发现妊娠高血压疾病及妊娠合并高血压、妊娠合并肝病、胎盘早剥、前置胎盘等病理妊娠,及时予以有效的治疗,尽可能减少发生产科 DIC 的诱因
避免使用促凝药物	妊娠中后期,血液处于高凝状态,应尽力避免使用可促进血小板凝聚的药物,如肾上腺素、高渗葡萄糖与高分子右旋糖酐
适时终止妊娠	终止妊娠的目的是去除诱因,对重度妊娠高血压疾病、胎盘早剥等,应及早终止妊娠。可依据病情选择分娩方式
严密观察和处理产程	严密观察与处理产程中的异常,避免宫缩过强过密,对急产与宫缩过强者,及时予以镇静药
合理应用缩宫素	用缩宫素静脉滴注引产或增强宫缩时,必须有专人守护,严密观察宫缩的频率与强度,随时调整滴速
防止羊水进入母血	避免在宫缩高峰时人工刺破胎膜,分娩中尽量减少和减轻软产道损伤,以防较多量羊水进入母体,发生急性羊水栓塞
严格手术操作	严格掌握手术指征、禁忌证和手术条件。按照手术常规操作,术中尽量减少产伤,尤其应避免对胎盘的损伤
预防感染	加强无菌消毒术,严防继发感染。如已有感染病灶存在应使用足量的敏感抗生素治疗,及时控制感染
其他	积极纠正休克、酸中毒及水、电解质紊乱

第十节 产科休克

产科休克仅指发生于孕产妇特有的休克,是指与妊娠、分娩有直接关系发生的休克,是临床上常见的一种急危重综合征。产科休克以失血性休克为主,其次为感染性休克和其他特殊原因所致的休克。因此,将产科休克分为失血性和非失血性休克。产科休克是威胁孕产妇和围生儿生命的重要原因之一。

【病　因】

1. 失血性休克

(1)妊娠期:宫外妊娠,流产或子宫破裂,不全流产,过期流产,前置胎盘,胎盘早剥,宫颈妊娠,凝血机制障碍。

(2)分娩期:外阴阴道静脉曲张破裂出血,阴道宫颈、子宫损伤或破裂,宫旁静脉丛破裂,阔韧带血肿,帆状胎盘等出血。

(3)胎儿娩出后:产后出血,子宫收缩不良,胎盘滞留或残留,部分植入胎盘,软产道裂伤,凝血机制障碍,剖宫产术后伤口裂开。

2. 非失血性休克

(1)麻醉反应:麻醉药过敏,麻醉药过量,腰麻或硬膜外麻醉误入脊髓腔。

(2)手术操作:胎盘滞留反复挤压子宫致子宫内翻,手剥离胎盘,刮宫,中期引产宫腔内注药,创伤性休克。

(3)仰卧位低血压综合征:妊娠足月仰卧位分娩,子宫压迫主动脉使回心血量减少,可发生休克。

(4)低钠综合征:长期食用低盐或无盐饮食,服利尿药或中暑脱水,钠丢失。

(5)流产或产褥期感染败血症:特别是非法堕胎和旧法接生,易发生革兰阴性细菌感染、内毒素感染,症状险恶。感染性休克是产科感染严重的并发症。

(6)栓塞：羊水栓塞、血栓栓塞、空气栓塞多经子宫血窦致静脉栓塞，肺动脉高压若栓子小，也可通过肺毛细血管至肺静脉发生脑栓塞。弥散性血管内凝血。

(7)微血管病性溶血：HELLP 综合征，依靠化验室筛查确诊，延迟诊断、处理不及时可导致肝、脑肾出血、休克及激活血管内凝血。

【临床分期与临床表现】

1.休克临床分期

根据发生休克的原因和个人体质的耐受性，休克的程度轻重有所不同，但按微循环病理变化的分期，其表现还是共同的。见表 3-61。

表 3-61　休克的临床分期

分期	临床表现
休克代偿期	亦称休克前期，此期症状如不细心观察常被忽略。中枢神经和交感神经系统兴奋性增加，表现为面色苍白，精神紧张，烦躁或恶心，心率加速，脉压缩小。尿量正常或减少，此期如静脉补充晶体液，休克可以很快纠正。若不处理或处理不当给血管收缩药，则病情发展，进入抑制期
休克抑制期	患者表情淡漠、反应迟钝、口唇、肢端发绀、出冷汗，脉搏细速，脉压更低。严重时神志不清或昏迷，全身皮肤、黏膜明显缺氧、发绀，肢端凉，脉搏细弱，甚至不能清楚触及，血压下降，甚至为 0，少尿或无尿
休克晚期	休克期症状进一步加重，可出现 DIC 的表现，如皮下出血，凝血实验室检查异常和重要脏器功能衰竭的表现
	二氧化碳结合力降低，酸中毒。皮肤、黏膜出现出血点或消化道出血，表示病情已发展到弥散性血管内凝血阶段，若积极治疗仍无进步，可继发呼吸困难。若动脉血压氧分压降至 60 mmHg 以下，虽加压给氧，症状不能改善，氧分压不能提高，提示 ARDS 及其他脏器损伤

2.休克的临床监测

(1)临床一般监测,见表3-62。

表3-62　休克的临床一般监测

项目	监测内容
神志表情	反映脑组织血液灌流情况,患者神志不清,表情淡漠或烦躁不安,甚至头晕眼花,卧位改为坐位时意识不清,示血液灌流量不足,经补充血容量,患者神志清楚,反应良好,表示循环血量已改善
肢端温度、皮肤色泽	反映体表灌流的情况。休克时,四肢皮肤苍白、面色苍白、湿凉,指压指甲或口唇时颜色变白,松指时恢复红润缓慢、色淡。灌流量改善,四肢温暖,皮肤干燥,指压指甲、口唇暂时苍白,松压后即刻转红润,示休克好转
血压	休克代偿期,儿茶酚胺分泌,血管收缩,血压维持正常或稍高,应继续严密监测血压。血压下降进入抑制期,收缩压<90mmHg、舒张压<70 mmHg、脉压≤20mmHg,为休克存在的指标。血压上升,脉压增大,表示循环血量改善,休克好转
脉率	以脉率/收缩压(以 mmHg 计算)的比值来判定有无休克及休克的程度,与失血量的估计,其比值称为休克指数。指数为 0.5,表示无休克;指数为 1.0,失血量 20%～30%;指数为 1.5,失血量 30%～50%,表示已存在休克;④指数>2,严重休克,血容量丧失 50%以上
尿量	休克期应注意观察尿量和尿比重,每小时尿量<25ml,24 小时尿量<600ml,尿比重>1.015 表示肾脏灌流量不足;若血压回升至正常,尿量仍少、比重<1.015 则可能发生急性肾衰竭。尿量恢复至每小时 30ml 以上表示休克已纠正

(2)特殊监测严重休克:低血容量和感染性休克,经久不能改善,为了进一步了解病情和血液缺氧、酸中毒情况,需进行血流动力学和血气分析等,指导治疗。中心静脉压的变化比动脉压的变化为早,静脉为容纳血管系统,可容纳全身血液的 $55\% \sim 60\%$。中心静脉压的正常值为 $5 \sim 10cmH_2O$。在低血压情况下,中心静脉压 $<5cmH_2O$ 时表示血容量不足。$>15cmH_2O$ 时,提示心功能不全、静脉血管床过度收缩或肺循环阻力增加。$>20cmH_2O$ 时,则表示有充血性心力衰竭,动态观察比单纯一次观察准确。但中心静脉压只反映右心房、右心室的压力,不能直接反映肺静脉、左心房和左心室的压力。

【诊　　断】

失血性休克和感染性休克一般诊断不难,有出血和感染史,重要的是早期诊断。过去对休克的诊断主要根据血压降低的指标,但实际上血压降低才诊断已失去良好的治疗机会,休克已是失代偿的表现,进入抑制期。所以,血液灌流量下降先于血压下降,故临床见到短期内大量失血、失液、创伤和持续高热,均应考虑到有发生休克的可能。见表 3-63。

表 3-63　休克的诊断

早期	生命指标血压、脉搏的观察固然重要,但组织灌流量不足的临床全面观察有助休克代偿期的早期诊断
休克抑制期	血压下降至 90mmHg 以下、脉搏细弱、口干渴难忍、神志淡漠、反应迟钝、出冷汗、四肢肢端发凉、尿少(每小时不足 30ml)应意识到休克已由前述的代偿期转入失代偿期
休克衰竭期	产科常见的低血容量、失血性休克和感染性休克,未获适当和及时的处理,引起心、肝、肾等脏器严重损害

【治疗措施】

引起产科休克的原因虽然不同,但都存在相对和绝对的有效循环量不足。微循环的病理生理变化,随着休克的进程而有不同的障碍,因此对休克的治疗原则应尽早除去导致休克原因,补充血容量,纠正微循环障碍,增进心功能,恢复正常机体代谢,根据休克不同分期给以相应治疗。

1. 一般治疗

见表3-64。

表 3-64　产科休克的一般治疗

项目	内　容
身心治疗	稳定患者情绪,减少患者痛苦和外界的不良精神刺激,当患者出现烦躁不安时,可肌内注射哌替啶或地西泮以减少耗氧量
卧位	平卧位最好。过去多采取头低足高位,目的是改善颅脑供血,但头低位时横膈位置相应升高,影响肺底部肺泡的扩张,影响气体交换
保持呼吸道通畅	氧气吸入改善缺氧情况,尽可能减少肺泡内渗液,反复吸分泌痰液
注意保暖	休克伴体温低下者,应注意保暖。休克伴体温过高者($>$39℃)应予降温,冷敷或乙醇擦浴减少耗氧量;体温降至38℃以下即可。不宜用药物降温,使之出汗过多加重休克

2. 去除病因

产科失血性休克首先要查明原因及失血来源,确诊与妊娠、分娩有关应标本兼治,在积极治疗休克的同时做好分娩和手术的准备,特别是对手术指征明确的病情危重者,如子宫破裂、输卵管妊娠破裂、重度胎盘早期剥离、前置胎盘出血等,更应分秒必争抢救休克和处理病灶止血。感染性流产或宫内感染应积极控制感染清除病灶。

3. 补充血容量

治疗休克补充血容量是关键。早期代偿性休克,应及时补充血容量,解除血管收缩,有效循环量增加。如未能识别早期休克,不补充血容量,会加重休克。见表 3-65。

表 3-65 补液的种类及其特点

种类	特点
晶体液	常用晶体液是平衡液,如生理盐水和乳酸钠林格溶液等,适用于早期休克
	优点:可以较快进入组织,有利于休克细胞的电解质平衡和细胞代谢紊乱的恢复。乳酸盐可在肝脏中代谢为碳酸氢盐而纠正酸中毒
	缺点:不能在血管床长时间保留而维持作用时间短
胶体液	常用的胶体液有葡萄糖(右旋糖酐)、血浆、白蛋白及血浆代用品等,它们可以使微循环内的胶体渗透压增加和血容量得到扩充。由于肢体液在血管中的保留时间长,作用较为持久
	右旋糖酐 70(中分子右旋糖酐):扩容效果较好,在血管内可留存约 24 小时,扩容时间长适用于出血性休克,但不宜用于感染性休克。24 小时用量不宜超过 1000～1500ml,输注右旋糖酐 70(中分子右旋糖酐)时,偶可出现过敏反应,甚至休克,应予注意
	右旋糖酐 40(低分子右旋糖酐):不仅可以做血容量的补充,并可降低血液的黏稠度、避免红细胞和血小板的积聚而改善循环。但大量输入可进入肾小管细胞致严重肿胀引起急性肾小管闭塞,故少尿患者用量应慎重
	羟基淀粉:是一种较好的血浆增量药,它不仅具有补充血容量维持胶体渗透压的作用,还能补充功能性细胞外液的电解质成分,预防及纠正大量失血和防治酸中毒,效果优于羟基淀粉氯化钠

种类	特点
血制品	血浆和血浆代用品均可通过增加胶体渗透压而起补充和维持血容量的作用
	新鲜冻干血浆内含有较多凝血因子,对伴有凝血机制障碍者尤为适用
	血液是用于补充血容量的最理想液体,既可扩充血容量,又可提高机体携氧能力,但并非任何情况下都需要输血,如当血细胞比容较高时,应输血浆或血浆代用品,全血输入有时可引起输血反应
	在输血时应注意防止由输血引起的酸中毒、高血钾或枸橼酸盐中毒。白蛋白和其他血制品(如冷沉淀物)等,虽然效用专一,但价格较高,并需注意其引发过敏反应和传播感染的潜在危险性
葡萄糖溶液	休克期输葡萄糖溶液无益,葡萄糖液适用于血容量已补足,抢救休克的后期

综上所述,抗休克根据休克程度,扩容的顺序是:先输平衡液,尽早输血,继而输注血浆增量药,5%碳酸氢钠溶液,最后待微循环已改善输注10%葡萄糖液,患者神志、面色、皮肤温度色泽明显好转,血压正常,脉压增大,尿量每小时≥30ml,可认为血量已补足。

4. 血管活性药物的选用

见表3-66。

表 3-66　血管活性药物的选用

种类	特点
血管收缩药	适用于失血性休克,活动性出血已控制,血容量已补足而血压过低,不能维持脑、心、肺、肾的供血,可用血管收缩药提升血压,缓解重要脏器低灌流状态
	去甲肾上腺素:静脉滴注用于各种休克,以升高血压,但有活动性出血不宜用,为了维持重要器官供血但时间不可过长,否则血管持久收缩加重组织缺氧。用法:1~2mg 加入生理盐水或 5% 葡萄糖液 100ml,静脉滴注。根据情况调节滴速,待血压恢复所需水平逐渐减速,维持血压于正常水平。严防药液漏出血管外,以免组织发生坏死
	间羟胺:适用于各种休克及手术时低血压。作用慢而持久维持血压,较去甲肾上腺素平稳,可肌内和静脉注射。可同时增加心排血量和外周血管阻力。用法:每次 2~10mg 肌内注射,注射 5 分钟后血压升高,可维持 1.5~4 小时。剂量示病情而定。10~20mg 加 5% 的葡萄糖或生理盐水 100ml 静脉滴注,滴速每分钟 20~30 滴,可从小剂量开始,滴注 1~2 分钟即可起效,滴速和剂量随血压上升情况而定
	多巴胺:可作为各种休克的首选升高血压药物,特别对肾功能不全低排高阻休克更有效果。用法:20mg 加入 5% 葡萄糖液 200~300ml 静脉滴注,开始每分钟 20 滴左右(相当每分钟 75~100μg),以后可根据血压情况,加快速度或加大浓度。最大剂量每分钟 500μg
血管扩张药	补充血容量后血压仍未见好转,而且出现交感神经兴奋体征,如皮肤面色苍白,四肢厥冷,脉压低,无尿。重度休克,微循环瘀血期,导致心力衰竭,肺动脉高压低排高阻以及严重青紫的重症败血症休克时选用

（续 表）

种类	特点
血管扩张药	异丙肾上腺素：作用于血管 β_2 受体使血管舒张。用法：每次 $1\sim2mg$ 加入 5% 葡萄糖液 $250\sim500ml$ 静脉滴注，初始每分钟 $2\sim3\mu g$，相当滴速 $15\sim30$ 滴，以后根据血压调整滴速，心率以不超过 $120/min$ 为宜。静脉或心内注射每次 $0.2\sim1mg$。过量可引起心动过速
	酚妥拉明（苄胺唑林）：临床用于血管痉挛性收缩疾病，有改善微循环的作用，最好用于指（趾）明显发绀及变色严重的小动脉痉挛性收缩而又心率过速者。用法：酚妥拉明 $10mg$ 溶于 5% 葡萄糖液 $100\sim250ml$ 静脉滴注，初始每分钟 $0.2\sim0.4mg$，以后随血压变化调整滴速和浓度
	东莨菪碱：用于重度休克频繁抽搐和呼吸衰竭的抢救。用法：常用剂量为 $0.02\sim0.04mg/kg$，以 $1ml$ 含药 $0.3mg$ 的针剂直接静脉注射或莫菲管内滴注。用药时间一般间隔 $20\sim30$ 分钟
	山莨菪碱：有松弛平滑肌解除微血管痉挛作用，同时还有镇痛作用，抢救感染中毒性休克与抗生素合用效果明显。用法：每次 $10\sim40mg$ 静脉注射，需要时每隔 $10\sim30$ 分钟重复给药，情况好转逐渐延长时间，不见好转可加量，亦可每日 $30\sim40mg$，加入 5% 葡萄糖液内静脉滴注

5. 心脏监护和支持疗法

危重患者常有心率异常和心律失常，增加心肌收缩力是消除心功能不良的重要措施。大量补液是增加心搏量和心排出量，增加心肌收缩力的一种方法，但必须注意严密观察颈静脉有无怒张，肺部有无湿啰音，输液后尿量是否增多，避免心脏超负荷发生肺水肿。洋地黄能增加心肌收缩力，使心率减慢，心排血量增加，静脉压下降。

休克患者应用洋地黄的指征:①中心静脉压高而心排血量不足;②经输液,使用血管活性药,均达不到应有的疗效;③休克合并心力衰竭或严重的室上性心律失常。应选用毛花苷C(西地兰)。首次剂量0.4mg,以5%葡萄糖液稀释至20ml,静脉注射。根据情况隔2~4小时可再次注射0.2~0.4mg,如达到应有的疗效不一定要达到饱和量1.0~1.6mg。因对心肌有损害的患者,洋地黄将导致心肌应激性增加,用量为饱和量的1/2~2/3即可。

6. 肝脏的监护和支持疗法

休克时肝细胞缺血,甚至坏死,肝细胞膜通透性增加,血中ALT AST增高。出现黄疸是不良现象。缺氧的肝细胞不再能进行葡萄糖醛酸结合,而且特别影响胆红素单向转运酶。黄疸常见于感染性休克,因除缺氧外还有内毒素对肝细胞的损害。处理:高碳水化合物,高维生素饮食,保持每天热量不低于6280kJ。不能进食者胃管进葡萄糖液或静脉输注葡萄糖液加多种维生素(400g糖相当6700kJ热量),调整低蛋白血症,输注25%人血白蛋白(白蛋白)和新鲜冰冻血浆。

7. 肺的监护和支持疗法

休克时尽管有过度通气及二氧化碳分压(PCO_2)低,但动脉血气体测定常显示有极显著的低氧血症。当动脉血氧分压降至80mmHg时,需要通过鼻管或面罩供氧,氧流量5~8L/min,此法可使肺泡内氧的浓度增加40%。如果不能使血动脉血氧分压增高,应采用呼吸机辅助呼吸,其通气流量和速度必须加大到正常范围之上,使达到充分的氧合作用。辅助往往可以挽救生命,但不可使二氧化碳分压进一步降低。应调整潮气量和速度,使动脉血氧分压达到70~90mmHg,二氧化碳分压在32~40mmHg。

辅助呼吸的同时应注意以下处理:①保持吸入氧有充分湿度;②减少分泌物的黏稠度,以利于疏通气道的阻塞部位;③控制心力衰竭,以减轻肺水肿;④避免输液过多而使心脏超负荷,必要时用利尿药,使被液体充盈的肺泡恢复正常功能状态;⑤应用抗生素减少肺泡的炎性渗出物。

8. 选择分娩时间和分娩方式

发生休克时,由于子宫-胎盘血流减少而导致胎儿产生窘迫是颇为常见的。虽然立即分娩可避免胎儿死亡,但也可能进一步加重母体的休克状态。

首先应考虑母体的利益。母体情况如得到稳定,也有助于胎儿状况的改善。经抢救休克,母体状况获得稳定之后,如果胎儿仍然存活,尤其是对产前出血和宫内感染的孕妇,剖宫产为常选的分娩方式。对某些可逆的状况,如麻醉诱导的低血压和过敏性休克,在母儿双方情况均获稳定后,可以考虑允许阴道分娩。如果胎儿已死宫内,而延长妊娠期所带给母体的危害性低于立即做剖宫产时,则宜选用阴道分娩。

9. 特别监护

产科休克患者经抢救复苏后,应该留于重点监护病房做严密观察。定时进行血压、脉搏、中心静脉压测定。在进行补液期间要做尿量记录。必要时测定肺毛细血管楔压。应使用心脏监护仪持续监测心律,宜用血氧计持续监测肺功能。定时做动脉血氧分析,血浆和尿中的尿素、肌酐和电解质测定。

【预防措施】

防止休克发生的重点是预防产时、产后出血感染。分娩时及分娩后均应特别注意观察阴道出血情况,必要时应用宫缩药加强宫缩,防止产后出血的发生,积极处理产科感染的诱发因素,及时发现早期 DIC 表现,积极治疗 DIC。见表 3-67。

表 3-67　产科休克的预防措施

积极防治产后出血	及时发现软产道损伤或子宫破裂,并积极处理
	及时正确估计出血量,特别是小量持续性出血,可以通过监测血红蛋白和血细胞比容等的变化来客观估计出血量
	及时补充血容量,有条件尽量输血避免过多补充晶体液
	及时果断地去除出血原因,包括子宫切除或开腹探查
	适时终止妊娠,尤其是胎盘早剥
积极处理产科感染的诱发因素并合理应用抗生素	严格接产及手术时的无菌操作
	及时发现软产道的损伤
	胎膜早破时积极预防感染
	避免胎盘组织的残留
	合理应用抗生素

第四章

计划生育及辅助生殖急症

第一节　紧急避孕

　　紧急避孕又称事后避孕,又称为应急避孕,是指在没有采取避孕措施(无防护)或避孕失败(避孕套破裂或滑落、漏服避孕药等)的性生活后,在有效时间内采用的一种避孕的补救措施。紧急避孕方式包括药物避孕或放置宫内节育器,以此达到预防非意愿妊娠或减少流产的发生。药物避孕是其中最常用的方法。

　　女性在遭受意外伤害或因其他原因进行了无防护性生活,或者避孕失败(如安全套破损、滑脱)及错误计算安全期等可以考虑服用紧急避孕药物,房事后 72 小时内有效。如果在服药期间又有性生活则需要重新推算时间。

　　育龄期健康妇女排除妊娠后,应在性生活后 72～120 小时应用,越早服用效果越好,超过 72 小时往往失败率较高。

　　【适应证】

　　(1)未使用任何避孕方法。

　　(2)避孕套破裂、滑脱;阴道隔膜放置不当、破裂或过早取出,体外排精失控;安全期计算错误;宫内节育器脱落;错服避孕药。

　　(3)遭到性暴力伤害。

　　【禁忌证】

　　(1)已确诊妊娠的妇女禁用紧急避孕,因为任何紧急避孕的药物和方法都不能终止妊娠。

　　(2)使用 IUD 紧急避孕的禁忌证与常规放置 IUD 相同。

（3）有血栓性疾病、严重偏头痛、异位妊娠等病史者，慎用雌、孕激素复合剂法。

【紧急避孕措施】

1. 带铜宫内节育器（IUD）

在无防护措施的性交后 5 日之内，放入 IUD 是一种高效的紧急避孕方法。其失败率仅为 0.1%。放置前必须检查阴道清洁度、滴虫、真菌，妇科检查除外盆腔炎。放置方法按照节育手术操作常规。放置后可能发生下腹不适、疼痛，阴道不规则出血及月经量过多等不良反应。

（1）适应证：性交后 5 日之内；这种方法特别适合于那些希望长期避孕，而且无放置 IUD 禁忌证的妇女。

（2）禁忌证：不适用于青春期少女、未产妇和性传播疾病（STD）高危人群。

2. 避孕药物

（1）药物种类

①米非司酮片：商品名为"弗乃尔"，优点是在性交后 72 小时内只需服用 1 片，避孕效果在 99% 以上。

②左炔诺孕酮片：商品名为"毓婷""安婷"，特点是在性交后 72 小时内服用 2 片，间隔期为 12 小时，避孕效果在 98% 以上，自 20 世纪 90 年代开始用于紧急避孕。

③雌、孕激素复合剂（Yuzpe 法）：性交后 72 小时内口服炔雌醇 0.1mg 和炔诺孕酮 1mg（或左炔诺孕酮 0.5mg），12 小时后重复 1 次。其失败率为 2%～3%。国内无此种现成的药品生产和供应。可用复方 18 炔诺孕酮短效口服避孕药替代（每片含炔诺孕酮 0.3mg，炔雌醇 0.03mg），在性交后 72 小时内口服 4 片，12 小时后再服 4 片。

（2）不良反应：紧急避孕药不是常规用药，只是避孕失败后的补救措施。在 1 个月经周期只能服用 1 次，1 年内只能服用 2～3 次，多次服用可能会出现以下不良反应。

①月经紊乱:多数女性月经会按时来潮,也有一部分女性在服用紧急避孕药后会出现月经提前或延迟。如果月经延迟1周,应该做尿妊娠试验,以明确是否紧急避孕失败。

②恶心:服用紧急避孕药的女性出现恶心症状的概率约为50%;左炔诺孕酮次之,约为20%;米非司酮6%～7%。恶心一般持续不超过24小时。

③呕吐:用Yuzpe法进行紧急避孕的妇女约有20%发生呕吐;左炔诺孕酮约5%;米非司酮约1%。与食物同时服用或睡觉前服药可以减少恶心、呕吐的发生率。如果在口服紧急避孕药后1小时内呕吐,应该尽快补服1次。

第二节　人工流产并发症

一、子宫穿孔

子宫穿孔是指在宫腔手术或操作时所造成的子宫壁全层损伤,致使宫腔与腹腔或其他脏器相通。子宫穿孔可发生于人工流产术时用探针探宫腔、扩张器扩张宫颈、吸管吸宫、刮匙刮宫和用卵圆钳在宫腔操作不当所致;或发生于放置或取出宫内节育器、中期引产、诊刮术等;也可发生在宫腔镜检查或宫腔镜手术时。探针、宫颈扩张器、吸管、环叉、环钩、刮匙、胎盘钳、宫腔镜或手指均可造成子宫穿孔。

子宫穿孔部位可发生在宫底、峡部或宫颈管,其中以子宫峡部及子宫宫角部多见。穿孔也可穿入阔韧带、膀胱后壁、肠襻,甚至拉出大网膜等,导致内出血、阔韧带内血肿及继发性腹膜炎,诊治不及时可危及生命。

子宫穿孔分为单纯性及复杂性子宫穿孔。单纯性子宫穿孔指子宫穿孔仅1个部位且无合并其他损伤;复杂性子宫穿孔指子宫损伤面积较大或多处损伤、肌壁间血肿、并发腹腔内出血、阔韧带血肿及脏器损伤等。

【病　　因】

通常是手术操作不当所致,客观上存在下列容易发生子宫穿孔的因素。

1. 哺乳期妊娠

子宫肌层在哺乳期萎缩变薄、变软,尚未完全恢复而又妊娠,组织脆弱,术中操作不慎,易穿孔。

2. 胚胎着床于子宫角部附近

子宫角部肌层较薄,如胚胎着床于附近则更软薄,一旦外力稍大即易穿孔。右侧较左侧多,因手术者右手操作,着力点及吸刮次数对右侧无意中较重较多于左侧。

3. 子宫过度前后倾屈

术前未将子宫位置纠正,子宫颈管至子宫腔通道呈锐角弯曲,子宫探针、宫颈扩张器及吸管等流产器械在弯曲部位遇阻力未加注意,仍粗暴企图强行通过而导致损伤穿孔。穿孔部位常在宫体下端、峡部,后屈子宫在前壁,前屈子宫在后壁。

4. 术前未发现子宫有畸形

双角子宫或双子宫单宫颈畸形,两侧子宫的内侧壁较薄弱,尤其双角子宫的宫体峡部常有侧弯,如碰到侧弯宫壁不调整器械方向,强行推进,必将造成子宫穿孔。

5. 有剖宫产史者

子宫下段瘢痕愈合不良时,组织薄弱易致穿孔。如子宫切口与腹前壁粘连,宫颈及子宫下段固定于前上方,孕卵着床于子宫底后壁时,子宫体易向后倾倒,虽经宫颈钳牵拉亦难以矫正子宫体后倒之弧度,如强行探入,易在子宫下段粘连的上方穿孔。

【临床表现】

1. 症状

(1)宫腔深度超过估计深度:吸宫术中或其他宫腔操作手术时所用器械进入宫腔深度超过术前估计深度,或在手术过程中突然有无底的感觉,应考虑子宫穿孔。

(2)腹痛:如子宫探针穿孔小,又非血管区,可无症状或只有轻微腹痛。如有其他较大器械穿孔,特别是有吸引动作时穿孔,则患者可突然感觉患侧剧烈腹痛、出冷汗。如造成肠管、大网膜等严重脏器损伤,可引起患者上腹部剧烈疼痛。

(3)出血:有腹腔内出血时检查腹部有压痛、反跳痛、肌紧张;内出血量多时,腹部可叩出移动性浊音;有阔韧带血肿时,妇科检查发现子宫偏向一侧,另一侧可触及包块,局部压痛明显。

(4)其他:有肠管损伤时,除腹痛外还有进行性腹胀,腹部叩诊可发现肝浊音界消失;吸出或夹出异常组织,如脂肪组织、网膜组织、肠管组织、输卵管组织、卵巢组织等,可确诊子宫穿孔;术中用吸管进行负压吸引时,感到空荡而滑,但吸不出组织时,应警惕子宫穿孔;宫腔镜手术时,膨宫不良或失败,或灌流液突然大量吸收或渐进性膨胀时,是子宫穿孔的信号。

2. 体征

(1)器械进入宫腔后突然感到失去宫壁阻力,探不到底,器械进入宫腔的深度超过术前探查的宫腔深度,有"无底"的感觉。阴道出血量增多,内出血严重者,血压下降,脉搏加快,面色苍白。

(2)如为吸管穿孔,有时在子宫口见到黄色的大网膜及肠管。下腹出现压痛、反跳痛。

(3)妇科检查子宫有压痛,内出血多时,阴道后穹隆饱满,宫颈举痛,有时宫旁有阔韧带血肿。

【辅助检查】

1. B型超声检查

可见患侧宫壁上有穿孔迹象或盆腔积液。

2. 腹腔镜检查

可见穿孔部位及大小、损伤程度及内出血等情况。

【治疗措施】

1. 治疗原则

发现子宫穿孔,立即停止手术,根据操作情况、临床表现进行处理。单纯性子宫穿孔可采用非手术治疗。复杂性子宫损伤应尽早进行腹腔镜或开腹探查术,术中根据子宫损伤部位、程度、有无感染和宫内容物是否清除干净而采取不同术式。首选腹腔镜探查术。

2. 非手术治疗

单纯探针穿孔尚未进行吸宫操作者,可给予抗感染治疗,等待 7～10 日后再清除子宫内容物。单纯穿孔,无钳夹且无吸引动作,如穿孔较小,宫内容物已清除干净,无内出血征象者,给予抗感染及促子宫复旧治疗。穿孔较小,但组织物尚未完全清除时,可换技术熟练的医师避开穿孔部位且在超声监视下清除组织;吸宫前给予宫缩药,术后住院密切观察生命体征变化,并给抗感染促子宫复旧治疗;如阴道出血不多,生命体征平稳者可改为住院药物流产。

3. 手术治疗

(1)如发现有内出血、休克征象,或怀疑有内脏损伤者,均应立即剖腹探查;如穿孔较大,且有活动性阴道出血者,也必须立即手术。有条件者首选腹腔镜探查术。

(2)穿孔新鲜、整齐、无感染、已有子女无生育要求者,破口处缝合结扎双侧输卵管。

(3)穿孔部位大、破口不整齐、严重感染,或多处穿孔,不需要生育者,均可子宫切除。

(4)在剖腹探查同时,详细检查有无其他脏器损伤,如有损伤者应根据情况进行及时修补。

【预防措施】

(1)术前详细了解既往人流史及人流次数、间隔时间、子宫畸形、对母乳喂养者及长期使用避孕药而又妊娠者,术中更应谨慎。不久前有剖宫产史者手术操作要特别轻柔。

(2)严格遵守手术操作规程,术前应查清子宫大小、位置、软硬度、有无畸形可能,如子宫高度向前或后倾,宜先通过双合诊复位,尽量使子宫呈Ⅰ度前或后倾位。如不能徒手复位者,对前倾前屈子宫钳夹其宫颈后唇,轻轻向外牵拉,尽量使宫颈与宫体成一直线。后倾后屈子宫则夹宫颈前唇外拉,可望得到矫正。

(3)经过上述处理,探针进入子宫颈内口仍有困难时,可先用小号宫颈扩张器探测宫颈管方向及深度,然后再用探针探测宫腔深度,避免应用细而尖的探针强行通过。如小号扩张器通过宫颈内口仍有困难,可适当调整探针弯曲度。子宫前屈时将前弯的探针柄稍向上举,插入宫颈后,将柄徐徐下降,使探针沿子宫纵轴滑入宫腔,并轻轻前后左右移动探针,使宫颈屈曲角度变大;子宫后屈时则将后弯探针插入宫颈,将柄缓缓上举进入宫腔。

(4)吸宫时正确掌握和调整负压,负压过大时能使吸管吸住宫壁,不容易移动,应先解除负压,再移动吸管,切勿强力牵拉吸管,以防穿孔。在子宫内容物快吸净时,应降低负压。松弛宫颈口,宫颈紧、扩张困难者切忌强行扩张,可用1%丁卡因溶液0.5~1.0ml,滴在消毒棉签上插入宫颈管内,经1~2分钟丁卡因可通过宫颈黏膜弥散到宫颈肌层使内口松弛。对初孕妇可在术前12~24小时用18号无菌导尿管送入宫颈内口以上,再用苯扎溴铵(新洁尔灭)纱布塞于阴道内固定,术时取出,一般扩张宫颈较为容易。

(5)子宫畸形或其他难于把握的情况下进行人工流产时,可在超声监护下进行手术操作。对有阴道纵隔、双宫颈、穹隆位置不对称,双合诊发现宫颈上有明显分叉,分叉上有左右两包块或子宫底部宽阔,且中间有凹陷,子宫呈心字形或弧形均应考虑有双角子宫可能,必要时通过B型超声辅助诊断。术前明确诊断子宫畸形。

二、感染

各型流产皆可合并感染,发生在不全流产者较多。感染可局限于子宫腔内,亦可蔓延至子宫周围,形成输卵管炎、输卵管卵巢炎、盆腔结缔组织炎,甚至超越生殖器官而形成腹膜炎、败血症。

【病　　因】

感染常发生于用未经严密消毒的器械施行流产手术;器械损伤宫颈;或宫腔原有感染病灶,手术流产或自然流产后可引起感染扩散。此外,流产后(自然或人工流产)不注意卫生、过早性交等均可引起感染

【临床表现】

1. 症状

(1)腹痛:一般为下腹痛,为持续性、活动后或性交后加重。弥漫性腹膜炎为全腹痛,并伴有消化道症状,如恶心、呕吐、腹胀、腹泻。

(2)发热:轻症有发热,重症有畏寒、寒战、高热。

(3)阴道分泌物增多:常为脓性臭味白带。

(4)全身症状:常伴有头痛、食欲缺乏,炎症累及膀胱可引起尿频、尿急、尿痛;累及直肠可引起腹泻、里急后重和排便困难。

2. 体征

检查见体温升高,呈急性热病容,下腹有压痛、反跳痛、拒按、腹肌痉挛等,可触及肿块或有肠胀气。阴道及宫颈充血,并有大量脓臭性分泌物,宫颈有举痛,子宫常较软、稍增大、有压痛,宫旁组织增厚,有明显触痛。输卵管可增粗,有时可扪及包块。盆腔可呈扇形增厚或片状增厚,若有脓肿形成,可在子宫直肠陷凹处触之波动感,此时后穹饱满、触痛,穿刺可抽出脓液。

【辅助检查】

1. 分泌物直接涂片

取样可为阴道、宫颈管分泌物,或尿道口分泌物,或腹腔穿刺(经后穹隆、腹壁穿刺,或经腹腔镜获得)液体,做直接薄层涂片,干燥后以亚甲蓝或革兰染色。凡在多形核白细胞内见到革兰阴性双球菌者,则为淋病感染。因宫颈管淋菌检出率只有 67%,所

以涂片阴性并不能除外淋病存在,而阳性涂片特异性较高。沙眼衣原体的镜检可采用荧光素单克隆抗体染料,凡在荧光显微镜下观察到一片星状闪烁的荧光点即为阳性。

2. 血常规

白细胞总数及中性粒细胞增多。

3. 后穹穿刺

后穹穿刺是妇科急腹症最常用且有价值的诊断方法之一。通过穿刺,可使诊断进一步明确。

4. B型超声检查

B型超声扫描对于识别来自输卵管、卵巢及肠管粘连在一起而形成的包块或脓肿有85%的准确性。但轻度或中等度的盆腔炎很难在B型超声影像中显示出特征。

5. 病原体培养

标本来源同上,应在30秒内将其接种,置35℃温箱培养48小时以糖酵解进行细菌鉴定。细菌学培养可以得到需氧和厌氧菌株,并作为选择抗生素的依据。

6. 腹腔镜检查

如果不是弥漫性腹膜炎,患者一般情况尚好。腹腔镜检查可以在盆腔炎或可疑盆腔炎,以及其他急腹症患者中施行,腹腔镜检查不但可以明确诊断和鉴别诊断,还可以对盆腔炎的病变程度进行初步判定。

7. 男性伴侣的检查

这有助于女性盆腔炎的诊断。可取其男性伴侣之尿道分泌物做直接涂片染色或培养淋病双球菌,如果发现阳性,则是有力的佐证。

【治疗措施】

见表4-1。

表 4-1　感染的治疗措施

现场急救	卧床休息,半卧位,以利于脓液积聚于子宫直肠陷凹而使炎症局限。若存在感染性休克,应先抗休克治疗。开放静脉通路,补充液体,注意纠正电解质紊乱及酸碱平衡。高热采取物理降温。尽量避免不必要的妇科检查,以免引起炎症扩散,若有腹胀应胃肠减压
进一步急救治疗	主要为抗生素药物治疗,达到清除病原体、改善症状体征、减少后遗症的目的。宜联合用药,最好根据细菌培养和药敏试验选用药物
	青霉素(或红霉素)+氨基糖苷类(庆大霉素或阿米卡星)+甲硝唑
	克林霉素+氨基糖苷类
	第二代头孢菌素或相当于第二代头孢菌素的药物;第三代头孢菌素或相当于第三代头孢菌素的药物
	喹诺酮类+甲硝唑
	青霉素类+四环素类

【预防措施】

掌握好人工流产适应证及禁忌证。有炎症者须治疗后方可行吸宫术。手术严格无菌操作,器械与敷料应严格消毒,对不全流产者要及时处理,术后给予抗生素等预防措施。

三、吸宫不全

吸宫不全又称人工流产不全,指人工流产术后部分妊娠组织物残留,引起持续性阴道出血或大出血及继发感染,是手术流产比较常见的近期并发症。

负压吸引人工流产术虽然是一种简单、安全的手术,但由于吸、刮宫等操作均在非直视下进行,只凭借手术者感觉和经验,尤其是困难的手术,容易发生一些并发症,流产不全比较常见。术后常引起较长时间的阴道出血,严重时可因出血过多而危及生命,应给予重视并加以预防。

【病　因】

(1)手术中子宫位置改变未及时发现。

(2)术者技术不熟练、不仔细,对子宫的方位和大小掌握不确切,或子宫过度前屈或后屈。

(3)术后未仔细检查吸出物与妊娠月份是否相符合。

(4)剖宫产术后宫体下段前壁往往与腹壁切口粘连,使子宫位置向上牵引宫体后倾,活动受限,宫颈难以暴露,子宫下段瘢痕处高低不平,均可使手术操作困难;此外,对剖宫产瘢痕子宫,术时往往因惧怕子宫穿孔,而容易造成吸宫不全。

(5)子宫畸形,如双角、单角子宫或子宫纵隔等,人工流产时容易造成胚物残留或漏吸。

(6)多次人工流产史,再次妊娠者可能引起部分绒毛粘连或植入子宫,也易造成残留。

【临床表现】

1. 症状

(1)近期有人工流产史,术后阴道出血 10 天以上,采用一般对症治疗无效。

(2)一般早孕人工流产术中出血量为 10～15ml,胚胎组织未吸净时,出血往往增多,超过 200ml 即为流产出血。

(3)术后阴道出血持续时间较长,可达 3～4 周不断,量时多时少,偶有发生大出血休克。

(4)伴有阵发性下腹坠痛,有时可排出白色膜状组织碎块。

2. 体征

(1)出血多呈休克时,可出现面色苍白,出冷汗,血压下降,脉搏增快等。

(2)妇科检查外阴、阴道除有血迹外,无其他异常所见。子宫颈软,宫颈口松弛有血自宫腔内流出,有时可见胚胎组织自宫颈口流出来,子宫大于正常而且较软,合并感染时有轻压痛。

【辅助检查】

1. B 型超声检查

宫内有残留物,B 型超声下宫腔内可见细密光点团,但需要鉴别是否有残留组织或凝血块。

2. 尿妊娠试验

正常人工流产 2 周后血 hCG 转为阴性,如果 2 周后仍为阳性,提示宫腔内有组织残留。

【诊　　断】

(1)详问病史,术前有无并发症,术后阴道流血,腹痛情况,有无排出组织等。消毒会阴后做妇科检查。尿或血中绒毛膜促性腺激素(hCG)检测:正常人流术后 2 周内应转阴性。若术后 2 周以上仍为阳性,应考虑为宫腔内有组织残留。

(2)B 型超声:宫腔内可见细密光团,但此光团为残留组织还是血凝块,不能鉴别,需结合临床。排出物送病理检查或做诊断性刮宫,刮出蜕变的组织碎块,病理检查可见有绒毛组织,即可确诊。

【治疗措施】

(1)一旦确诊,需再次清宫。若有大量阴道出血,需积极抗休克,血压恢复后立即清宫。

(2)对阴道流血多或伴有休克者应配血备用,在输液或输血的情况下,血压恢复后立即清宫。

(3)若伴有宫内感染,阴道出血不多时,应收住院积极控制感染之后,再进行清宫;若阴道流血较多,应在静脉输入大剂量抗生素同时进行清宫术。吸宫不全伴有宫内感染清宫时,禁忌术中给予宫缩药,以免造成菌血症。

(4)吸宫不全,阴道流血量不多,无任何并发症时,可先用中药补气养血,活血化瘀,收敛止血。若服药后仍不能止血,需清宫。术后服用 3 天抗生素,以防感染。

（5）清宫术后常规使用抗生素，并常规口服益母草冲剂，有助于子宫收缩。

【预防措施】

（1）严格按人工流产操作规程进行手术。

（2）对过度屈曲子宫应注意探针方向，并将吸管放置宫底吸引，并注意刮吸子宫双角部。

（3）术后仔细检查吸出物，绒毛是否完整。

四、人工流产综合征

人工流产综合征是指在施行人工流产手术中，有少数女性可能出现恶心、呕吐、头晕、胸闷、气喘、面色苍白、大汗淋漓、四肢厥冷、血压下降、心律失常等，严重者还可能出现昏厥、抽搐、休克等一系列症状。

【病　　因】

子宫属于盆腔器官，除接受自主神经（交感神经、副交感神经）的支配以外，还有丰富的感觉神经分布，子宫颈部的神经末梢又更为敏感。人工流产手术中，由于子宫颈被牵拉、扩张及负压、刮匙对宫壁的影响，从而刺激了分布在这些区域的神经末梢。绝大部分孕妇通过神经系统的自身调节，能够耐受术中机械刺激，但也有少数女性由于自主神经稳定性较差，迷走神经自身反射增强，使体内释放出大量的乙酰胆碱，促使冠状动脉痉挛，心肌收缩力减弱，心脏排血量减少，从而出现了一系列人工流产综合征的表现。

【临床表现】

1. 症状

人工流产术中扩张宫颈时或吸宫终末时患者出现面色苍白、大汗淋漓、头晕、胸闷，甚至昏迷、意识丧失。

2. 体征

患者出现心动过缓，每分钟减慢 20 次以上，心律失常，血压下降至 80/60mmHg 以下,当心率≤40/min,血压≤60/40mmHg 时应立即停止操作,紧急处理。

【诊　断】

1. 人工流产术中或手术结束

患者腹胀、腹痛剧烈,由于全身血管反应,缺血缺氧,可出现面色苍白、出冷汗、恶心呕吐、头昏、胸闷、烦躁不安、抽搐,意识丧失。

2. 盆腔检查

无异常所见,无内出血征象。

3. 心电图检查

可发现心动过缓、窦性心律失常、房室交界性逸搏、房室脱节、室性早搏,也可出现二联律、三联律。以单纯窦性心动过缓为最多见。

4. 病情危重指标

心率<40/min;血压<60/40mmHg。

【治疗措施】

治疗原则是尽早发现患者病情,及时对症处理。对症给予阿托品、血管收缩药物等。

(1)立即平卧,测量脉搏和血压,给予吸氧,改善心肌及脑缺氧状态。

(2)肌内或静脉注射阿托品 0.5～1.0mg(或山莨菪碱),使心肌组织对由于迷走神经而产生的乙酰胆碱不再发生反应,而使心律恢复正常。给 25%～50%葡萄糖液 100 ml 静脉注射或滴注。

(3)可酌情用血管收缩药(如麻黄碱、肾上腺素等),必要时静脉注射多巴胺、间羟胺等。

(4)若发生心搏骤停,应立即心脏按压,积极抢救。

【预防措施】

(1)首先解除孕妇对手术的顾虑,术前给予精神安慰。

(2)手术操作尽量轻柔,估计宫颈扩张困难或孕妇精神紧张,也可在麻醉下进行手术。

(3)术中注意负压适当,避免反复多次吸宫。

第三节　卵巢过度刺激综合征

卵巢过度刺激综合征(OHSS)是发生在促排卵药物应用后的严重并发症,为体外受孕辅助生育的主要并发症之一。OHSS是以双侧卵巢多个卵泡发育、卵巢增大、毛细血管通透性异常、异常体液和蛋白外渗进入人体第三间隙为特征而引起的一系列临床症状的并发症。近年来,随着促超排卵药物的使用越来越普遍,OHSS的发生呈上升趋势。OHSS的发生与患者所用促超排卵药物的种类、剂量、治疗方案、患者的内分泌状况及是否妊娠等因素有关。

【病　　因】

在卵泡受到各种刺激后均可发生OHSS。与OHSS有关的高危因素主要有以下几种。

(1)卵巢对促排卵药物高度敏感(高敏卵巢),常见于多囊卵巢患者及年轻(年龄<35岁)瘦小者。

(2)使用hCG促排卵或维持妊娠黄体。

(3)早孕期的内源性hCG分泌。

(4)既往有OHSS病史者。

【临床表现】

(1)绝大多数患者有不孕不育及近期进行激素促排卵治疗病史。

(2)卵巢囊性增大、毛细血管通透性增加、体液积聚于组织间隙,引起腹腔积液、胸腔积液,伴局部或全身水肿。一般可将OHSS分为轻、中(发生率为3%～6%)、重(发生率为0.1%～2%)三度。

(3)因卵巢巨大,可出现卵巢扭转、黄素囊肿破裂出血等急腹症。低血容量继发肾灌流量减少、肾近曲小管对盐和水分重吸收增加,导致尿量减少,甚至无尿及低血容量休克。

(4)食欲减退、恶心、呕吐。

【辅助检查】

实验室及超声检查疑诊 OHSS 者应做全血细胞分析、肝肾功能检查、水电解质测定、盆腔超声检查、体重测量、雌二醇（E_2）水平测定等监测。观察卵巢对促性腺激素的反应是预防 OHSS 的重要措施。

(1)OHSS 可表现为血细胞比容和白细胞计数升高,低钠、低蛋白血症。

(2)超声检查可见卵巢增大,卵泡黄素囊肿,轻度者卵巢增大 5～7cm,中度为 7～10cm,重度为 10cm 以上。同时可见腹腔积液、胸腔积液或心包积液。

(3)重度 OHSS 可出现肝功能不全(表现为肝细胞损害)和胆汁淤积,碱性磷酸酶、丙氨酸氨基转移酶、天冬氨酸氨基转移酶、胆红素、肌酸激酶增高,通常于 1 个月内恢复正常。

(4)肝活检可见肝脂肪变性、Kuffer 细胞增生,腹腔积液属渗出液,含较高浓度的蛋白质。

【病情分级】

见表 4-2。

表 4-2　卵巢过度刺激综合征的病情分级

轻度	症状和体征通常于排卵后 3～6 日或注射绒促性素后的 5～8 日开始出现,有下腹不适、沉重感或轻微的下腹痛,伴食欲缺乏,略有疲乏。E_2 水平＜1500pg/ml,黄体早期孕酮（P）水平＜96nmol/L,B 型超声检查卵泡＞10 个,卵巢增大直径可达 5 cm,有或无卵泡囊肿/黄体囊肿
中度	有明显下腹胀痛,恶心、呕吐、口渴,偶伴腹泻;体重增加＜3kg,腹围增大;E_2 水平＜3000pg/ml,卵巢增大明显,卵巢直径在 5～10cm,腹水＜1500ml

重度	腹腔积液明显增加,腹胀痛加剧,口渴、尿少,恶心、呕吐、腹胀满,甚至无法进食,疲乏、虚弱、冷汗,甚至虚脱;因大量腹水而膈肌升高或胸腔积液致呼吸困难,不能平卧;卵巢直径<10 cm;体重增加<4.5kg。由于胸腔积液和大量的腹腔积液可导致心肺功能障碍,可有血液浓缩、呈高凝状态、电解质失衡、肝肾功能受损等

【诊　断】

(1)根据病史和临床表现,如体重增加、口渴、腹部不适、下腹稍肿胀、轻度恶心及呕吐等。

(2)B 型超声显示卵巢增大(直径>5cm),有多个黄体,可见腹腔少量积液。

(3)血细胞比容和白细胞计数升高,低钠、低蛋白血症。重度 OHSS 可出现肝功能不全(表现为肝细胞损害)和胆汁淤积,碱性磷酸酶、丙氨酸氨基转移酶、天冬氨酸氨基转移酶、胆红素、肌酸激酶增高。

(4)疑诊 OHSS 者,应做全血细胞分析、肝肾功能检查、水电解质测定、盆腔超声检查、体重测量、E_2 水平测定等。

【治疗措施】

1. 现场急救措施

OHSS 是一种自限性疾病,多发生于注射 hCG 后 3~7 天。如未妊娠,其病程约 14 天;如妊娠,将继续持续一段时间,且病情可能加重。轻症患者往往因忽略症状而在门诊就诊复查时发现卵巢过度刺激综合征,且一旦体内绒促性素消失,激素水平下降,如妊娠失败或流产发生,症状和体征迅速缓解,腹腔积液逐渐消退。无并发症者,进入缓解过程的患者一般无须特别治疗。多数急诊就诊患者为中度或重症患者。接诊医师首先应注意处理原则。

（1）轻度患者一般不需特殊处理,鼓励多饮水,大多数患者可在1周内恢复,但予以密切观察。指导中度患者自我检测,包括卧床休息,摄入足够液体,监测腹围、尿量及体重,部分患者可住院观察。

（2）患者应卧床休息,防止卵巢发生破裂或扭转,禁止盆、腹腔检查、重压及激烈运动。

（3）了解患者既往治疗史,尽可能与患者辅助生殖医学中心门诊主治医师取得联系,以便及时制定合理的治疗计划。

（4）如生命体征不稳定,全身状况差,大量胸、腹腔积液导致呼吸循环衰竭,或重度感染时则应先行对症抗感染、抗休克,必要时急诊胸腔穿刺,以改善呼吸、循环,维持生命体征,迅速入院或转上级医院治疗。

（5）注意患者心肺功能,水电电质平衡,血凝状态,胸、腹腔积液情况。进行必要的辅助检查,如心电图,血、尿常规,肝、肾功能,血清电解质,凝血功能,胸、腹部B型超声等。

（6）中、重度患者在给予纠正血容量的同时,应收入院治疗,推荐给予生理盐水1000ml静脉滴注,维持1小时以上。液体输完后如至少有50ml尿量,提示肾脏反应良好,可酌情使用低分子右旋糖酐扩容或利尿药;若反应较差则通常应用20%白蛋白200ml,缓慢静脉滴注（每小时50ml,共4小时）,入院后可重复治疗。必要时使用肝素抗凝防止血栓形成。合并肾衰竭时,在补充血容量的前提下,可静脉滴注多巴胺每分钟5mg/kg,以扩张肾血管。

（7）在治疗过程中,应注意患者有妊娠的可能,注意防止药物对胎儿的影响。

2. 中、重度患者入院后的治疗

住院治疗目的在于保持足够血容量,纠正血液浓缩,维持正常尿量,最大程度改善症状,避免严重并发症发生,如休克、血栓栓塞、水电解质平衡紊乱、肝肾功能异常等。

(1)严密监护:注意各项生命体征变化。

(2)对症治疗

①休息,进高蛋白饮食 早期少量多次饮水,及时补充生理盐水、葡萄糖,以增加尿量。

②扩容首选人体白蛋白静脉滴注,有助于保持血浆胶体渗透压和有效血容量,降低游离雌激素和一些有害因子。

③减少液体向胸腹腔渗漏可口服泼尼松片。

④预防血栓形成,鼓励患者翻身,活动四肢,按摩双腿,服用肠溶阿司匹林片。严重者需要抗凝治疗。

⑤腹水有指征时,可行腹腔引流。

⑥胸腔积液发生较少见,如有胸腔积液常为右侧,有时胸腔积液、腹水同时表现。

(3)OHSS出现卵巢破裂、内出血严重时,应手术治疗。出现扭转时,可抬高臀部、改变体位,多可自行缓解。必要时手术治疗。

参 考 文 献

[1]　吴久玲.孕产妇危急重症防治和管理指导手册.北京:人民卫生出版社,2018.
[2]　严滨.妇产科急危重症.北京:中国协和医科大学出版社,2018.
[3]　丁艳丽.临床妇产科常见急危重症.西安:西安交通大学出版社,2014.
[4]　王泽华.妇产科手术要点难点及对策.北京:科学出版社,2017.
[5]　杨慧霞.妇产科学.北京:人民卫生出版社,2016.
[6]　郎景和.中华妇产科杂志临床指南荟萃.北京:人民卫生出版社,2015.